O.W. BARTH

ANNA TRÖKES

Ein Kurs in YOGA-MEDITATION

Das 8-Wochen-Programm
für die tägliche Praxis

O.W. BARTH

Die in diesem Buch gegebenen Empfehlungen sind allgemeiner Natur und können eine professionelle medizinische oder psychologische Behandlung nicht ersetzen. Leser mit gesundheitlichen Problemen sollten einen Arzt zurate ziehen, um abzuklären, ob das hier dargestellte Übungsprogramm für sie infrage kommt. Das gilt insbesondere für einige der Yoga-Positionen, die unter Umständen der individuellen Anpassung bedürfen.

Die im Buch veröffentlichten Ratschläge und Übungen wurden von Verfasserin und Verlag mit größter Sorgfalt erarbeitet und geprüft. Eine Garantie und Haftung können jedoch nicht übernommen werden.

Besuchen Sie uns im Internet:
www.ow-barth.de

Aus Verantwortung für die Umwelt hat sich die Verlagsgruppe Droemer Knaur zu einer nachhaltigen Buchproduktion verpflichtet. Der bewusste Umgang mit unseren Ressourcen, der Schutz unseres Klimas und der Natur gehören zu unseren obersten Unternehmenszielen. Gemeinsam mit unseren Partnern und Lieferanten setzen wir uns für eine klimaneutrale Buchproduktion ein, die den Erwerb von Klimazertifikaten zur Kompensation des CO_2-Ausstoßes einschließt. Weitere Informationen finden Sie unter: www.klimaneutralerverlag.de

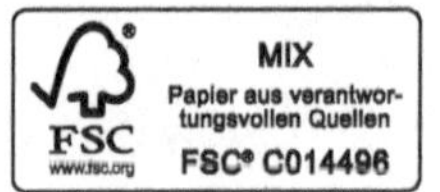

Originalausgabe Oktober 2021
O. W. Barth

Ein Imprint der Verlagsgruppe
Droemer Knaur GmbH & Co. KG, München

Redaktion: Susanne Klein
Covergestaltung: ZERO Werbeagentur, München
Coverabbildung: Mirifada / Shutterstock.com
Illustration im Innenteil: Illizium / Shutterstock.com
Satz: Adobe InDesign im Verlag
Druck und Bindung: GGP Media GmbH, Pößneck
ISBN 978-3-426-29315-7

2 4 5 3 1

Inhalt

Einleitung

»Meditieren heißt im Grunde nichts anderes, als zu sein. Innehalten, sich eine Pause gönnen, aufhören, irgendetwas nachzujagen, und stattdessen präsent sein, sich im Körper verankern. Es ist eine Schule des Lebens. […] Meditieren heißt, Anfänger zu bleiben. Offen und neugierig. Man tut nichts, und es passiert doch so viel.«[1]

Fabrice Midal

Es ist offenkundig – und in allen Medien nachzulesen –, dass Meditation »in« ist. Mehr und mehr wird der Wert der Meditation anerkannt, vor allem um Stress abzubauen. Sie gilt gewissermaßen als eine »Entspannungsantwort« erster Wahl. Viele medizinische Forschungen konnten zeigen, dass eine regelmäßige Meditationspraxis in starkem Maße unser vegetatives Nervensystem darin unterstützen kann, sich selbst im Zusammenspiel seines anregenden Anteils (Sympathikus) und seines in die Ruhe führenden Anteils (Parasympathikus) zu regulieren. Als Folge einer solchen »Entspannungsantwort« lassen sich auch viele heilsame Auswirkungen in anderen Körpersystemen wie dem Atemsystem, dem Herz-Kreislauf-System, dem Verdauungssystem, vor allem aber auch dem allem übergeordneten Immunsystem beobachten.

Liest man die Liste all dieser unterdessen gut dokumentierten Heilwirkungen, könnte man meinen, Meditation sei ein Medikament. Das ist es ganz sicher nicht, aber wahrscheinlich liegt darin der Grund, warum so viele Menschen heutzutage daran interessiert sind, das Meditieren zu lernen. Und es ist wohl auch der Grund dafür, warum so viele (ca. 80 Prozent!) diesen Versuch schon bald wieder abbrechen. Das hat vor allem damit zu tun, dass wir uns angewöhnt haben zu erwarten, dass alles, was wir tun, schnell Wirkung zeigt. Zusätzlich erwarten wir, dass Meditation sich immer gut anfühlen soll und sich – wenn wir uns zum Meditieren hinsetzen –verlässlich Entspannung und Ruhe einstellen, die wir uns so sehr wünschen. Und genau mit diesen Erwartungen kommen wir nicht weiter, denn die Methoden der Meditation müssen zunächst einmal eingeübt und dann regelmäßig angewandt werden.

Überall dort, wo sich Traditionen begründet haben, die Meditation lehren, wird es als selbstverständlich angesehen, dass solch ein Lernen nur allmählich und prozesshaft geschehen kann – und genau deshalb kann Meditation nicht mit einem Medikament verglichen werden! Wie bei jedem gelingenden Lernprozess brauchen wir auch für den der Meditation vor allem ein Interesse, das aus unserem Inneren erwächst, also eine »intrinsische Motivation«. Dabei sollte aber nicht der Nutzen im Vordergrund stehen, der bewirkt, dass wir etwas »haben wollen« (und das auch noch am besten möglichst schnell!), sondern vielmehr *der innere Wunsch, uns selbst besser zu verstehen.*

Steht dieser Wunsch im Vordergrund, dann machen wir uns auf zu einer *Entdeckungsreise* zu uns selbst. Von allem, was wir von Entdeckungen gehört und auf unseren eigenen Reisen erlebt haben, wissen wir, dass es nicht immer so läuft wie geplant, dass Störungen, Hindernisse und manchmal auch Umwege ganz natürlich dazugehören. Gleichzeitig wissen wir aber auch, dass es bereits auf dem Weg (also hier im Prozess des Erlernens) sehr viel zu entdecken gibt und dass – wie so oft im Leben – der Weg das Ziel ist.

In der Meditation gibt es – genau wie im Yoga – nichts zu erreichen, aber sehr viel zu erfahren. Wir können nicht lernen, »gut zu meditieren«, sondern uns nur selber immer wieder förderliche Bedingungen erschaffen, damit sich uns der Zustand der Meditation eröffnen kann. Dadurch erschaffen wir uns einen Raum bzw. eine weite Ebene der Möglichkeiten, in dem bzw. auf der dann tatsächlich alle Erfahrungen möglich sind, weil wir uns selbst erlauben, dass sich alles, was sich zeigen möchte, zeigen darf.

Diese Ebene der Möglichkeiten ist ein weiter, unbegrenzter Ort, der uns zunächst wenig Orientierung bietet. Da wir, wenn wir uns auf dem Kissen niederlassen und die Augen schließen, nie wissen können, was unser Inneres zum Vorschein bringen möchte, gilt es seit jeher in allen Traditionen als unverzichtbar, dass uns ein erfahrener Wegbegleiter zur Seite steht.

Traditionellerweise ist das der *Guru,* also der langjährige spirituelle Lehrer, auf den die Quellentexte des Yoga sich immer wieder beziehen. In der heutigen Zeit ist es eher eine/ein Meditationslehrer*in, die bzw. der die Menschen mit den Konzepten und Methoden der Yoga-Meditation vertraut macht und sie – zumeist in der Gruppe – durch einen Kurs oder ein ganzes Kursprogramm begleitet.

Es wird dabei als selbstverständlich angesehen, dass so eine/ein Lehrer*in über gute eigene Erfahrungen verfügt und dass sie oder er auch gut in der eigenen Praxis gegründet ist. Das reicht aber in der Regel nicht aus, um unterrichten zu können, da die eigenen Erfahrungen immer nur bestimmte Aspekte aller möglichen Erfahrungen abdecken können. Deswegen geht man heute eher dazu über, Meditationskurse aus traditionellen Kontexten zu lösen, um sie mehr auf die Bedürfnisse jener Menschen ausrichten zu können, die beginnen zu meditieren und die eine Begleitung durch die ersten Jahre suchen, bis sich ihre eigene Praxis gefestigt hat.

Für wen ist dieses Buch gedacht?

Aber wo und wie lernt man, Meditationslehrer*in zu werden? Obwohl es heutzutage unzählige Angebote an Yoga-Lehrausbildungen gibt, sind erstaunlicherweise bis jetzt kaum institutionalisierte Angebote für Ausbildungen von Meditationsleiter*innen zu finden.

Da es sicher noch einige Zeit brauchen wird, bis solche Angebote zur Verfügung stehen, soll mit diesem Buch der Versuch unternommen werden, alle wesentlichen Themen vorzustellen, die durchgearbeitet werden sollten, wenn man selber Meditationsgruppen leiten möchte oder wenn man meditative Elemente im Yoga-Unterricht zu etablieren beabsichtigt. Außerdem bietet es eine Vielzahl an Informationen und Anregungen für die Praxis für alle, die tiefer in die Yoga-Meditation einsteigen möchten.

Das Durcharbeiten dieses Buches ersetzt selbstverständlich weder die eigene Praxis noch die selbst erfahrene Begleitung durch einen Lehrer oder eine Lehrerin. Aber es bietet eine Art Leitfaden für die Praxis und den Prozess, wenn du Meditation lehren und auch besser verstehen willst, worum es bei der Yoga-Meditation geht.

Das Besondere an diesem Buch ist, dass es sich vor allem mit Yoga-Meditation beschäftigt, deren Konzepte und Methoden bis heute selbst unter Absolvent*innen von Yoga-Lehrausbildungen noch weitgehend unbekannt sind.

Besonders ist auch, dass der Bogen der Informationen bewusst sehr weit gespannt wird: von den teilweise jahrtausendealten Quellentexten bis hin zu neueren Erkenntnissen der Psychologie, der Mind-Body-Medizin und der Gehirn- und Bewusstseinsforschung. Und es möchte dir dabei sowohl ein methodisch-didaktischer Leitfaden als auch ein Nachschlagewerk sein.

Die Grundlagen

Was ist Meditation?

Genau diese grundlegende Frage ist nicht so einfach zu beantworten, denn: Es gibt bis heute keine allgemein anerkannte Definition von Meditation! Es fehlen außerdem allgemein anerkannte Kriterien für die Beschreibung der verschiedenen Meditationsformen, die sich im Laufe der Jahrtausende entwickelt haben, sogar auch für die, die erst im letzten Jahrhundert entstanden sind.

Das hat vielleicht damit zu tun, dass »das Wort ›Meditation‹ ein Begriff ist, der vielen Techniken, die heute als Meditation bezeichnet werden, gewissermaßen ›übergestülpt‹ wurde«, wie Peter Sedlmeier in seinem wegweisenden und aktuellen Buch *Die Kraft der Meditation – Was die Wissenschaft darüber weiß* so treffend bemerkt.[1]

Der Begriff »Meditation« hat seinen Ursprung im Lateinischen *meditari* und bedeutet dort »das tiefe Nachdenken über spirituelle und philosophische Probleme«[2]. Er hat aber auch einen Bezug zum lateinischen Adjektiv *medius*, »mittlerer«, weswegen *meditari* auch »die Mitte finden« bedeuten kann.

Seit dem Mittelalter hat im Westen ein Bedeutungswandel des Begriffs stattgefunden, sodass wir heute darunter eher *irgendeine* Form des Sitzens in der Stille verstehen oder einen Zustand, in dem man sich ganz in sich zurückzieht.

Auch die Sanskritbegriffe wie *Dhyana* (zu finden in den *Upanishaden,* der *Bhagavadgita* und dem *Yoga-Sutra*) oder *Raja-Yoga* (zu finden in der *Hatha-Yoga-Pradipika*) helfen uns nicht weiter, denn unsere Übersetzungen treffen oft die Bedeutung nur annähernd und variieren zudem noch innerhalb der verschiedenen Yoga-Traditionen.

So wird verständlich, dass auch unter Begriffen wie »Yoga-Meditation« und »Vipassana« bzw. »Achtsamkeitsmeditation« die verschiedenen Traditionen und Schulen jeweils etwas anderes verstehen (übrigens ähnlich wie beim Begriff Yoga).

Auch Ulrich Ott, ein Psychologe, der seit vielen Jahren an der Universität Göttingen meditative Bewusstseinszustände erforscht, weist darauf hin, dass der Begriff »Meditation« mehr und mehr zu einem Sammelbecken unterschiedlichster Techniken wird. Er übernimmt deswegen eine Unterteilung in »Familien«, die Cortland J. Dahl, ein Wissenschaftler am Center for Healthy Minds an der Universität Madison, Wisconsin, mit Kolleg*innen erarbeitet hat und die allgemein als sehr hilfreich angesehen wird. Er unterscheidet:

1. die Aufmerksamkeitsfamilie
   Hierzu gehören alle Meditationen, die auf ein Objekt ausgerichtet sind oder die Übende in einen Zustand offenen Gewahrseins einladen, in dem alles im Geist erscheinen darf.
2. die konstruktive Familie
   Hierzu gehören alle Meditationen, in denen es darum geht, ein bestimmtes Gefühl zu entfalten und zu kultivieren, wie z. B. Mitgefühl *(Karuna)* oder liebende Güte *(Maitri).*
3. die dekonstruktive Familie
   Hierzu gehören alle Meditationen, in denen es darum geht, tiefe Einsichten in die Natur der Wirklichkeit zu bekommen, in Kontakt mit dem eigenen Wesenskern/dem Selbst zu treten und sich den Erfahrungen der Nicht-Dualität allen Seins zu öffnen.[3]

Diese Unterscheidung wird zum einen gemacht, weil sie in etwa abbildet, wie sich bei den meisten Übenden das Bewusstsein entfaltet: Zuerst werden Aufmerksamkeit und Achtsamkeit geschult (Konzentration), dann entsteht das Bedürfnis, positive innere Haltungen wie Mitgefühl und Güte zu entwickeln

(Konstruktion), und schließlich – nach vielen Jahren – wird das Bedürfnis in den Vordergrund treten, sich von allen Konstrukten zu lösen (Dekonstruktion). Zum anderen brauchten die Forscher*innen eine Kategorisierung, um die in der Hirn- und Bewusstseinsforschung erhobenen Befunde klarer zuordnen zu können.

In der Bewusstseins- und Hirnforschung, die sich in den letzten Jahrzehnten intensiv mit Meditation beschäftigt hat, wurde zwar sehr klar herausgearbeitet, dass meditative Techniken unterschiedliche Bewusstseinszustände hervorbringen. An einer einheitlichen Definition nach Kategorien muss im Westen[4] aber unbedingt weitergearbeitet werden, um mehr Klarheit darüber zu bekommen, womit genau man sich in der Meditation beschäftigt und wie die Methoden gelernt und gelehrt werden sollten. Solche Vereinbarungen scheinen allerdings die Forschenden vor eine schier unlösbare Aufgabe zu stellen, da sie sich bis heute ja noch nicht einmal annähernd darauf einigen konnten, was sie unter dem Begriff »Bewusstsein« verstehen.

Immer dann, wenn es keine allgemein anerkannten und akzeptierten Definitionen gibt, eröffnet sich damit auch ein weites Feld der Möglichkeiten, das große Frei- und Spielräume eröffnet. Oder anders gesagt: Wenn wir uns mit Meditation beschäftigen, wir mehr über sie lernen und sie lehren wollen, müssen wir uns nicht zwingend auf irgendeine Methode festlegen. Das klingt vielleicht etwas irritierend, steht aber in bester indischer Tradition, denn in Indien wurden über die Jahrtausende hinweg dazu immer wieder verschiedene Aspekte unterschiedlicher Sichtweisen im Sinne einer Synthese neu zusammengefügt.

So betrachtet ist es vielleicht am sinnvollsten, *den Begriff »Meditation« als ein Dach zu sehen,* unter dem sich ganz viel sammeln lässt.

Dennoch lässt sich eine gewisse Übereinstimmung darüber

beobachten, was heute in den westlichen Kulturen bei so gut wie allen Angeboten in Bezug auf Meditation als wichtig angesehen wird.

Meditation im Kontext von Yoga wird als eine Methode angesehen, um

- den Geist (die Gefühle und Gedanken) zu beobachten und zu beruhigen,
- den Atem zu beobachten und ihn langsamer und feiner werden zu lassen,
- die Körperempfindungen zu erfahren und zu verfeinern,
- offenes Gewahrsein zu entwickeln und in ihm zu verweilen.

Warum Menschen meditieren wollen

In meinen eigenen Meditationsleiter*innen-Ausbildungen gebe ich immer am Beginn einen Fragebogen aus. Er dient zum einen dazu, dass ich weiß, welche Motive die Teilnehmenden dazu führen, sich für solch eine längere Weiterbildung zu interessieren. Zum anderen sagen mir aber auch die Teilnehmenden, dass sie sich durch das Ausfüllen des Fragebogens oft erst richtig ihrer Motive bewusst werden.

Die Teilnehmer*innen dieser Weiterbildungskurse sind bei mir fast durchgängig weiblich und im Durchschnitt älter als 40 Jahre. Sie haben in der Regel viele Jahre Erfahrung mit Yoga, haben oft eine Yogalehrer*innen-Ausbildung im Umfang von 200 bis 1000 Stunden abgeschlossen und spüren selber ein starkes Interesse an Meditation.

Viele haben in ihrer Ausbildung dazu nur wenig Information und Anleitung erfahren; trotzdem üben sich fast alle schon seit Jahren in den unterschiedlichsten Formen der Meditation (vor allem Achtsamkeitsmeditation und Zazen). Ähnlich wie bei der Yoga-Praxis möchten sie das, was sie für sich selber als hilfreich erfahren, gerne weitergeben.

Die meisten möchten ihren Yoga-Unterricht um meditative Elemente ergänzen, viele planen aber auch, eines Tages Wochenend-Workshops, Ferienkurse oder Retreats zum Thema Meditation geben zu können. Ich halte ihre Angaben zur Motivation damit für ziemlich repräsentativ für alle, die sich aktuell intensiver mit Meditation beschäftigen wollen.

Die Auswertung meiner Fragebogen zeigt folgende Reihenfolge ihrer Motive auf die Frage: »Warum meditiere ich?«

Sie suchen vor allem nach

- mehr Klarheit,
- Selbsterforschung und Selbsterkenntnis,
- Ruhe,
- innerem Frieden,
- einer Möglichkeit, sich Zeit für sich zu nehmen/Selbstfürsorge,
- mehr Bewusstheit,
- einer Möglichkeit, sich selbst nahezukommen,
- spirituellen Erfahrungen, wie *Samadhi,* Erleuchtung, Einswerden, Freiheit,
- der Erfahrung von Weite, Offenheit, Durchlässigkeit,
- einer Möglichkeit, abschalten zu können,
- Entspannung,
- einer Verbesserung der Gesundheit,
- einer Möglichkeit, besser schlafen zu können,
- Wohlgefühl,
- einem besseren Umgang mit Schmerzen.

Wenn dagegen Menschen nach ihren Motiven gefragt werden, die sich für einen Meditationskurs in ihrer Yoga-Schule oder z. B. an der Volkshochschule interessieren, sieht die Gewichtung etwas anders aus. Peter Sedlmeier, Professor für Forschungsmethodik und Evaluation am Institut für Psychologie der TU Chemnitz, der zu diesem Thema viele Studien und vor allem Metastudien ausgewertet hat, meint vor allem säkulare Motive zu erkennen.

Seine Auswertung zeigt folgende Reihenfolge auf die Frage: Warum wollen Menschen Meditieren lernen?

Sie möchten

- weniger depressiv sein,
- weniger gestresst sein,
- lernen abzuschalten,
- sich besser entspannen/besser schlafen können,
- Schmerzen besser ertragen können,
- etwas für ihre Gesundheit tun,
- selbstsicherer werden,
- ihre Beziehungsfähigkeit verbessern,
- sich besser konzentrieren können,
- leistungsfähiger werden.[5]

Sedlmeier weist darauf hin, dass in den gängigen aktuellen Studien Motive wie »Sinnfindung« oder »Erleuchtung« bis jetzt kaum mitberücksichtigt wurden, weil sie sich scheinbar der wissenschaftlichen Untersuchung entziehen. Gleichzeitig macht er auch deutlich, dass es bisher (Stand 2016) überhaupt so gut wie keine Studien darüber gibt, die sich mit der Motivation beschäftigen.

Feststellen lässt sich aber schon einmal auf den ersten Blick, dass diejenigen, die das Meditieren lernen wollen, wesentlich weltlichere Motive haben als diejenigen, die Meditation lehren wollen. Letztere sind viel mehr an den Motiven orientiert, die sich auch in den Quellentexten des Yoga finden lassen. Dort heißt es, dass Meditation ein unverzichtbarer Teil unserer Übungspraxis sein sollte,

- um sich in seinen Gefühlen, Gedanken und seinem Verhalten besser zu verstehen (alle Texte),
- um innerlich frei zu werden (z. B. im Erlangen von *Kaivalya;* siehe *Yoga-Sutra*),
- um zu einer unmittelbaren Schau zu finden (alle Texte),
- um Einheit zu erfahren (Advaita/*Upanishaden*),
- um in Kontakt mit dem Göttlichen zu treten und mit ihm eins zu werden (*Bhagavadgita,* Hatha-Texte),
- um den Zyklus der Wiedergeburten zu beenden (*Bhagavadgita,* Hatha-Texte).

Es wird deutlich, dass die genannten Motive der Meditationsleiter*innen und derjenigen, die an diesen Kursen teilnehmen, zwar ein sehr großes Spektrum abdecken, aber mit denen, die die Quellentexte nennen, auf den ersten Blick nur wenige Überschneidungen zeigen.

Wie auch im Yoga steht hier als vermittelnde Instanz zwischen beiden Positionen die Lehrerin bzw. der Lehrer. Ihnen fällt die Aufgabe zu, sich einerseits an den Vorgaben der Quellentexte zu orientieren, andererseits aber auch die Interessen ihrer Teilnehmer*innen zu erkennen und ihnen entsprechende Angebote zu machen.

Eine solche Sichtweise des Lehrenden als vermittelnde Instanz weicht stark ab von dem Dogma, das lange besonders bezogen auf Meditation üblich war und das besagt, dass man genau nach den Maßgaben der Tradition zu lehren habe, in der man selbst gelernt hat.

Dasselbe gilt übrigens auch für diejenigen, die sich tiefer auf die Meditation einlassen wollen. Auch sie werden sich fragen, ob sie sich weiterhin bestimmten Sichtweisen und Methoden verpflichten wollen, von denen sie merken, dass sie nicht mehr richtig mit ihrer eigenen Lebenswirklichkeit übereinstimmen.

Da, wie oben beschrieben, Meditation eher als ein Dach- und Sammelbegriff angesehen werden kann, sind immer häufiger Anpassungsprozesse der Konzepte und Methoden zu beobachten, um sie für moderne Menschen verständlicher und umsetzbarer zu gestalten. Das ist sicher sinnvoll, heißt aber auch, dass wir achtsam bleiben müssen, damit unser Verständnis von Meditation bzw. das Meditieren nicht in eine Beliebigkeit abdriftet.

Ich möchte deswegen einige Kommentare zu den Quellentexten bzw. Definitionen moderner Meditationslehrer*innen anbieten, die mir hilfreich erscheinen, damit du für dich selbst entscheiden kannst, mit welchem inneren Verständnis von Meditation du bei der Lektüre dieses Buches fortfahren willst.

»Meditation ist ein In-Beziehung-Setzen zusammengehöriger Wirklichkeiten, als eine Entdeckung mystischer Zusammenhänge im Kosmos, im Menschen und im göttlichen Bereich.«[6] (Bettina Bäumer – bezogen auf die *Upanishaden*)

»Meditation oder Kontemplation ist eigentlich der Weg der Verinnerlichung, der ›Blick nach innen‹ (*Katha Up*. IV,1). Doch hat selbst die Meditation eine kosmische Dimension. [...] Der Mensch ist nicht isoliert, wenn er meditiert, vielmehr nimmt er Anteil an der Meditation als einem Zustand kosmischer Gelassenheit.«[7] (Bettina Bäumer – bezogen auf die *Upanishaden*)

Dhyana heißt »Meditation« oder »Versenkung«. Der Begriff wurzelt im Buddhismus, und zwar im Pali-Wort *Jhana,* das »Sammeln der Achtsamkeit« bedeutet. Die Versenkung und das stille Gewahrsein sind das unverzichtbare Bindeglied zwischen der Erkenntnis und dem Handeln, denn das sind die Zustände, in denen die Seele zu uns spricht. Um diese innere Stimme hören zu können, braucht es das Zurückziehen der Sinne, »so, wie eine Schildkröte ihre Glieder zurückzieht«.[8] (Ela Thole – bezogen auf die *Bhagavadgita*)

»An einem sauberen Ort soll er seinen festen Sitz errichten, der weder zu hoch, noch zu niedrig ist, mit einem Tuch bedeckt, einem Rehfell und auf heiligem Gras, dort soll er sitzen in Konzentration seines Mentals und in voller Beherrschung der Wirkweisen des mentalen Bewusstseins und der Sinne. So soll er zur Läuterung seiner selbst den Yoga üben.«[9] (*Bhagavadgita*, 6, 11–12)

»Regungslos wie das Licht einer Lampe an einem windstillen Ort ist das unter Kontrolle gehaltene Bewusstsein des Yogis, der das Einswerden mit dem Selbst übt.« [10] (*Bhagavadgita*, 6, 19)

»Jede Meditation, jede Situation also, in der sich ein Mensch mit höchster Aufmerksamkeit einem Gegenstand, einer Frage oder einem anderen Inhalt zuwendet, ist immer ein Zusammenspiel von drei Anteilen: Es gibt die Person, die sich ausrichtet, den Prozess der Annäherung durch den Geist und das Meditationsobjekt. Nur wenn diese drei Aspekte sich miteinander verbinden, ist vollkommenes Verstehen (d.h. der Zustand der Meditation; A.T.) möglich.«[11] (Kommentar zum *Yoga-Sutra* 1.41 in der Übertragung von T. K. V. Desikachar)

»Wenn der Geist eines Menschen frei ist von Ablenkungen, ist er in all seiner Bewegung nur auf den einen Gegenstand der Meditation ausgerichtet. Verbleibt ein Mensch in diesem Zustand, so verbindet er sich mehr und mehr mit dem Gegenstand, bis er schließlich vollständig darin versunken ist. In diesem Augenblick spiegelt sein Geist wie ein glasklarer Diamant nur noch den Gegenstand in aller Vollkommenheit wider und sonst nichts anderes.«[12] (*Yoga-Sutra* 1.41 in der Übertragung von T. K. V. Desikachar)

»Meditation bezeichnet eine Gruppe von Geistesübungen, die in verschiedenen Traditionen seit Jahrtausenden überliefert sind und seit dem 20. Jahrhundert zunehmend auch in der westlichen Welt in säkularer Weise praktiziert und beforscht werden. Ein wesentliches Element meditativer Techniken ist das bewusste Steuern der Aufmerksamkeit.«[13] (Wikipedia)

»Meditation kann dir etwas vermitteln, das du durch nichts anderes finden kannst: Es führt dich zu dir selbst.«[14] (Swami Rama)

»Bei der Meditation geht es nicht um den Versuch, irgendwo hinzugelangen. Es geht darum, dass wir uns selbst erlauben, genau dort zu sein, wo wir sind, und genauso zu sein, wie wir sind, und desgleichen der Welt zu erlauben, genauso zu sein, wie sie in diesem Augenblick ist.«[15] (Jon Kabat-Zinn)

»Im weitesten Sinne bedeutet Meditation, wir machen uns aktiv vertraut mit etwas, was guttut und heilsam oder heilend ist, für uns und andere. [...] Im engeren Sinn kann man Meditationsübungen in drei Gruppen einteilen: Sammlung, Einsicht, Hingabe.«[16] (Sylvia Wetzel)

»Meditation gibt uns Gelegenheit zu offener, mitfühlender Aufmerksamkeit gegenüber dem, was gerade geschieht. Der meditative Raum ist wie das weite Firmament – geräumig und so unermesslich weit, dass er alles aufnehmen kann, was auftaucht.«[17] (Pema Chödrön)

»Yoga und Meditation sind ein Schatz für die Menschheit, weil sie uns helfen, die Naturgesetze zu verstehen. Wenn ich sie verstehen lerne, kann ich mich selbst, meine Mitmenschen und die Welt verstehen. Das, was uns Leid erschafft – Krankheit, Alter und Vergänglichkeit – beruht ja auf Naturgesetzen.

Denn alles, was erschaffen – und damit zusammengesetzt – ist, ist vergänglich und wird wieder in seine Einzelteile zerfallen. Yoga und Meditation helfen uns, mit den Naturgesetzen zu arbeiten und leben – und nicht gegen sie! Weil sie uns helfen, das, was ist (die Phänomene), zu durchschauen, unterstützen sie uns darin, uns von unserer Gebundenheit an Angst, Schuld und Unglück zu lösen und unbeschwert und frei zu werden.«[18] (Ursula Lyon)

»Der Geist (das Instrument) besitzt ein enormes kreatives Potenzial. Wir selbst gestalten unsere Erfahrungswelt. Im Meditationsprozess arbeiten wir daran, dieses Instrument zu schulen und zu entwickeln, damit eine heilsame und konstruktive Veränderung – bezogen auf uns selbst wie die Welt als Ganzes – ermöglicht wird. Meditation ist Schulung des Geistes.«[19] (Michael Kissener)

»Meditieren heißt nicht, ›bewusst‹ zu sein, sondern mit einem Gefühl des Präsentseins in Berührung zu kommen, das die Gesamtheit unseres Seins, unseren Körper, unser Herz, unsere Gefühle und natürlich auch unseren Geist, umfasst, und auf diese Weise in der Welt verankert zu sein. Meditieren heißt nicht denken, sondern spüren. Es heißt, dass wir in lebendigem Kontakt sind mit dem, was gerade passiert, ohne uns ständig bewusst machen zu wollen, was da abläuft.«[20] (Fabrice Midal)

»Meditation macht aus uns niemand anderen, sondern den, der wir immer gewesen sind.«[21] (Carl Friedrich von Weizsäcker)

Wirkungen der Meditation

»Meditation ist ein Training der Selbstregulation.«
Ulrich Ott

Seit Jahrtausenden ist bekannt, so lassen es uns die Quellentexte wissen, dass Menschen mithilfe der Meditation ihre Aufmerksamkeit schulen, ihre Konzentrationsfähigkeit verbessern und ihren zerstreuten Geist auszurichten vermögen. Die modernen Meditationslehrer*innen wie z. B. Richard Davidson fanden heraus, dass ein regelmäßiges Training bereits nach kurzer Zeit (20 bis 30 Stunden Gesamtübungsdauer, natürlich verteilt über einen gewissen Zeitraum) Veränderungen in der Struktur und der Funktion unseres Gehirns bewirkt. Diese Veränderungen sind dann zwar noch nicht nachhaltig, aber nachweisbar. Wenn Übende ihre Praxis beibehalten, dann – so die Forschungen – werden sich dadurch grundlegende Veränderungen ergeben.[22] Der Grund dafür ist die enorme Neuroplastizität unseres Gehirns.

Verschiedene Forschungen im Bereich der Mind-Body-Medizin, der Psychologie, der Schmerz- und der Stressforschung zeigen, dass Meditation die bei Weitem wirksamste Stressantwort gibt und damit wahrscheinlich die beste und nachhaltigste Unterstützung ist, die wir unseren Selbstheilungskräften geben können.

Der Neuropsychologe Rick Hanson erklärt es in seinem Übungsprogramm »Meditationen, um das Gehirn zu verändern« so, dass Meditation Strukturen des Frontallappens, die unsere innere Ausrichtung auf heilsame Zustände unterstützen, aktiviert.[23] Oder in den Worten von Richard Davidson, Professor für Psychologie und Psychiatrie an der Universität Madison, Wisconsin: »Wir können unser Gehirn selber formen, indem wir positive und gesunde Geistesgewohnheiten trainieren. Wie sich zeigt, verändert sich das Gehirn durch entsprechende mentale Übungen, und zwar zum Besseren. Und diese Veränderungen im Gehirn schaffen wiederum eine Grundlage für langfristige Veränderungen in unserem Erleben und Verhalten.«[24]

Grundsätzlich nährt Meditation das Funktionieren des Willens im positiven Sinne. Durch sie trainieren und stärken wir unsere Aufmerksamkeit allgemein.

»Sie aktiviert die Bereiche des Stirnhirns, die zuständig sind für Reflexion, Handlungsabwägung und Entscheidungsfähigkeit. Insgesamt gesehen verstärkt jedes Aufmerksamkeitstraining den Schaltkreis der Selbstbeobachtung, des Gewahrseins seiner selbst, des Sich-selbst-Verstehens. Es wird das gestärkt, was in der klinischen Psychologie als ›beobachtendes Ich‹ bezeichnet wird.«[25]

Im Yoga wird diese Instanz »Beobachter« oder »Seher« *(Drashtha)* genannt. Sie gilt als unverzichtbar, wenn wir lernen wollen, unsere Gefühle zu modulieren und zu regulieren und damit negative Bewertungsmuster und die daraus resultierenden Denk- und Fühlmuster zu überschreiben, die unserer Genesung und Gesunderhaltung im Wege stehen.

Ein weitere Veränderung, die sich ergibt, ist, dass Meditation – und zwar vor allem die Mitgefühls-*(Maitri-)*-Meditationen – die Inselrinde aktiviert. Sie besteht aus zwei kleinen Ansammlungen von Nervenzellen, die an der Mittelfurche des Gehirns liegen, und hat die Aufgabe, den Zustand des Körpers zu spüren, um seine Funktionen und sein Befinden von innen heraus zu erfahren und zu überwachen und sich seiner Bauchgefühle bewusst zu werden. In diesem Zusammenhang tritt auch oft ein intuitives Verstehen auf. Offensichtlich hilft uns ein Training, bei dem wir den Fokus auf das Spüren und die Selbstachtsamkeit legen, dabei, dass wir besser Zugang zu den Informationen unseres emotionalen Körpergedächtnisses (den »somatischen Markern«) bekommen und bewusster unsere Bauchgefühle wahrnehmen können.

Rick Hanson, der seit vielen Jahren intensiv darüber forscht, wie unser Gehirn lernen kann, sich mehr auf Wohlbefinden und alles, was uns gelingt, auszurichten, fand heraus, dass Meditation unser Gehirn lehren kann, nicht nur in Zustände des Glücks zu gelangen, sondern diese auch aufrechtzuerhalten. »Sie bewirkt, dass der Hypothalamus uns mit angenehmen Hormonen wie Oxytocin, und Neurotransmittern wie Dopamin und Noradrenalin belohnt. Dies alles schafft positive innere Zustände. Sie werden als optimaler Zustand erfahren, dem sich das Gehirn und der Geist zunehmend zuwenden. Es ist, als würden wir unser Gehirn immer wieder einladen, sich immer mehr dem Glücklichsein zuzuneigen. Meditation und die Einsichten, die der Meditation entspringen, verringern allmählich die Beteiligung an jeglichen unheilsamen und unglücklichen Zuständen. Meditation aktiviert jenen Teil des Gehirns, den anterioren cingulären Cortex, den ACC, der zuständig ist für integriertes, fokussiertes Denken und Fühlen, und stärkt ihn damit.

Denken und Fühlen sind bei vielen Formen des Leidens getrennt, wie z. B. bei chronischer Angst, schlechter Laune, allgemeiner Griesgrämigkeit. Beides zusammenzubringen, sodass die betreffende Person fühlen kann, während sie denkt, und zu denken vermag, während sie fühlt, ist ein vorrangiges Ziel der Psychotherapie und anderer Methoden des persönlichen Wachstums. Indem wir wiederholt den ACC aktivieren, helfen wir den Neuronen dabei, sich mit immer mehr Gehirnfunktionen zu verdrahten, und stärken so unsere Fähigkeit, Denken und Fühlen zu integrieren.«[26]

So ist es auch verständlich, dass eine regelmäßige Meditationspraxis positive Auswirkungen auf Menschen hat, die unter wiederkehrenden depressiven Episoden leiden. Forschungen zeigten und Patient*innen berichten, dass diese Episoden durch die Meditation seltener wurden und weniger schwer ausgeprägt waren. Damit sinkt auch das gefürchtete Rückfallrisiko zunehmend. Die Wirkung sei vergleichbar mit der von Antidepressiva, sagt Dr. Christophe André.

Seine 15-jährige Praxiserfahrung am Sainte-Anne-Krankenhaus in Paris belegt die Ergebnisse aus weiteren klinischen Studien in Europa und Nordamerika. »Personen, die bereits zwei schwere depressive Episoden erlebt haben, können durch 20 Minuten Meditieren am Tag ihr Rückfallrisiko um 50 Prozent reduzieren!«[27] Grund dafür sei eine Desensibilisierung und damit einhergehende verringerte Aktivität der Amygdala, heißt es in der Dokumentation von Laborde. Dadurch könne der Geist wieder ruhig und klar werden, was die Betroffenen in die Lage versetze, wieder bewusst und achtsam ihre Gefühle zu regulieren und ihren Geist auf das Gelingende und Positive auszurichten.

Eine weitere deutliche Wirkung scheint eine regelmäßige Meditationspraxis auf unseren Alterungsprozess zu haben, und zwar sehr konkret auf die Telomere, die wie eine Schutzkappe am Ende eines jeden Chromosoms sitzen. Mit steigendem Lebensalter werden diese Telomere kürzer. Wenn sie zu kurz geworden sind, kann sich die Zelle nicht mehr teilen und kein neues Gewebe mehr bilden. Dadurch, dass regelmäßiges Meditieren unseren Organismus vor Stresserkrankungen bewahrt, kann es unsere Telomere schützen, ja sogar stärken, zeigten Forscher*innen des Shamatha-Projects[28]. Sie maßen zum Beginn und am Ende des dreimonatigen Meditationstrainings die Aktivität der Telomerase, eines Enzyms, das die Telomerverkürzung verlangsamt. Am Ende der drei Monate war der Telomerasespiegel der Proband*innen in der Meditationsgruppe um 30 Prozent gestiegen, also: drei Monate intensives Meditieren = ein Drittel mehr Telomerase! Damit war bewiesen, dass Meditation einen der fundamentalsten Mechanismen unserer Biologie beeinflussen kann: die Zellalterung![29]

Auch Ulrich Ott berichtet von sehr beeindruckenden Ergebnissen einer Studie, »die mit einer speziellen Methode zur Schätzung des Gehirnalters die MRT-Aufnahmen von 50 langjährigen Meditierenden mit denen einer gleich großen Stichprobe von Kontrollpersonen verglich (Luders et al., 2016). Die berechnete Gleichung für die Altersschätzung ergab, dass Meditierende im Alter von 50 Jahren ein geschätztes Hirnalter von lediglich 42,5 Jahren aufwiesen! Ab 50 stieg das geschätzte Hirnalter der Meditierenden zudem deutlich langsamer an als das der Kontrollpersonen, nämlich nur um 10 Monate und acht Tage pro vollem Lebensjahr.«[30]

Beschwerden und Kontraindikationen der Meditationspraxis, und was uns dabei hilft

Im Gegensatz zu einer Vielzahl von Untersuchungen zu den positiven Auswirkungen der Meditation ist der Forschungsstand zu ihren Risiken und Nebenwirkungen noch sehr überschaubar. Sedlmeier berichtet in seinem sich auf Metastudien stützenden Buch *Die Kraft der Meditation – Was die Wissenschaft darüber weiß*, dass es »kaum systematische Überblicksstudien gibt, wohl aber eine Reihe von Fallstudien, in denen meistens sehr auffällige und schwerwiegende Vorkommisse berichtet werden«[31].

Grundsätzlich kann man sagen, dass für viele Anfänger*innen der Weg in die Meditation nicht immer nur glatt läuft. Das hat vor allem mit der Vielzahl an unrealistischen Erwartungen zu tun, die durch Berichte in den Medien geschürt werden, in denen meist nur davon berichtet wird, wie gut Meditation tun kann und dass sie bei allen möglichen Beschwerden hilft. Gemäß unseren Prägungen in einer Leistungsgesellschaft erwarten wir außerdem, dass dann, wenn wir uns nur genügend anstrengen, sich auch nur Gutes zeigen wird und sich spürbare Erfolge bald einstellen sollen! Dem ist aber leider nicht so, und deswegen ist es wichtig, die Teilnehmenden an Meditationskursen darauf vorzubereiten, dass der Anfang oft recht holperig ist und sich nicht nur angenehme Gefühle zeigen werden. Was also sollten die Teilnehmenden erwarten?

Körperliche Beschwerden

Sie können erwarten, dass sie, wie viele Menschen, bedingt durch die Prägungen unserer Sitzkultur große Schwierigkeiten damit haben könnten, etwas länger auf dem Boden zu sitzen. Sie sollten sich bewusst machen, dass es sehr sinnvoll sein kann, zunächst das Angebot anzunehmen, doch besser auf einem Stuhl zu sitzen. Das kann den Einstieg sehr erleichtern, auch wenn die unbewusste Vorstellung, bedingt durch die inzwischen an jeder Ecke zu findenden Buddhastatuen, uns keine andere Wahl zu lassen scheint als die Vorgabe: Zum Meditieren hat man auf der Erde zu sitzen!

Doch gerade deshalb klagen viele Menschen über Schmerzen, und zwar vor allem über Knieschmerzen, Rückenschmerzen und Anspannungen im Schulter- und/oder Nackenbereich.

Diese Probleme lassen sich meist allerdings mittel- bis langfristig gut lösen, am besten durch eine an die Anforderungen des Sitzens angepasste *Asana*-Praxis und eine ausführliche und variantenreiche Hinführung zu einer individuell als stabil und bequem erfahrenen Sitzhaltung.

Was Anfänger*innen der Meditation auch als sehr störend erleben können, sind andere Körpererfahrungen wie das Einschlafen der Beine, Krämpfe in den Füßen oder wie aus dem Nichts auftauchender (wandernder) Juckreiz. Auch damit kann man lernen umzugehen:

- Beim Einschlafen der Beine oder bei Krämpfen die Sitzhaltung dezent lösen, kleine (für andere unhörbare) Bewegungen machen.
- Beim Juckreiz hilft am besten das Benennen: »Da ist Jucken!« Und dann (bloß) nicht weiter darauf eingehen. Ignorieren. Es jucken lassen. Das hilft mittelfristig und schult gleichzeitig sehr gut die Regulation reflexhafter Handlungen (z. B. Kratzen) oder eingefahrener Denkmuster (wie etwa: »Das nervt jetzt!«).

Eine weitere, oft als sehr unangenehm empfundene Begleiterscheinung der Meditation ist, dass in der Stille für viele Menschen erst einmal so richtig spürbar wird, wie müde und erschöpft sie eigentlich sind. Dies äußert sich dann in ständigem Wegdämmern, Zucken, Schwanken und Wegsacken. Immer wieder berichten Teilnehmer*innen, dass sie das Gefühl haben, die ganze Zeit kämpfen zu müssen, um nicht einzuschlafen oder umzufallen. Und es ist nur zu verständlich, dass diese Erfahrungen die Motivation nicht gerade stärken. Was wäre in solchen Fällen hilfreich?

Der erfahrene Meditationslehrer Michael Kissener (in der Tradition von Swami Rama und Veda Bharati) schlägt vor, den Teilnehmenden zunächst eine Reihe von Entspannungsübungen, Bodyscans und Energielenkungen *im Liegen* anzubieten und sie erst nach 15 bis 30 Minuten aufsitzen zu lassen, um mit der Meditation zu beginnen. In der Tat gaben die Teilnehmenden dazu immer ein positives Feedback, denn tief sitzende Müdigkeit und Erschöpfung müssen unbedingt bedacht und beachtet werden. Weiterhin denkbar wäre auch eine regenerierende *Asana*- und *Pranayama*-Praxis zur Vorbereitung der Meditationsphase.

Psychische Beschwerden

Immer dann, wenn ihm keine Außenreize angeboten werden, beschäftigt sich unser Gehirn bevorzugt mit sich selbst, d.h. mit der Person und dem Geist, die und den es verkörpert. Menschen denken pro Tag etwa 80 000 Gedanken, von denen gut 80 Prozent negativ gefärbt sind und nur ca. 10 Prozent neues Denken repräsentieren. Das erklärt, warum Menschen, die gerade ihre ersten Erfahrungen mit der Meditation machen, mit größter Wahrscheinlichkeit auch viele unangenehme Gedanken und Gefühle ins Bewusstsein steigen werden. Sie finden ihre Grundlage in den fest verknüpften Nervennetzwerken unserer Prägungen, Glaubenssätze und Ansichten und treten deswegen meist in derselben Form, ja sogar im selben Wortlaut, immer wieder auf. Auf einer unbewussten Ebene sind sie immer gegenwärtig und scheinen nur darauf zu warten, dass wir uns einmal nicht mit äußeren Dingen beschäftigen, sondern zur Ruhe kommen, um sofort die Bühne unseres Bewusstseins für sich zu beanspruchen. Wie soll man damit umgehen?

Das Wichtigste ist, aufzuklären über die Art und Weise, wie unser Geist und unser Gehirn natürlicherweise funktionieren. Dafür ist es sinnvoll, sich die Zeit zu nehmen, den Teilnehmer*innen zu erklären, wie z.B. das Ruhezustandsnetzwerk arbeitet (mehr dazu im Kapitel »Ruhezeit für unser Gehirn«) und warum das, was es zu sein scheint – ein »Monkey Mind« – so sinnvoll ist. Auch hilft es Anfänger*innen, wenn sie verstehen, dass ihr Geist sich natürlicherweise eher von allem angezogen fühlt, was stört und was negativ ist. Das scheint evolutionäre Gründe zu haben und kann deswegen nicht als persönliches Versagen bewertet werden!

Genauso wichtig ist aber auch die Installation einer Metainstanz, die beobachtet und die – gerade dadurch, dass sie etwas auf Distanz bleibt – in der Lage ist zu erkennen, dass Gedanken nur Gedanken und Gefühle nur Gefühle sind (mehr dazu im Kapitel »Meditieren lernen – Schritt für Schritt« im Abschnitt »Sich selbst erforschen und nahekommen«). Sie sind weder Abbildungen der Realität noch das, was den Menschen an sich ausmacht, denn: Wir sind mehr als unsere Gedanken und Gefühle. In uns gibt es auch noch die Ebene, die sich dieser Gedanken und Gefühle gewahr werden kann, und wir sind potenziell immer in der Lage, jeden Gedanken und jedes Gefühl zu bearbeiten oder anders zu bewerten. Gerade die Meditationspraxis hilft uns in besonderem Maße, das zu erkennen und damit immer wieder Erfahrungen zu machen (wodurch sowohl unser Geist als auch unser Gehirn verändert werden!).

Wichtig zu wissen: Solange der/die Teilnehmende die Erfahrung macht, unangenehme und belastende Gefühle und Gedanken, die in der Meditation auftauchen, selber regulieren und den Beobachterstatus aufrechterhalten zu können, spricht nichts dagegen, die Meditationspraxis fortzusetzen. Allerdings sollten die Übungsleiter*innen die Teilnehmenden unbedingt darüber aufklären, dass solche Gedanken und Gefühle auftauchen können – sogar mit einiger Wahrscheinlichkeit auftreten werden –, und ihnen deutlich machen, wie wichtig es deswegen ist, die Fähigkeit, Beobachter*in zu bleiben, immer weiter zu schulen.

Eine besondere Indikation in dieser Hinsicht ist die Depression. Da der Begriff sehr ungenau genutzt wird, ist es wichtig, mit dem Teilnehmenden erst einmal abzuklären, ob sie/er unter einer depressiven Verstimmung leidet oder einer depressiven Episode und, wenn ja, in welchem Schweregrad (leicht, mittel, schwer) sie sich zeigt.

Handelt es sich um depressive Verstimmungen oder eine leichte depressive Episode, dann ist nur zu bedenken, dass es in einem solchen Zustand nicht hilfreich ist, wenn der Geist durch einfaches stilles Sitzen sich selbst überlassen ist. Menschen in solchen inneren Verfassungen können aber dagegen sehr von geführten Meditationen profitieren wie z. B. Dankbarkeitsmeditation, Meditation über die heile Mitte oder über den unverletzlichen Wesenskern, Lichtmeditationen und *Mantra*- oder *Yantra*-Meditationen. All dies sind Meditationsformen, die den Geist beschäftigen und ihn mit positiven, bestärkenden und aufhellenden Inhalten erfüllen können.

Kontraindikationen für die Teilnahme am Meditationsunterricht

Berichtet ein oder eine Teilnehmer*in jedoch davon, dass er/sie aktuell unter einer mittleren oder schweren depressiven Episode oder unter Angststörungen leidet oder dass er/sie in der Meditation von Angst- oder Panikgefühlen überflutet wird, die sich *nicht beherrschen lassen,* dann sollte dieser Mensch sich nach professioneller Unterstützung durch eine Psychotherapeutin oder einen Psychiater umsehen. Mittlere und schwere Depressionen, Angststörungen und Panikattacken stellen psychische Krankheitsbilder dar, und deshalb gehören Menschen, die darunter leiden, nicht in einen Yoga- und/oder Meditationsunterricht, der per definitionem ausdrücklich für gesunde Menschen konzipiert wird.

Fragebogen

Es ist sinnvoll, die Menschen, die sich für einen Meditationskurs interessieren, zu bitten, vorab einen Fragebogen auszufüllen. In einem solchen Fragebogen können Vorerfahrungen, Erwartungen und (Vor-)Erkrankungen abgefragt werden.

Eine andere Möglichkeit besteht darin, mit allen Interessent*innen einzeln ein Vorgespräch zu führen, in dem die oben genannten Punkte persönlich erfragt werden können. (Eine Vorlage für einen solchen Fragebogen ist im Anhang zu finden.)

Meditieren lernen – Schritt für Schritt

Wenn wir lernen wollen zu meditieren, dann müssen wir bereit sein, uns kontinuierlich und über einen längeren Zeitraum auf etwas einzulassen, womit wir im Alltag nur wenig zu tun haben.

Eine kleine Übersicht:

- Länger auf dem Boden sitzen (muss zwar nicht sein, aber »echte« Meditation wird nun einmal im Westen grundsätzlich mit einem Yoga-Sitz in Verbindung gebracht).
- Die Augen geschlossen halten und (möglichst) still sitzen.
- Wach bleiben (Schläfrigkeit und Erschöpfung widerstehen).
- Sich Zeit nehmen, genau und differenziert zu spüren.
- Sich nicht ablenken (lassen), sondern vielmehr sich selbst aushalten (auch Juckreiz, eingeschlafene Beine, usw.).
- Aufmerksamkeit und Achtsamkeit entwickeln.
- Sich selbst erforschen und sich selbst nahekommen.
- Den eigenen Gefühlen begegnen und sie aushalten.
- Gleichzeitig (immer mal wieder) das Gefühl für den eigenen Körper sowie Raum und Zeit verlieren.
- Etwas auch einmal einfach nur geschehen lassen (Meditation kann man nämlich nicht machen!).
- Sich von seinen Wünschen und Erwartungen abkoppeln.
- Fehlerfreundlichkeit und Selbstakzeptanz einüben.

Dies sind nur ein paar der Dinge, mit denen wir es während der Meditation zu tun bekommen, und es gibt noch vieles mehr!

Allein diese sicher sehr unvollständige Aufzählung macht uns schon klar, dass selbst der motivierteste Anfänger all das in der Meditation weder kurzfristig noch gleichzeitig erlernen kann. Das gelingt noch nicht einmal den Menschen, die sich für ein paar Wochen in ein Retreat begeben, denn Lernen geschieht ja in den allermeisten Fällen prozesshaft. Es geschieht Schritt für Schritt bzw. Schicht um Schicht, wobei vieles (ständige) Wiederholungen braucht, damit sich im Gehirn als Repräsentationen des Gelernten solide und belastbare Netzwerke bilden.

Meditieren lernen braucht also sowohl Schulung als auch Training – wie so ziemlich alles im Leben. Erfahrene Meditationsleiter*innen äußern sogar, man müsse die oben erwähnten zu erlernenden Fähigkeiten in der Weise trainieren, wie man Muskeln trainiert. Damit ist aber auch klar, dass jede dieser Fähigkeiten (sogar die, länger bequem auf dem Boden zu sitzen) wieder abnimmt bzw. nachlässt, wenn wir sie nicht regelmäßig nutzen bzw. üben.

Besonders die Themen der Selbsterforschung, des Sich-selbst-Nahekommens, des Spürenlernens, des Beobachtens, des Abkoppelns entfalten sich in der Praxis nur prozesshaft, also allmählich, und oft sogar nur unter Widerständen.

Das ist nur verständlich, denn indem wir uns auf diese Themen einlassen – und das auch noch in der Stille und Regungslosigkeit der Meditation –, müssen wir vieles von dem, was wir gelernt haben, um im Alltag mit den Anforderungen der Leistungs- und Konsumgesellschaft zurechtzukommen, regelrecht auf den Kopf stellen.

So haben die meisten von uns sicherlich zutiefst verinnerlicht, dass man das Gewünschte erreicht, wenn man es nur intensiv genug will und sich entsprechend intensiv genug anstrengt. Aber genau dieses Prinzip funktioniert überhaupt nicht, wenn wir das Meditieren lernen wollen, ja, es ist dabei sogar äußerst kontraproduktiv. Stattdessen brauchen wir für unser Lernen Geduld, Nachsicht, Hingabe, Demut und vor allem sehr viel Fehlerfreundlichkeit und Frustrationstoleranz.

Um in den Zustand der Meditation zu gelangen, gibt es nichts zu tun.

Wir können immer nur gute Bedingungen schaffen und dann erleben, ob sie sich einstellt – oder ob der Geist unruhig und zerstreut bleibt oder es sich zeigt, dass wir aktuell einfach zu müde und erschöpft sind für eine Meditationssession.

Im Folgenden schauen wir uns die Lernfelder etwas genauer an, damit wir erkennen, welche Anforderungen sie an uns stellen und mithilfe welcher Methoden wir sie uns aneignen können.

Länger auf dem Boden sitzen

Selbst wenn man als Leiter*in einer Yoga- oder Meditationsgruppe den Teilnehmenden anbietet, dass sie auch auf einem Stuhl sitzend meditieren können, weisen die allermeisten diese Angebote mehr oder weniger vehement zurück. Egal, ob die Knie murren oder der Rücken schmerzt: »Echte« Meditation wird nun einmal im Yoga-Sitz geübt!

Was hilft: Sitzhilfen anbieten und ausdrücklich dazu ermuntern, bei Bedarf die Sitzhaltung zu ändern.
Methode: Übungen anbieten, um die Gelenke der Beine und Füße zu mobilisieren, den Rücken zu kräftigen und die Elastizität des Fasziengewebes in Beinen, Becken (Hüftgelenke!) und Rücken wiederherzustellen. Das braucht je nach Grad der Steifheit viele Wochen oder Monate.

Die Augen geschlossen halten und (möglichst) still sitzen

Diese Anforderungen sind deshalb herausfordernd, weil sie so entgegengesetzt zu unserem Alltagsverhalten sind. Für viele Menschen bedeutet, mit geschlossenen Augen ruhig dazusitzen, automatisch Nichtstun – und das, so hat man es ihnen beigebracht, geht gar nicht. Obwohl jede und jeder versteht, dass beides – geschlossene Augen und das Stillsitzen – dazugehört, um meditieren zu können, wird das Einüben doch für manche zur Qual. Die meisten Menschen brauchen dafür auf jeden Fall viel Geduld und eine gute Motivation, denn es dauert eine ganze Weile, bis das *stille* Sitzen zur Gewohnheit wird und sie es irgendwann auch noch mögen.

Was hilft: Ermuntern, sich immer wieder zwischendurch ganz dezent zu dehnen (z. B. intensiv die Finger zu spreizen) und den Blick entspannt zu fixieren (z. B. zur Mitte der Stirn).
Methode: Vor dem eigentlichen Sitzen eine Übungspraxis anbieten, in der mit geschlossenen Augen geübt wird. Zwischen jeder Übung bzw. zwischen kleinen Übungsgruppen immer wieder aufsetzen zum stillen, regungslosen Nachspüren.

Wach bleiben

Sehr oft merkt man erst, wenn man sich hinsetzt, die Augen schließt und sich in sich zurückzieht – man sich also endlich Zeit für sich nimmt und zur Ruhe kommt –, wie müde und erschöpft man aktuell ist. Da die Außenreize fehlen, fällt es vielen Menschen (besonders den Männern) oft sehr schwer, der aufkommenden Schläfrigkeit zu widerstehen.

Und so kommt es, dass das, was nach außen wie Meditation aussieht, tatsächlich eher ein Dösen ist. Manchmal gesellt sich dazu ein unangenehmes Schwanken, das durch einen Sekundenschlaf verursacht wird.

Was hilft: Aufrecht sitzen, sich anlehnen, immer wieder tief und kraftvoll einatmen, denn das hebt etwas den Blutdruck und beschleunigt etwas den Herzschlag. Gleichzeitig wird durch das bewusste Einatmen der Sympathikus (das »Gaspedal« des vegetativen Nervensystems) aktiviert.

Methode: Vorher eine Übungspraxis anbieten, die viele Dehnungen und Rückbeugen enthält. Eventuell vorher einige Runden Feueratmung üben (30 bis 60 Sekunden durch beide Nasengänge schnell und schwingend gleich schnell/intensiv ein- und ausatmen). Das macht wach!

Sich Zeit nehmen, genau und differenziert zu spüren

Etwas genau und differenziert zu erspüren braucht Zeit und Geduld. Da bei den meisten Menschen, bedingt durch jahrelangen Stress, die Fähigkeit, sich im Körper zu erfahren (Propriozeption), mehr oder weniger verkümmert ist, muss genau dieser Sinn – der Körperwahrnehmungssinn – erst wieder erweckt und trainiert werden. Und das kann dauern – bei Menschen, die jahrelang schweren Disstress ertragen haben, möglicherweise sogar Jahre!

Was hilft: So oft wie möglich kurz (vielleicht eine Minute) im Alltag innenhalten und mit der Frage »Wie geht es mir jetzt?« in sich hineinspüren. Möglichst oft bewusst die eigene Körperhaltung und den Grad der Anspannung der Muskeln erspüren. Bewusst atmen, bewusst essen, bewusst duschen usw.

Methode: Eine *Asana*- und Atempraxis anbieten, die am Spüren und Erfahren (und nicht am Erreichen von irgendetwas) ausgerichtet ist. Zunächst vor allem erkunden lassen, was alles sich angenehm und wohl anfühlt.

Sich nicht ablenken (lassen), sich selbst aushalten

Das ist vielleicht die größte Herausforderung! In den letzten Jahren hat sich überall eine »Kultur der permanenten Ablenkung« entwickelt, in der in jeder freien Sekunde das Smartphone konsultiert wird zum Checken, Chatten oder um einfach im Internet zu surfen. Oder es wird Musik gehört, noch schnell ein Video geschaut usw., usw.

Meditation verlangt aber ganz sicher eines: Zeiträume digitaler Abstinenz. In dieser Abstinenz werden wir auf uns selbst zurückgeworfen und müssen wieder lernen, ohne Ablenkung Zeit mit uns zu verbringen und uns selbst auszuhalten -auch dann, wenn unangenehme Gedanken oder Gefühle auftauchen, auch dann, wenn sich körperliches Unwohlsein wie z.B. Juckreiz, eingeschlafene Beine, Schmerzen bemerkbar machen.

Was hilft: Wenn man vorhat, meditieren zu lernen, schon im Vorfeld einüben, digitale Abstinenz zu üben – jeden Tag in kleinen Dosen.
Methode: Einüben zum Beobachter/zur Beobachterin der eigenen Reiz-Reaktions-Mechanismen zu werden. Wann genau will man sich ablenken? Warum will man das? Was will man damit eventuell vermeiden? Das ist ein langer Lernprozess, aber die unverzichtbare Voraussetzung, damit wir lernen können, Aufmerksamkeit und Achtsamkeit zu entwickeln.

Aufmerksamkeit und Achtsamkeit entwickeln

Ohne die Fähigkeit, aufmerksam und achtsam zu sein, kann sich der Zustand der Meditation nicht einstellen. Beide Fähigkeiten sind in uns durch Veranlagung und Erziehung mehr oder weniger stark ausgeprägt, und zwar je nachdem, in welchem Maße unser Stirnhirn (präfrontaler Cortex), das unsere selektive Wahrnehmung steuert, aktiv ist.[32]

Aufmerksamkeit und Achtsamkeit können und müssen geschult werden, und zwar auf dieselbe Weise, wie wir unsere Muskeln trainieren: durch ständiges, beharrliches und lebenslanges Üben. Dieses Lernen geschieht prozesshaft, das heißt

- im Wechsel einer spürbaren Zunahme beider Fähigkeiten,
- mit Lernplateaus, die der Integration dienen, die aber den Eindruck erwecken, dass es nicht vorangeht, und
- mit Rückschlägen (vor allem, wenn wir uns gerade sehr gestresst fühlen), in denen wir das Gefühl haben, unsere mentale Unruhe und Zerstreutheit kaum bändigen zu können.

Schauen wir uns erst einmal die Aufmerksamkeit an, da sie die Grundlage für Achtsamkeit ist.

Das Einüben von Aufmerksamkeit

Die Fähigkeit, unsere Aufmerksamkeit auf etwas richten zu können, ist in mehreren Bereichen im Gehirn verankern, nämlich überall dort, wo sich Aufmerksamkeitsnetzwerke gebildet haben.[33] Man unterscheidet drei Netzwerke, die für unterschiedliche Aufgaben zuständig sind:

- *Vigilance* (entspricht der Fähigkeit, aufmerksam, wach und präsent zu bleiben)
- *Orienting* (entspricht der Fähigkeit, die Informationen auszuwählen, die aktuell wesentlich sind)
- *Executive Attention* (entspricht der Fähigkeit, bewusst zu entscheiden und zu planen; dieses Netzwerk ist außerdem an der Regulation von Emotionen beteiligt)[34]

Diese drei Netzwerke werden heute als eine Art Organsystem mit einer spezifischen Anatomie, mit eigenen Schaltschemata und Funktionen angesehen. Jedes der drei Systeme wird von unterschiedlichen Neurotransmittern reguliert, weswegen die drei Funktionskreisläufe der Aufmerksamkeit auch verschieden stark aktiv sein können.

Man unterscheidet zudem noch zwischen fokaler und nicht-fokaler Aufmerksamkeit,[35] die sich fließend untereinander abwechseln. Die fokale Aufmerksamkeit deckt sich mit den Funktionen der oben beschriebenen Netzwerke. Sie befasst sich mit unserem *bewussten,* beabsichtigten Wahrnehmen und mit unserer inneren Ausrichtung (unserem Fokus), umfasst aber auch unsere Fähigkeiten, nachzudenken, zu überlegen und zu entscheiden.

Die nicht-fokale Aufmerksamkeit dagegen erfasst all das, was wir – unbewusst – sonst noch so alles mitkriegen.

Wenn wir ruhig sitzen, registriert sie unsere Körperhaltung und Befindlichkeit, die Temperatur und die Lichtverhältnisse. Sie lässt uns Hunger, Durst, Harndrang und Jucken spüren und gibt uns ein Gefühl für unsere Atmung und Verdauung.

Wenn wir in Bewegung sind, lässt sie uns wissen, wo oben und wo unten ist, lässt uns Hindernisse erkennen (wichtig bei der Gehmeditation) und lässt uns wissen, wo der Weg ist (so können wir uns beim Gehen unterhalten, nachdenken usw.).

Weil die nicht-fokale Aufmerksamkeit biologisch und evolutionär bedingt immer in uns wach ist, bewirkt das, dass sich die so aufgenommenen Reize immer wieder ungefragt in unser Bewusstsein drängen. Wie wir damit umgehen können, ohne uns gleich gestört oder entmutigt zu fühlen, erläutert Daniel Siegel sehr schön am Beispiel der Übung der Atem-Achtsamkeit (= aufmerksam mit dem Atem sein): »Versuchen Sie, beim Benennen oder Bemerken der Ablenkungen – und dem anschließenden Zurückkehren zum Atem – Freundlichkeit in diese Erfahrung zu bringen. Es kann hilfreich sein, folgende Perspektive in Betracht zu ziehen: Die Atempraxis ist wie das An- und Entspannen eines Muskels. Sich auf den Atem zu fokussieren gleicht dem Anspannen des Muskels; die unvermeidliche Ablenkung gleicht dem Entspannen des Muskels.

Sie müssen die Ablenkungen nicht hervorbringen – sie werden auf natürliche Weise stattfinden, da der Geist seinen eigenen Kopf hat!

Doch Sie können absichtlich eine freundliche Haltung einnehmen, wenn diese Ablenkung eintritt, indem Sie für das, was auch immer auftaucht, offen bleiben, die Ablenkung beobachten, wahrnehmen, dass es sich um ein Objekt oder eine Aktivität des Geistes handelt, und dann den Fokus der Aufmerksamkeit zurück auf den Atem lenken. Ihre Freundlichkeit erlaubt Ihnen, diesen Prozess mithilfe einer sanften, nicht-urteilenden Haltung zu gestalten.«[36]

Und diese Freundlichkeit erlaubt uns, geduldig und nachsichtig in einem Lernprozess zu bleiben, in dem sich das Einüben immer nur Schritt für Schritt vollzieht, weil sich Aufmerksamkeit nicht ohne innere Widerstände und Stress erzwingen lässt. Am besten erlangen und erhalten wir sie, wenn uns etwas interessiert und von innen heraus motiviert (intrinsische Motivation). Dann erhält sie sich wie von selbst, und es kommt dadurch sogar manchmal – auch in der Meditation – zu Erfahrungen von »Flow«, also dem positiven Gefühl, innerlich im Fluss zu sein.

Während im Prozess des Erlernens von Meditation die Aufmerksamkeit in Richtung Konzentration führt, entsteht aus der Achtsamkeit eher ein Zustand des offenen Gewahrseins.

Das Einüben von Achtsamkeit

»Achtsamkeit ist von Augenblick zu Augenblick gegenwärtiges, nicht urteilendes Gewahrsein, kultiviert dadurch, dass wir aufmerksam sind. Achtsamkeit entspringt dem Leben ganz natürlich.« So sieht Jon Kabat-Zinn, der Begründer der MBSR-Methode, der »achtsamkeitsbasierten Stress-Reduktion«, das Zusammenspiel von Aufmerksamkeit und Achtsamkeit.

Generell wird Achtsamkeit als *eine bewusste und nicht wertende Wahrnehmung dessen, was gerade jetzt geschieht, also was wir jetzt gerade machen und was wir denken und fühlen,* definiert. Mit Bewusstheit ist gemeint, zu bemerken, dass wir etwas vermittelt durch unsere Sinne wahrnehmen, aber auch, uns dessen bewusst zu sein, dass und was wir denken und fühlen. Und sich dieser Bewusstheit bewusst zu sein ist Achtsamkeit. Beides ist beim Menschen natürlicherweise angelegt (und *deswegen* werden wir Homo sapiens *sapiens* genannt!).

Dieses bewusste Wahrnehmen dessen, was wir gerade wahrnehmen, müssen wir aber wollen. Die Entfaltung von Achtsamkeit braucht also eine Absicht und vor allem Einübung. Der hier gewählte Begriff der »Entfaltung« möchte allerdings auch deutlich machen, dass Achtsamkeit nicht gemacht werden kann. Sie wächst gewissermaßen aus der inneren Haltung des Gewahrseins und der Stille, denn es braucht Muße, damit die Achtsamkeit gedeihen kann und wir die Hindernisse, die sich ihr in den Weg stellen wollen, erkennen können. Entspannung, Loslassen, Wachheit und Klarheit sind Vorbedingungen der Achtsamkeit![37]

Meditation braucht Achtsamkeit, und gerade in der Meditation kann sie aber auch – wie wir gesehen haben – die besten Bedingungen finden, um sich zu entfalten. Gleichzeitig werden wir im Alltag und im Kontakt mit anderen erleben können, dass uns die Entfaltung dieser Fähigkeit sehr guttut, denn eine innere Haltung von Achtsamkeit zu entwickeln, regt uns dazu an, all das, was in unsere Wahrnehmung tritt, erst einmal in seinem So-Sein zu akzeptieren. So können wir einerseits das, was wir als angenehm wahrnehmen, bedachtsamer und intensiver erfahren, und zum anderen erlaubt es uns, weniger Angenehmes wie körperliche Missempfindungen, Selbstabwertungen und schwierige Gefühle ebenfalls wahrzunehmen, sie zu akzeptieren und sein zu lassen.

Sich selbst erforschen und nahekommen

Aus den vorigen Abschnitten wird deutlich, dass wir eine innere Haltung der Achtsamkeit brauchen, wenn wir beginnen, in der Stille des Gewahrseins und der Meditation uns selbst zu erforschen. Fast jeder Mensch, der ein Interesse daran hat, meditieren zu lernen, hat sich irgendwann in seinem Leben schon einmal die Frage gestellt: »Wer bin ich?«

Ich selbst habe mir diese Frage in etwas abgewandelter Form gestellt, und zwar: »Mit wem lebe ich? Wer ist das Wesen, das ich erlebe, wenn ich am Morgen aufwache? Mit wem gehe ich durch den Tag? Wie ›tickt‹ dieser Mensch, als den ich mich erfahre? Gemäß welcher Prägungen fühlt, denkt und handelt dieser Mensch?« Damit wurde ich zu meinem eigenen Forschungsobjekt und Forschungsprojekt, das ich seit vielen Jahren mit großem Interesse und mit Neugier und Offenheit verfolge. Um zu lernen, mich auf mich selber einzulassen, mich zu erfahren und zu erforschen (das *Svadhyaya* des Yoga), brauche ich Zeit – Zeit für mich und Zeit mit mir, Zeit und Stille und Zeit und Raum. All das finde ich am ehesten dann, wenn ich am Beginn und am Ende des Tages bewusst, offen und zugewandt Zeit mit mir verbringe, also mich dem widme, was Meditation genannt wird.

Dass ich mit diesem Interesse nicht alleine bin, zeigten deutlich die Antworten im Fragebogen zum Erkunden der Motivation der angehenden Meditationsleiter*innen (siehe oben zu Beginn des Kapitels »Warum Menschen meditieren wollen«), wo das Entfalten der Fähigkeit zur Selbsterforschung und Selbsterkenntnis als zweitwichtigster Grund genannt wurden, um Meditation zu lernen und zu lehren. Dieser Mensch, dem wir in der Meditation nahekommen und den wir zunehmend kennenlernen, ist aber keineswegs immer gut auszuhalten. So nah, so »intim« mit uns selbst zu sein eröffnet auch allmählich die Erfahrung der ganzen Palette unserer Gefühle, also auch all unsere Begierden, Wünsche, Abneigungen, Sorgen und Ängste. Kurz: Wir begegnen in diesem Zusammensein gleichermaßen unseren Licht- und unseren Schattenseiten, wobei die Schattenseiten immer irgendwie beeindruckender und eindrucksvoller wirken – und uns entsprechend mehr zu denken geben. Da im stillen Zusammensein mit uns selbst uns nichts von der Erfahrung der dunklen Aspekte der eigenen Persönlichkeit ablenkt, können solche Schattenanteile uns erschrecken und sogar ängstigen. Wenn uns niemand anleitet und ermutigt, dies auszuhalten und auch diese Erfahrung einfach mal mit Offenheit und Neugier zu betrachten, kann es sein, dass wir die Lust daran verlieren, uns weiter mit Meditation – und damit mit uns selbst – zu beschäftigen. Möglicherweise werden wir dann aufhören, uns uns selbst in der Stille zuzuwenden.

Vor allem dann, wenn wir unseren Gefühlen begegnen, ist es oft sehr herausfordernd, sie auszuhalten. Fast jeder, der meditiert, hat dabei wohl schon einmal Gefühle überwältigender Traurigkeit, Einsamkeit, Sehnsucht und Verzweiflung erlebt. Sie waren schon immer in uns, aber nun – in der Stille und dem Fehlen von Außenreizen – treten sie plötzlich deutlich hervor und wollen gesehen werden.

Das sind Momente, in denen sich uns immer ein großes und wesentliches Lernfeld eröffnet. Normalerweise beginnen wir in solchen Situationen, bedingt durch unsere Erziehung, sofort damit, diese Erfahrungen zu bewerten, zu analysieren und vielleicht sogar Schuld- und Schamgefühle zu entwickeln. Aber all das ist weder hilfreich noch befreiend, denn es hält uns fest in den Identifikationen von Anziehung und Abneigung.

Wenn wir Meditieren lernen (und lehren) wollen, müssen wir also erkennen, dass es in dieser Form der Selbstwahrnehmung und Selbsterfahrung nur darum geht, sich im eigenen So-Sein zu erkennen – ohne einzugreifen und ohne etwas verändern zu wollen. Und nur wer in Ruhe, wie ein Beobachter bzw. eine Beobachterin, mit den eigenen Gefühlen und Gedanken sein kann, kann sich auch selbst aushalten. Sich selbst auszuhalten und bei sich bleiben zu können bedeutet, sich selbst akzeptieren zu können. Und so können wir lernen, wie es sich anfühlt, unser eigenes Leben zu leben und der Mensch zu sein, zu dem wir geworden sind.

»Wer mit sich selbst vertraut ist, wer gelernt hat, sich selbst und damit alles auszuhalten, was an Spannungen, Aggressionen, Fragen, Sorgen und Ängsten in ihm ist, der braucht nicht mehr vor sich zu fliehen, der ist innerlich frei. Der reagiert nicht mehr, getrieben von seinen inneren Spannungen, er kann agieren«,[38] bemerkt der erfahrene Meditationslehrer und Coach Michael Bordt.

Etwas auch einmal einfach nur geschehen lassen

Noch einmal: Meditation kann man nicht *machen!* Das ist ein durchaus herausforderndes Lernfeld für alle, die erzogen wurden mit Sätzen wie »Wo ein Wille ist, ist auch ein Weg!«, »Wenn man sich nur genug anstrengt, ist *alles* möglich!« usw.

Ja, am Beginn der Meditationspraxis brauchen wir unbedingt Willenskraft, Selbstkontrolle und Disziplin, denn um die Zeit zu finden, sich regelmäßig hinzusetzen, müssen wir in der Regel auf irgendetwas anderes verzichten. Noch viel wichtiger sind aber unser Interesse und unsere Motivation, uns selbst zu begegnen, uns kennenzulernen und mit uns selbst neue Erfahrungen zu machen. Dazu lädt uns im Grunde genommen jeder neue Tag unseres Lebens ein, denn wir wissen nie, was er uns anbieten wird, wie er sich entwickeln wird und was uns alles geschehen kann. Ebenso ist jedes Mal, wenn wir uns in Stille hinsetzen, alles neu – weil wir es noch nie so erlebt haben.

Wir können mithilfe unserer Disziplin eine Regelmäßigkeit

in das Üben bringen, denn nur so können wir neue – förderliche und heilsame – Gewohnheiten entwickeln, die im Gehirn nach einiger Zeit als neuronale Netzwerke etabliert werden. Wir brauchen auch Selbstkontrolle, um unsere Aufmerksamkeit ausgerichtet zu halten und uns nicht (zu sehr) ablenken zu lassen.

Patañjali benennt im *Yoga-Sutra* diesen Prozess mit zwei komplementären Begriffen: *Abhyasa,* stetes Bemühen, und *Vairagya,* Gelöstheit und Gelassenheit (wörtlich: frei von Gier). Zusammengefügt bedeutet dies also, kontinuierlich dranzubleiben, ohne dabei zu viel zu wollen.

Es heißt dort im Sutra 1.14: »Eine Übungspraxis wird nur dann Erfolge zeigen, wenn wir sie über einen langen Zeitraum ohne Unterbrechung beibehalten, wenn sie von Vertrauen in den Weg und von einem Interesse, das aus unserem Inneren erwächst, getragen ist.«[39]

Der Text betont, dass sich nur so eine Übungspraxis entwickeln kann, in der wir uns ganz auf das einzulassen vermögen, was gerade da ist. Wenn unser inneres Interesse tragfähig ist und wir darauf vertrauen, dass Meditation uns – wie auch immer – guttut bzw. guttun wird, dann können wir uns selbst auch mal in Ruhe lassen. Wir können uns einfach hinsetzen und geschehen lassen, was geschehen will.

Manchmal wird es sich so anfühlen, als ob gar nichts passiert! Wir erleben dann, dass unser Geist nicht zur Ruhe finden will, dass Gefühle uns bedrängen oder uns Müdigkeit und Erschöpfung zu überwältigen drohen. Okay, das gehört auch dazu. Alles das ist natürlich – so ist das Leben! Wir können aber lernen, uns selbst auch in solchen Phasen mit Offenheit und Interesse zu begegnen und zum Zeugen/zur Zeugin werden von all dem, was sich in uns an Komödien, Dramen und Soaps abspielt.

Manchmal kann es aber auch geschehen, dass wir uns hinsetzen und schon nach wenigen Atemzügen völlig in uns selbst versinken. Das Gefühl für die eigene Person, für den eigenen Körper sowie für Raum und Zeit verschwindet, und das Einzige, was noch erfahrbar bleibt, ist das reine Da-SEIN.

Wir können keinen dieser Zustände willentlich erzeugen, aber wir können immer wieder gute Bedingungen erschaffen, damit wir uns selbst – wie auch immer – in der Zeit der Meditation begegnen können.

Lernen, sich von seinen Wünschen und Erwartungen abzukoppeln

Dieses Lernfeld ergibt sich ganz natürlich! Wenn wir Meditation nicht machen und schon gar nicht erzwingen können, wenn es nicht (wirklich gar nicht!) hilft, wenn wir uns besonders anstrengen, um in die Meditation zu finden, dann ergibt es auch wenig Sinn, sich selbst mit Wünschen und Erwartungen zu befrachten.

Der erfahrene französische Meditationslehrer Fabrice Midal hat darüber ein ganzes Buch geschrieben mit dem programmatischen Titel: *Die innere Ruhe kann mich mal!* Er appelliert an alle, die Meditation erlernen wollen, sich selbst in Ruhe zu lassen, denn: »Meditation ist nicht dazu da, dass wir effizienter, stabiler, bewundernswerter oder eigenständiger werden. Ich durfte zusehen, wie die Menschen, die mit mir meditierten, die Widrigkeiten der Meditation akzeptierten, Risiken eingingen, wagten, sie selbst zu sein, und sich von der Angst frei machten, ›es nicht zu schaffen‹. Ich durfte dabei sein, wie sie lernten zu sein. Die Herausforderungen der Meditationspraxis lassen uns so manche unnötige Rüstung ablegen. Deswegen ist die Meditation nicht immer angenehm, aber stets befreiend.«[40]

Solch eine innere Einstellung hilft uns, Fehlerfreundlichkeit und Selbstakzeptanz einzuüben, bzw. in den Worten Midals: »Ich akzeptiere mich so, wie ich bin, und schaue von diesem

Punkt aus, was ich zustande bringen und gegebenenfalls verbessern kann. Ja, ich bin zerstreut, ungeduldig oder nervös. Aber dadurch, dass ich mich so annehme, wie ich bin, und darüber lachen kann, bin ich gleich weniger zerstreut, ungeduldig oder nervös. Das Wohlwollen mir selbst gegenüber ist das beste Gegengift.«[41]

Womit »arbeiten« wir in der Meditation?

Wir beschäftigen uns und arbeiten vor allem mit unserem Geist – mit unserem Geist, den wir verkörpern! Leider ist dieses deutsche Wort recht ungenau, und wir assoziieren mit »Geist« vor allem die Fähigkeiten unseres Verstandes. Deshalb ziehe ich den Begriff »Mind« vor, denn er bezieht auch die emotionalen Anteile unseres mentalen Seins mit ein.[42]

Diese Aussage – »unser Geist, den wir verkörpern« – mag zunächst für jede und jeden, die und der das liest, verständlich erscheinen, trotzdem bleibt unklar, was *genau* mit »Geist« gemeint ist, denn wir haben hier in der westlichen Kultur keine klare und allgemein anerkannte Definition für diesen Begriff entwickelt.

Stimmig mit den Konzepten des Yoga, auf die ich später genauer eingehen werde, ist eine Definition von Daniel Siegel. Er schreibt: »Ich benutze den Begriff ›Geist‹, um den Kern unserer Erfahrung, lebendig zu sein, auszudrücken, von Gedanken und Intuition bis hin zum Denken, zur Erinnerung, zur Aufmerksamkeit, zum Gewahrsein, zur Absicht und zur Anregung des Verhaltens.«[43]

Auch ohne uns auf eine Definition festzulegen, erfahren wir unseren Geist als einen stetigen Energie- und Informationsfluss, der in unterschiedlichem Rhythmus und unterschiedlicher Intensität Gedanken, Gefühle, Erinnerungen, innere Bilder usw. erzeugt. Laut Siegel können wir unser Gehirn als einen verkörperten Mechanismus dieses Energie- und Informationsflusses verstehen, in dem, wie in einem gewaltigen mentalen Netz, alle Reize und Informationen hängen bleiben, die für einen Menschen irgendwie von Bedeutung oder von Interesse sein könnten. Dabei ist es nicht wichtig zu unterscheiden, ob die Reize aus der äußeren Welt aufgenommen werden oder aus unserem Organismus ins Bewusstsein steigen.

Da unser Gehirn ohne Unterlass damit beschäftigt ist, alle diese Reize zu verarbeiten, und sich deswegen ständig anpasst und umbaut, zeigen seine Nervenzellen-Netzwerke einen steten Aktivitätslevel. Und deshalb ist es also vollkommen natürlich, dass unser Gehirn ständig »hirnt«. Es gehört einfach zu seinen Aufgaben, die Reize und Informationen zu markieren, zu sortieren, sie einzuordnen, sie mit Bewertungen zu versehen und sie ggf. auszusortieren usw. Da viele dieser Aktivitäten nebeneinander und auf unterschiedlichen Bewusstseinslevel ablaufen, haben wir zu Beginn der Meditationspraxis meist das Gefühl, dass unser Geist einem Ameisenhaufen gleicht, in dem die mentalen Aktivitäten herumwuseln. Außerdem drängt sich schnell der Eindruck auf, dass sie außerordentlich flüchtig sind. Es ist die Natur aller Gedanken und Gefühle, dass sie kommen, für kurze Zeit bleiben und auch gleich wieder vergehen. Oder dass sich – wie bei den Wolken am Himmel – plötzlich eine andere »mentale Wolke« über das aktuelle Gefühl oder Denken schiebt und einen, ohne dass man es merkt, mit sich nimmt.

Wenn Geist und Gehirn sich selbst überlassen bleiben

Wenn wir einen derart *gewordenen* Geist jedoch sich selbst überlassen, bleibt er ein Leben lang in einem »Reiz-Reaktions-Modus« bzw. »Autopiloten-Modus« und den damit einhergehenden Denk- und Verhaltensmustern gefangen. Entsprechend wird aus unserem eigentlich so plastischen und anpassungsfähigen Gehirn ein *reaktives Gehirn,* das bestimmte Denk-, Fühl- und Verhaltensmuster *fest verdrahtet* hat. Ein Geist, der sich in einem so *geformten* Gehirn verkörpert, hat wenig Spielraum z. B. hinsichtlich seiner Selbsteinschätzung oder der Bewertung von Lernprozessen und fühlt sich deswegen schnell irritiert und gestört, wenn sich etwas (auch nur geringfügig) anders entwickelt, als es gedacht oder geplant ist. Da die meisten Menschen in unserer Gesellschaft viele Vorstellungen, aber wenig genaue Kenntnis davon haben, wie ihr Geist bzw. ihr Gehirn funktioniert, entwickeln sie gerade bezogen auf das Erlernen der Meditation die Erwartung, dass es ausreichend sei, meditieren zu wollen und sich einige Zeit darum zu bemühen. Wenn das – aus den oben genannten Gründen – dann nicht klappt (oder besser gesagt: nicht klappen kann), sind sie frustriert und geben schnell auf. Das Einzige, was in solchen Fällen helfen kann, ist, die eigene Sichtweise auf den Geist und auf die Einschätzungen, wie er sich nutzen lässt, zu verändern. Und gerade in dieser Hinsicht hat Yoga im Laufe der Jahrhunderte und Jahrtausende viele hilfreiche Konzepte entwickelt.

Chitta und *Vrittis* – yogische Konzepte für die Arbeit mit dem Geist

Einer der grundlegenden Quellentexte des Yoga ist das *Yoga-Sutra,* das Patañjali zugeschrieben wird und ungefähr um 400 n. Chr. entstand. Dieser frühe Text liefert uns sowohl eine äußerst klare Beschreibung und Analyse des menschlichen Geistes als auch viele brauchbare, weil auch im Alltag gut umsetzbare Übungsvorschläge, um den Geist zu beruhigen, ihn zu klären und ihn zu einem brauchbaren »Instrument« zu machen.

Patañjali vermeidet den Begriff »Geist« und spricht stattdessen von *Chitta,* das sich eher mit »Bewusstseinsfeld« übersetzen lässt. Das Sanskritwort *Chitta* ist das Partizip zu der Verbwurzel *cit,* was »wahrgenommen, wahrnehmbar, sichtbar« bedeutet. Mit *Chitta* ist der mentale Raum gemeint, in dem unser bewusstes Erkennen, Erfahren und Spüren geschieht, also all das, was wir zumeist mit dem Begriff »Wahrnehmung« bezeichnen. Dieses Bewusstseinsfeld ist an sich neutral, und die Eindrücke, die dort eintreffen, sind es *an sich* ebenfalls.

Das, was wir jedoch als Erkennen, Erfahren und Spüren erleben, ist in der Regel alles andere als neutral, sondern wird in dem Moment, in dem ein Eindruck *(Perzeption)* in unser Bewusstsein tritt, bereits durch unser unbewusstes Bewerten »gefärbt«. Außer in Zuständen, in denen der Geist ganz still wird (z. B. als Resultat bestimmter *Pranayamas* oder der Meditation), erfahren wir nicht den weiten Raum eines Bewusstseinsfeldes, sondern vielmehr die in ihm wirkenden *Vrittis,* unsere mentalen Aktivitäten. Der Sanskritwort *Vritti* kommt von der Verbwurzel *vrit,* was »wählen« bedeutet.

Im Yoga wusste man schon seit Langem, wovon man seit einigen Jahren auch in der Hirn- und Bewusstseinsforschung ausgeht: Jede Form des Erkennens und Wahrnehmens (= Fürwahr-Nehmens) ist immer subjektiv! Das hat seinen Grund darin, dass das, was wir erkennen, und die Art und Weise, wie wir es erkennen, durch die Prägungen festgelegt wird, die wir durch unsere Erziehung in Elternhaus, Schule und Gesellschaft erfahren haben. Die Forschungen der modernen Entwicklungspsychologie machten deutlich, dass ein Kind mit einer unfassbaren Anzahl an Wahrnehmungsoptionen im Gehirn auf die Welt kommt. Diese Fülle wird durch die Auswahl von Wahrnehmungsoptionen und durch ihre positive oder negative Bewertung – also den Prozess, den wir Erziehung nennen – sehr stark beschnitten (das Fachwort dafür ist »Pruning«; hier wird also der gleiche Begriff verwendet wie beim Zurechtstutzen von Bäumen und Sträuchern). Oder besser gesagt werden die ursprünglich vorhandenen Optionen durch die Auswahl, bestimmte Wahrnehmungsoptionen zu nutzen und andere dafür nicht, bereits in den ersten Lebensjahren zurechtgestutzt.

Gemäß dieser in der frühen Kindheit etablierten Prägungen nehmen wir dann alles in der Welt als das wahr, was es für uns zu sein scheint. Das heißt, unser Geist »wählt« *(vrit)* ständig unbewusst, was er aus der Fülle der möglichen Eindrücke zur Kenntnis nimmt und wie er es bewertet, und dadurch entstehen die *Vrittis,* die jeweils das »Gewählte« repräsentieren.

Im *Yoga-Sutra* werden fünf *Vrittis* aufgezählt:

- richtiges Erkennen (= unmittelbares Erkennen; etwas erkennen, vermittelt durch Weisheitstexte oder durch einen erfahrenen Lehrer)
- falsches Erkennen (= etwas so erkennen, wie wir es für wahr bzw. richtig halten, also z. B. das Wahrnehmen eines Menschen oder einer Situation durch die »Brille« unserer Bewertungen, Meinungen, Ansichten, Bedürfnisse usw.)
- das Erschaffen von (Denk-)Konzepten (= die Konstruktion von etwas Übergeordnetem, um unserem Denken Struktur und Ausrichtung zu geben; Beispiele für solche Konzepte

sind Begriffe wie »Ego«, »Demokratie«, »Weltordnung« usw.)
- alle Formen von Schlaf oder »Abgeschaltetsein« (= alle Zustände, in denen wir nicht ganz wach sind)
- Erinnern (Auch diese mentale Funktion ist außerordentlich subjektiv. Unsere Erinnerung wandelt sich z. B. unbewusst je nach Kontext, in dem wir einmal dem einen, einmal dem anderen Aspekt mehr Beachtung schenken und diesen herausstellen.)

Damit wird klar: *Vrittis* bezeichnen nicht unser Erkennen bzw. unsere Erkenntnisfähigkeit an sich, sondern das, was gemäß unserer Prägungen unter all dem Erkennbaren und Erfahrbaren in unser Bewusstseinsfeld gelangen kann.

Das *Yoga-Sutra* reflektiert auf der Grundlage dieser Erkenntnis zum einen über die Art und Weise, wie wir die Welt erfahren, vor allem aber, wie wir bedingt dadurch uns selbst erfahren.

Und wie sollte es anders sein: Auch uns selbst sehen wir durch die »Brille« unserer Prägungen. Im Prozess der Selbsterkenntnis zeigen sich deshalb genau dieselben Vorlieben, Verzerrungen, Trübungen und blinden Flecken wie bei der Wahrnehmung der äußeren Welt! Was wir erfahren, sind die vielen changierenden Schichten unserer Persönlichkeit und unseres Egos. Genau wie die moderne Psychologie sieht Patañjali unser Ego als ein »konzeptionelles Konstrukt«, auch wenn er andere Begriffe dafür verwendet. Und er eröffnet uns genau damit das eigentliche Arbeitsfeld, denn

- alles, was konstruiert ist, kann verändert bzw. auseinandergenommen und neu zusammengesetzt werden, und
- ein Konzept ist immer nur ein gedankliches Konstrukt und somit genauso veränderbar.

Es geht nun allerdings nicht darum, einfach alles zu verändern und umzugestalten. Vielmehr findet sich im *Yoga-Sutra* eine äußerst hilfreiche Fragestellung bezüglich der *Vrittis,* und zwar: Führen sie uns in einen mentalen, emotionalen und körperlichen Zustand der Beschwernis und engen uns ein (bzw. sind sie *klishta*)? Oder erschaffen sie uns vielmehr Erleichterung und Befreiung (sind sie also *aklishta*)?

Unser Arbeitsfeld für die Meditation wird damit definiert durch das Erkennen und Bearbeiten all derjenigen Denk-, Fühl- und Verhaltensmuster, durch die wir uns selbst immer wieder aufs Neue (eigentlich: aus reiner Gewohnheit) Leid erschaffen.

Patañjali weist darauf hin, dass unser Geist in diesem Prozess gleichermaßen das ist, *woran* wir arbeiten, als auch das, *womit* wir arbeiten.

Unser Geist wird somit zu einem Instrument. Es befähigt uns, wahrzunehmen, zu denken und zu handeln, und er kann dabei ein enormes kreatives Potenzial entwickeln, mit dem wir unsere gesamte Erfahrungswelt gestalten.

Im Meditationsprozess arbeiten wir daran, dieses Instrument so zu schulen und zu entwickeln, dass eine heilsame und konstruktive Veränderung – sowohl bezogen auf uns selbst wie auch auf die Welt als Ganzes – ermöglicht wird.

Meditation ist damit vor allem eines: eine Schulung des Geistes. Und diese vollzieht sich wie alle Schulungen und jedes Training – das sei hier noch einmal ausdrücklich angemerkt – prozesshaft, d. h., manchmal sehen wir deutliche Fortschritte, an anderen Tagen (insbesondere bei Stress) spüren wir Rückschläge, weil wir uns weit von unserem Vorhaben entfernt fühlen. Und dann gibt es noch die Zeiten, in denen scheinbar gar nichts passiert. All diese Phänomene sind natürlich und normal und laden uns immer nur zu einem ein: *weiterzumachen!*

Der prozesshafte Ablauf der Meditation

Dieser Prozess vollzieht sich also wie gesagt auf natürliche Weise immer dann, wenn wir Meditation üben. Der Psychologe und Meditationsforscher Ulrich Ott stellt diesen prozesshaften Ablauf, den wir über die Jahre hinweg beobachten können, egal, ob wir kurz oder lange sitzen, folgendermaßen dar.[44]

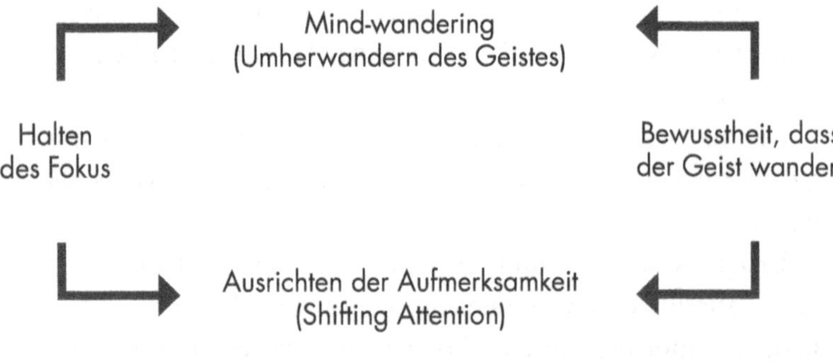

Meditation als Prozess

Erst durch die langfristige und kontinuierliche Schulung der Aufmerksamkeitsnetzwerke im Gehirn wird es uns zunehmend möglich, konstanter bzw. müheloser unseren Fokus (z. B. auf unseren Atem) zu halten. Während dieser Zeit der Schulung bewirken die sogenannten Ruhezustandsnetzwerke, dass die Zeit, in der unser Gehirn keine Reize aus der Außenwelt oder aus dem Organismus verarbeiten muss, anderweitig genutzt wird. Auf die Funktion dieser neuronalen Netzwerke werde ich weiter unten noch genauer eingehen.

Wichtig ist zu wissen, dass es nicht der »Fehler« oder das »Versagen« der oder des Übenden ist, wenn der Geist immer wieder abschweift, sondern dass solches »Abschweifen« scheinbar notwendig ist, damit das Gehirn seinen optimalen mittleren Aktivitätsmodus aufrechterhalten kann.

Stufen der Meditationserfahrung

Abgesehen von diesem prozesshaften Ablauf und dem stetigen Wechsel zwischen Phasen fokaler und nicht-fokaler Aufmerksamkeit bzw. des Abschweifens, gibt es aber auch bei den meisten Menschen verschiedene Lernphasen, die sich über einen längeren – meist jahrelangen Zeitraum – entwickeln.

Harald Piron, ein deutscher Psychotherapeut und Meditationsforscher, unterscheidet fünf Stufen bzw. Übungsphasen der Meditation, die diesen Prozess verdeutlichen:

1. Hindernisse
   - Unruhe, Langeweile, Motivations-/Konzentrationsprobleme
2. Entspannung
   - Wohlbefinden, ruhige Atmung, wachsende Geduld, Ruhe
3. Konzentration (und Regulation von Emotionen)
   - Achtsamkeit, kein Anhaften an Gedanken, innere Mitte, Energiefeld, Leichtigkeit, Einsichten, Gleichmut, Frieden
4. Essenzielle Qualitäten
   - Klarheit, Wachheit, Liebe, Hingabe, Verbundenheit, Demut, Gnade, Dankbarkeit, Selbstakzeptanz
5. Nicht-Dualität
   - Gedankenstille, Einssein, Leerheit, Grenzenlosigkeit, Transzendenz von Subjekt und Objekt[45]

Es ist sicher hilfreich und entspannend zu wissen, dass das Erste, was wir erfahren, wenn wir – meist hoch motiviert – beginnen, uns in die Stille der Meditation zu setzen, die Hindernisse sind. Wenn wir das akzeptieren und all die Unruhe, Abgelenktheit, Langeweile, Müdigkeit usw. einfach da sein lassen und ergebnisoffen immer weiterüben, dann stellt sich irgendwann Entspannung ein. Es ist, als ob etwas in uns versteht, dass wir

Geduld und Nachsicht mit uns haben dürfen, weil sich der Prozess, wie schon erwähnt, ja nicht wie so vieles andere durch unseren Willen vorantreiben lässt.

Vielleicht beginnen wir sogar, offen und neugierig uns selbst zuzuschauen, wodurch sich Achtsamkeit, Leichtigkeit und ein Lösen von emotionalen und mentalen Anhaftungen einstellen kann. Alles, was zu den Stufen 4 und 5 beschrieben ist, wird dann gewissermaßen zum »Selbstläufer«. Wir haben das Feld bereitet, und in ihm können jetzt vielfältige Qualitäten wachsen, wie Klarheit und die Gefühle von Dankbarkeit, Liebe oder Verbundenheit.

Wenn wir gar nichts mehr wollen, sondern einfach nur froh sind, bewusst da zu sein, dann entsteht von alleine eine innere Stille, die Patañjali im *Yoga-Sutra* (1.15) treffenderweise »Durstlosigkeit« *(Vitrishna)* nennt.

Unterschiedliche Formen und Vertiefungszustände der Meditation

Hinsichtlich der Begriffe, die für die Beschreibung des meditativen Übens und der daraus resultierenden Zustände verwendet werden, herrscht generell heute eine große Unklarheit. Das war vermutlich nie anders, denn die Begrifflichkeiten variieren auch im Yoga von Quellentext zu Quellentext, und unterschiedliche Begriffe werden in den Texten sogar oft synonym benutzt.

Deswegen werde auch ich hier nicht wirklich zu einer weiteren Klärung beitragen können, aber ich kann zumindest erläutern, wie ich in der Folge (besonders im Praxis-Kapitel) diese Begriffe verstehe. Dabei wird es zwar zu einigen Überschneidungen und Wiederholungen kommen, es gibt mir aber auch die Gelegenheit, einige für die Meditation wichtige Begriffe noch einmal etwas näher zu betrachten.

Achtsamkeit

In unserem Kontext definiere ich Achtsamkeit, wie schon oben im Kapitel »Meditieren lernen – Schritt für Schritt« erwähnt, als *eine bewusste und nicht wertende Wahrnehmung dessen, was gerade jetzt geschieht, also was wir jetzt gerade machen und was wir denken und fühlen.*

Das bedeutet für das Erlernen von und das Verweilen in Meditation, dass ich bewusst und ohne es zu bewerten erfahre, wie es mir aktuell geht, und zwar sowohl hinsichtlich meiner körperlichen und emotionalen als auch meiner mentalen Befindlichkeit, und dass ich außerdem bewusst erlebe, was sich in welcher Weise im Verlauf der Meditationspraxis verändert.

Die Achtsamkeit lässt mich wissen, in welchem Maße ich gerade fokussiert oder abgelenkt bin. Sie hält den Kontakt zwischen meiner Bewusstheit und meinem aktuellen Seinszustand auf allen Ebenen.

Das Besondere dabei ist, dass die Bewusstseinsqualität der Achtsamkeit »bei sich bleiben« kann. Das heißt, sie muss sich in nichts einmischen und nimmt nur zur Kenntnis. Wir verfeinern unsere Wahrnehmungsqualitäten dabei mehr und mehr, bis wir schließlich in der Lage sind, kleinste Nuancen zu erfahren und zu erkennen.

Konzentration

In vielen Yoga-Texten, in denen eine Abfolge von Übungsschritten beschrieben wird – z. B. dem *Ashtanga-Yoga* des *Yoga-Sutras* –, wird in dieser Abfolge die Konzentration unmittelbar vor der Meditation genannt. Der Sanskritbegriff dafür ist *Dharana*, was unsere Fähigkeit meint, unseren Geist auf einen Gegenstand auszurichten. T. K. V. Desikachar, der seine Ausbildung bei seinem Vater Sri T. Krishnamacharya erhalten hatte und entscheidend dazu beigetragen hat, das *Yoga-Sutra* in der westlichen Welt bekannt zu machen, verdeutlichte in einem seiner Seminare den Begriff *Dharana* einmal mit einem sehr schönen Bild, und zwar damit, »nur eine Sache in der Hand halten«. Er ließ uns eine Sache – z. B. unser Schreibheft – in die Hand nehmen und ließ uns spüren, wie gut und sicher wir das Heft halten konnten. Dann bat er uns, noch diverse andere Sachen, die gerade um uns herum verfügbar waren, in dieselbe Hand zu nehmen, und ließ uns immer wieder spüren, wie es uns damit ging. So wurde für uns tatsächlich erfahrbar, dass wir, je mehr Sachen wir versuchten zu halten, für keine von ihnen mehr ein klares Gefühl hatten. Es stand nur noch das Bemühen des Haltens im Vordergrund, und erst, als wir nach und nach die Gegenstände wieder reduzierten – bis zum ersten Gegenstand –, konnten wir diesen Gegenstand in Ruhe erforschen, befühlen usw.

Es war deutlich zu spüren, wie sich die Kraft des Eindrucks dadurch verstärkte. Und das bewirkte, dass sich unser Interesse ganz natürlich auf das zu Erforschende ausrichtete.

Dadurch entstand eine Sammlung der mentalen Energien, also Konzentration.

Konzentration und Aufmerksamkeit arbeiten sehr eng zusammen, denn ohne wenigstens einigermaßen geschulte Aufmerksamkeitsnetzwerke gelingt es meist gar nicht, die geistigen Aktivitäten auszurichten und zu bündeln, sodass sie gesammelt – eben konzentriert – bei etwas verweilen können.

Kontemplation

Ganz anders verhält es sich bei der Kontemplation, was ein *beschauliches Betrachten* von etwas in der äußeren oder inneren Welt meint. In einem kontemplativen Zustand sind wir eingeladen, über etwas, was wir sehen oder was in unser Bewusstsein getreten ist, in aller Ruhe *nachzudenken* oder über einen Gedanken, einen Ausspruch, ein Zitat oder Ähnliches *nachzusin-*

nen. In meinem Verständnis unterstützt dieses erwartungsfreie und ergebnisoffene Nachsinnen sehr den Prozess der Selbsterforschung und Selbsterkenntnis.

Wenn wir die Konzentration mit einem stark gebündelten Lichtstrahl vergleichen, dann wäre die Kontemplation eher ein sanft gestreutes Licht. Sie erlaubt uns, unsere Aufmerksamkeit auszurichten, lässt uns aber gleichzeitig mittels unserer nicht-fokalen Aufmerksamkeit noch ganz viel davon mitbekommen, was sich in uns gewissermaßen »atmosphärisch« abspielt.

Gewahrsein

Gewahrsein ist – gemäß meiner Definition in unserem Kontext – *ein Geisteszustand, bei dem alle Sinne und der Geist sehr wach und klar sind, aber nichts ergreifen, nichts bewerten und nichts projizieren.* Man bemerkt etwas und schaut es an, indem man die Augen *darauf ruhen lässt.* Ein Gefühl taucht im Inneren auf, und man lässt seinen Geist auf diesem Gefühl und auf allem, was mit ihm einhergeht, *ruhen.* Gewahrsein kann z. B. auf der Wahrnehmung eines Schmerzes ruhen – wie eine federleichte Decke. Man macht nichts mit dem Schmerz, der (wie es immer wieder in der Meditation geschehen kann) vielleicht plötzlich und unerwartet aufgetaucht ist, sondern lässt ihn da sein. Das Gewahrsein liegt sozusagen ruhig und passiv auf ihm – ganz offen, ganz empfänglich, aber eben ohne etwas zu erwarten, zu wollen oder zu machen.

Diesen Geisteszustand zu entwickeln ist nach meiner Erfahrung essenziell für jede Form der Atem-Achtsamkeit. Unser Atem reagiert in der Regel extrem fein und empfindsam auf jede Form der Beobachtung, sodass bereits das feine, achtsame Beobachten ihn beeinflusst und oft sogar beeinträchtigt. Lässt man dagegen in der eigenen Vorstellung das Gewahrsein – die Präsenz, das reine bewusste Da-Sein – wie einen zarten Nebel auf dem Atemvorgang ruhen, dann fühlt sich der Atem (und damit auch unser Nervensystem) sicher und fließt dann weiter so, wie er gerade kommt und geht.

Wir können üben, den Geisteszustand unseres Gewahrseins so sanft und regelrecht zärtlich werden zu lassen, dass sich in dieser inneren Gestimmtheit, die geprägt ist von größter Offenheit und Akzeptanz, auch die heiklen Gefühle trauen, ins Bewusstsein zu treten.

Deshalb darf in einem Zustand offenen Gewahrseins in unserem Geist auch einfach alles geschehen, was gerade jetzt geschehen will. Es gibt für das Gewahrsein nichts zu erreichen, noch nicht einmal etwas Besonderes zu erfahren.

Das, was man »im Gewahrsein hält«, liegt in ihm wie in einer weit geöffneten Schale und kann in vollkommener Ruhe einfach so betrachtet werden. Gewahrsein ist – man ahnt es schon – ein sehr (sehr!) friedvoller Zustand, einfach schon deshalb, weil man sich selbst »in Frieden lässt«.

»Frieden heißt nicht, sich gegen den Aufruhr der Gefühle, gegen das Leben mit all seinen Irrungen und Wirrungen zu rüsten. Frieden nimmt diese Dinge ganz im Gegenteil in seine Weite hinein. Die kleinen Blessuren des Lebens erschüttern ihn nicht. […] Frieden ist nicht die Abwesenheit von Problemen, sondern die Fähigkeit, sanft und geduldig in eine Beziehung zum gesamten Panorama des Lebens zu treten, zu dem auch unsere Gefühle der Wut und des Kummers treten. Wir akzeptieren sie, anstatt sie zu verleugnen. Ich verdränge diesen Kummer nicht, was ein Akt unglaublicher Brutalität wäre, ich werte ihn auch nicht, sondern ich bin mir seiner einfach gewahr. Ich sage mir nicht, dass ich mich beruhigen muss. Ich lasse mich schlicht in Frieden! Und ich füge dem, was ich gerade empfinde, nichts hinzu.«[46]

Meditation

Was ist denn nun aber Meditation? Da es, wie wir am Beginn dieses Kapitels gesehen haben, eine Vielzahl unterschiedlicher Definitionen und Erklärungen dazu gibt, was sie ausmacht, möchte ich anmerken, was ich in diesem Kontext darunter verstehe.

Ich verstehe Meditation als

- einen Geistes- und Bewusstseinszustand von offener, weiter Präsenz,
- die aus sich heraus entstehende Erfahrung einer *tiefen Verbundenheit mit etwas* (z. B. einem Gefühl, einem Menschen oder Tier, einer Sinneserfahrung),
- das Gefühl, dass sich alles, worauf man sich stützt, in dem, was man über sich selbst zu wissen meint (Alter, Geschlecht, Persönlichkeitsmerkmale usw.), sowie die Empfindung für Raum und Zeit auflösen und nichts anderes mehr erfahren wird als das reine Sein,
- die damit oft gleichzeitig einhergehende Erfahrung, zutiefst mit diesem reinen Da-Sein verbunden zu sein und zu wissen, dass genau das es ist, was einen im Tiefsten ausmacht: reines Da-Sein,
- einen Zustand von tiefster Akzeptanz und Zufriedenheit mit dem, was ist.
- Und in den Worten von Fabrice Midal noch der vielleicht wichtigste Aspekte: »Meditieren ist ein Akt des Wohlwollens, ein tiefes Ja zu sich selbst.«[47]

Ruhezeiten für unser Gehirn – der Default-Modus

Wenn unser Gehirn eine Weile ohne Außenreize und damit sich selbst überlassen bleibt, dann beginnt es, sich mit sich selbst zu beschäftigen. Diese mentalen Aktivitäten nehmen wir in der Regel als ein ungeordnetes Herumhüpfen unserer Gedanken wahr, weswegen diese oft mit Affen verglichen werden und unser Geist entsprechend als »Monkey-Mind« bezeichnet wird.

Die Meditationsforschungen der letzten Jahre zeigen jedoch, dass es gute Gründe dafür gibt, die wir kennen sollten, um unser Gehirn in seiner Funktionsweise (inkl. »Monkey-Mind«) besser verstehen zu können.

Der erste Grund ist, dass unser Gehirn sich gemäß seiner hohen Plastizität ständig umbaut. Damit das möglich ist, dürfen die Nervenzellen-Netzwerke weder zu aktiv sein noch zu ruhig werden. Unser Gehirn wird also gerade dann, wenn wir es nicht mehr mit Informationen und Denkprozessen beschäftigen wollen, von sich aus aktiv, um einen gleichbleibenden mittleren Aktivitätslevel zu halten. Dies ist eine Grundvoraussetzung für sein gutes Funktionieren, und zwar besonders für die Regeneration und Neuvernetzung von Nervenzellen.[48]

Der zweite Grund ist, dass unser Gehirn diese ihm von außen angebotene Ruhezeit nutzt, um sich selbst »aufzuräumen«, also bestimmte Gedankengänge fortzuführen, die im Trubel des Tages unterbrochen wurden, oder um sich an bestimmte Situationen zu erinnern, die es als bedeutungsvoll erachtet hatte, denen es aber noch nicht genügend nachsinnen konnte. Unser Gehirn braucht diese Ruhephasen auch, um Erfahrenes und Gelerntes abzuspeichern – was wir ebenfalls als eine eher ungeordnete Aktivität erfahren (als ginge uns mal dies, mal jenes durch den Kopf).

In dieselbe Kategorie passt auch, dass sich unser Gehirn in diesen Ruhephasen gerne der Zukunftsplanung widmet. Die dazu auftauchenden Gedanken sind oft frappierend banal, wie z. B., wenn es sich (manchmal eingehend!) mit der Frage beschäftigt, ob man in der nächsten Pause einen Kaffee oder doch lieber einen Saft trinken sollte.

Während solche Gedanken es meist schaffen, in unser Bewusstsein zu treten, merken wir hingegen meist wenig davon, in welch starkem Maße unser Gehirn sich immer wieder damit beschäftigt (und beschäftigen muss) abzuschätzen, was als Nächstes passiert bzw. was die Zukunft uns wohl bringen wird. Diese uns kaum bewussten antizipatorischen Aktivitäten machen es allerdings überhaupt erst möglich, dass wir im Alltag – wenn Entscheidungen meist sehr schnell gefällt werden müssen – überhaupt dazu in der Lage sind, zu agieren. Dafür hat unser Gehirn gewissermaßen in den Ruhephasen dann schon die Vorarbeit geleistet.

Der wichtigste Grund für Gehirnaktivitäten in den Phasen, in denen das Ruhezustandsnetzwerk aktiv wird, ist jedoch, dass wir währenddessen endlich einmal Zeit finden, über uns selbst nachzudenken. Wenn wir uns selbst aufmerksam bei diesem »Schweifenlassen der Gedanken« zuschauen, dann werden wir beobachten können, dass unser Gehirn uns aus seinen Nervennetzwerken Erinnerungen, Gefühle und Gedankengänge wieder ins Bewusstsein bringt, die uns helfen, uns dazu bewusst in Beziehung zu setzen. Dabei denken wir bestimmte Situationen oder bestimmtes Verhalten anderer oder eigenes Verhalten noch einmal durch, hinterfragen es und bewerten es (möglicherweise neu). Daniel Siegel nennt diesen Zustand ein »Eintreten in die Ebene der Möglichkeiten«, die durch besondere Offenheit und Disponibilität gekennzeichnet ist.

Dieser Zustand wird immer dann möglich, wenn wir unserem Gehirn die Möglichkeit geben, seine verschiedenen Bereiche gut zu vernetzen, indem wir sowohl unser Denken, unser

Fühlen und auch unsere Körperwahrnehmung bewusst in dieses offene »Mit-etwas-Sein« miteinbeziehen. Ist unser Ruhezustandsnetzwerk auf diese Weise in viele andere Bereiche des Gehirns integriert, dann werden Einsicht und Empathie möglich.

Vor allem aber erlaubt uns diese Integration, auf die Stimme unseres Körpers zu hören, andere Sichtweisen aus unserem Geist zur Kenntnis zu nehmen und damit uns selbst und das Leben besser zu verstehen. Dies führt auch dazu, dass wir unser Denken, Fühlen, Verhalten und Handeln im Alltag besser regulieren können.

Ist das Ruhezustandsnetzwerk aber (z. B. durch Erfahrungen von Isoliertheit, Ablehnung, Angst und Scham) nicht gut in das übrige Gehirn und den Körper integriert, dann werden wir in der Reizlosigkeit und Ruhe der Meditationszeit eher dazu neigen, gedanklich und gefühlsmäßig um uns selbst zu kreisen, uns in Grübelschleifen und anderen Formen festgefahrener innerer Dialoge zu verlieren, die dann als Ichbesessenheit und Egozentrik in Erscheinung treten.

Siegel vermutet, dass solche »Ichbesessenheit von einem Ruhezustandsnetzwerk kommen könnte, das exzessiv mit seinen eigenen Schaltkreisen verbunden ist und sich nicht mit dem weiterem Nervensystem, dem Gehirn, dem Körper als Ganzen, geschweige denn mit anderen und der weiten Welt vernetzt.«[49]

Das kann zu einem endlosen Wiederholen negativer Glaubenssätze, von Sorgen, Ängsten und Befürchtungen führen, also zu Erfahrungen, die einen Menschen, der beginnt zu meditieren, zu Recht verschrecken und in der Regel dazu führen, dass er die Stille flieht.

Siegel weist aus seiner klinischen Erfahrung eindringlich darauf hin, dass Menschen, die solche Tendenzen in sich wahrnehmen, sich zu Beginn psychotherapeutische Unterstützung im Sinne einer Wegbegleitung und Wegweisung suchen sollten. Gleichzeitig betont er, dass eine gut angeleitete Meditationspraxis für diese Menschen besonders wertvoll sein kann, denn sie eröffnet ihnen einen Ausweg aus ihren festgefahrenen Denkschlaufen und Zugang zu den Potenzialen der Möglichkeitsebene. Auf dieser Ebene ist es uns Menschen mit unserem plastischen Gehirn erlaubt, immer wieder alles neu zu bewerten und unsere Beziehung zu dem, was uns geprägt hat, nachhaltig zu verändern.

Sicher wird deutlich, wie wichtig das Verständnis dieser Netzwerke ist, damit wir erkennen können, dass wir unseren »Monkey-Mind« ruhig einmal sich selbst überlassen sollten – und vor allem nicht versuchen sollten, ihn zu unterdrücken oder in Widerstand zu ihm zu gehen. Ebenso wie gelegentliches Tagträumen hilft dieser entspannte, gelassene Geisteszustand in den meisten Fällen, dass sich unser Gehirn selbst reguliert, sich umcodiert, sich neu verbindet und uns dadurch erlaubt, präsent und achtsam mit dem Strom des Lebens zu schwimmen.

Zeuge – Beobachter – Seher und weitere wichtige Yoga-Konzepte

Der Yoga bietet uns eine Reihe hilfreicher Konzepte, damit wir einerseits unserer Natur gerecht werden und andererseits verhindern, dass sie unsere gesamte Aufmerksamkeit besetzt. Dazu gehören vor allem das Konzept des *Beobachterstatus* und das des *Zeugenbewusstseins.*

Der Status des Zeugenbewusstseins

Wenn wir Zeuge einer Situation sind, dann schauen wir gleichermaßen offen, aber auch neugierig und genau hin, was da vor sich geht. Diese Art, etwas zur Kenntnis zu nehmen, bleibt aber sehr subjektiv gefärbt, denn, wie wir alle wissen, werden z.B. fünf Zeugen ein und derselben Situation bei einer Befragung fünf verschiedene Versionen des Geschehens schildern. Als Zeuge erfahren wir etwas *und* haben eine Meinung dazu – wir bewerten also.

Im Zustand des Zeugenbewusstseins mischt man sich zwar in der Regel nicht ein, aber man bleibt doch unhinterfragt den eigenen Sichtweisen verhaftet. Man versucht noch nicht einmal, auf eine Metaebene zu wechseln, ist aber auch nicht mehr mittendrin im Trubel der *Vrittis*.

Der Status des Beobachters

Anders verhält es sich beim Beobachten: Beobachter zu sein heißt, etwas in der Außenwelt oder aber sich selbst mit einer gewissen inneren Distanz zu betrachten, ohne sich mit dem, was beobachtet wird, zu identifizieren und daran anzuhaften. Wesentlich für diesen mentalen Metazustand ist der bewusste Verzicht auf Bewertungen und Kommentare. Der Beobachter ist also neutral. Man erfährt sich als Beobachter all der Reize, die man über die Sinne aufnimmt, bleibt aber bewusst abgekoppelt und dadurch unberührt. Alles, was dabei in das Bewusstsein bzw. das Erkennen (Perzeption) dringt, ist so, wie es ist. Im Status des Beobachtenden kann unser Bewusstsein all dem, was da ist (in der Meditation z. B. Ablenkung, Langeweile, Juckreiz, Schmerz und alles, was im Default-Modus in unser Bewusstsein treten kann), die große Bühne öffnen, auf der sich alles – *wirklich alles* – abspielen darf. Nichts wird unterdrückt, alles darf sein. Nur die Beziehung zu dem, was ins Bewusstsein tritt, wird durch das bewusste »Sich-nicht-in-Beziehung-Setzen« *(Viyoga)* grundlegend verändert. Das Einüben des Beobachterstatus erlaubt dem Geist, zur Ruhe zu kommen und auch ruhig zu bleiben, selbst wenn das Beobachtende bemerkt, dass da Gedanken, Stimmungen oder Gefühle aktiv sind.[50]

Nach meiner Erfahrung entwickelt sich der stille, ganz bei sich bleibende neutrale Beobachter über die Jahre hinweg fast unmerklich aus dem Zeugenbewusstsein heraus, und zwar in dem Maße, wie die innere Absicht entsteht, sich von den Anhaftungen *(Samyoga)* an die eigenen Sichtweisen und Meinungen zu lösen und alles, was ist, einfach einmal auf sich beruhen zu lassen.

Die Erkenntnisinstanz des Sehers

Der Yoga kennt noch eine weitere, feinere Art, etwas zur Kenntnis zu nehmen, die im *Yoga-Sutra* die Instanz des »Sehers« *(Drashtha)* genannt wird. Diese Erkenntnisinstanz in uns entsteht durch einen vollständig vollzogenen Prozess der mentalen Abkoppelung vom Gesehenen, in dem der Seher das Gesehene bei sich belässt (sodass es nichts mehr in ihm bewirkt) und der Seher erkennt, dass jeder Erkenntnissinn (für den hier symbolhaft das Sehen steht) zu etwas dient. Denn: Um zu wissen, ob und wie weit er (der Sehende) sich auf das Erkannte einlässt (was *Chitta Vritti* aktiviert) oder eben nicht (was *Viyoga* – die Entkoppelung – bewirkt), braucht es diese Erkenntnissinne (YS ab 2.17).

Ziel ist es, dass das »sehende Prinzip« ganz bei sich und vollkommen neutral bleibt. Es bleibt immer »außen vor«, denn es lässt sich nicht auf den steten Wandel *(Parinama)* ein und schwimmt damit auch nicht mehr mit dem Strom des Lebens. Dieser Zustand, in dem der Seher von allen Prägungen abgekoppelt ist *(Nirodha)*, wird als ein »Freisein« *(Kaivalya)* von allem angesehen – und ist damit unzweifelhaft ein Zustand tiefer Meditation, in dem der Seher die wahre Natur *(Svarupa)* seines Wesens erfährt.

Anhaftung *(Samyoga)* und Entkopplung *(Viyoga)*

Er erscheint mir in diesem Zusammenhang sinnvoll, die oben genutzten Begriffe *Samyoga* und *Viyoga* genauer zu erklären, weil sie so wesentlich sind für die mentalen Prozesse im Verlauf des Erlernens der Yoga-Meditation.

Der Begriff *Samyoga* setzt sich zusammen aus *sama* = »alles« und *yoga* = »verbunden sein«. *Samyoga* beschreibt unser Anhaften an unseren Sinneseindrücken. Das bedeutet: Wir sehen etwas (wenn es für uns bedeutungsvoll ist) und benennen es und bewerten es (angenehm/unangenehm) und entwickeln dazu eine Meinung. *Und* wir sind der Überzeugung, dass diese Art unserer »Wahr-Nehmung« die Wirklichkeit abbildet, und identifizieren uns dabei sowohl mit unserem (sehr individuellen) Sinneseindruck als auch mit den dazugehörigen Bewertungen und Meinungen. Aus der Fülle solcher »Wahr-Nehmungen« bilden wir im Laufe des Lebens dann unsere Meinungen, Ansichten und unsere Weltsicht, also alles, »wofür wir stehen«.

Dazu heißt es im *Yoga-Sutra* (2. 17): »Die Ursache für Handlungen, die leidvolle Auswirkungen haben, liegt in unserer Unfähigkeit, zwischen dem, was wahrgenommen wird, und dem, was wahrnimmt, zu unterscheiden.«[51]

Leid entsteht u. a. dadurch, dass wir immer dann, wenn wir uns mit irgendetwas identifizieren, uns schnell angegriffen fühlen, wenn jemand anderes etwas anders sieht als wir, also z. B. eine andere Ansicht oder Meinung vertritt.

Unterscheidungsfähigkeit *(Viveka)* und die Ursachen für Leiden *(Kleshas)*

Um das zu erkennen, brauchen wir eine klare Unterscheidungsfähigkeit. Sie wird im Yoga *Viveka* genannt und gilt als eine Kernkompetenz. Solange wir sie noch nicht entwickelt haben, bleiben wir verstrickt im falschen Verstehen, Irrtum und Verwechslung, im Yoga *Avidya* genannt. *Avidya* gilt als das Feld, in dem alles wurzelt und gedeiht, was uns innerlich beunruhigt, und wird als eine von fünf Ursachen für Schmerz und Leiden *(Kleshas)* gesehen.

Die tief sitzenden störenden Kräfte werden im *Yoga-Sutra* (2. 3) benannt. Es sind neben *Avidya:*

- *Asmita,* das falsche Verständnis der eigenen Person (das bedeutet, dass wir unsere Persönlichkeit und unsere Ego für das halten, was uns wahrhaftig ausmacht, und deswegen intensiv an ihm anhaften),
- *Raga,* das Verlangen (das in der falschen Annahme gründet, dass man Erfüllung und Zufriedenheit findet, wenn man etwas Bestimmtes bekommt),
- *Dvesha,* die Abneigung (die in der falschen Annahme gründet, dass man glücklich(er) ist, wenn man irgendetwas, z. B. das Altern, verhindern kann), und schließlich
- *Abhinivesha,* die tief sitzende Unsicherheit und Angst vor unserer Vergänglichkeit und dem Tod (vor allem sehr eng dem Ego verbunden, das sich immer als sehr verletzlich und angreifbar zeigt).

Zu erkennen, wie diese tief sitzenden störenden Kräfte – die *Kleshas* – in uns wirksam werden, heißt, sich ihrer bewusst zu werden und im Laufe der Zeit sogar auf sie einwirken zu können. Gerade im inneren Rückzug der Meditation zeigen sich diese Störkräfte sehr gerne. Das ist manchmal etwas irritierend, hat aber den Vorteil, dass wir dann mit ihnen arbeiten können.

So können wir z. B. erkennen lernen, in welchem Maße im Alltag die Kräfte von Verlangen und Abneigung uns im Griff haben und wie sie auch versuchen, hinsichtlich dessen, was in der Meditation »geschehen soll«, wirksam zu werden. Wir können lernen, ihre Dynamik zu beobachten – und nicht darauf einzugehen.

Dadurch entsteht eben jenes oben beschriebene Sich-Distanzieren, Sich-Abkoppeln *(Viyoga)* von all den Bewertungen, Ansichten und Meinungen, die sich gewohnheitsmäßig ins Bewusstsein drängen.

Daniel Siegel hat dafür ein sehr griffiges Kurzwort (Acronym) geprägt: YODA

Y – *you* (du)

O – *observe* (beobachtest und) *and*

D – *decouple* (entkoppelst)

A – *automaticity* (automatisches Ablaufen)[52]

YODA wird dann möglich, wenn wir uns im Zustand des Beobachters befinden, und zwar bewirkt allein schon der Beobachterstatus, dass wir automatisch »entkoppeln«.

»Das heißt, der Beobachter in uns koppelt uns ab von all den Automatismen, die sonst unsere Wahrnehmung begleiten und die dazu führen, dass wir etwas wahrnehmen und sofort eine Wertung darüber und Meinung dazu haben, die auf unseren Prägungen *(Samskaras)* und inneren Einstellungen beruht. Das, was entkoppelt wird, sind die ›automatisierten Cluster[53] von Feuerungsmustern‹ (Siegel), die ein Wahrnehmungsreiz sonst in uns in Bewegung setzt.«[54]

Was eine gute Meditationspraxis auszeichnet

Bis hierhin haben wir nun unter anderem gesehen, was bei der Meditation in unserem Gehirn passiert und welche Wirkungen wir erwarten können. Bevor wir zur eigentlichen Praxis kommen, möchte ich hier noch einige Hinweise darauf geben, was eine gute – gemeint ist eine förderliche – Meditationspraxis ausmacht.

Die Bedeutung einer bejahenden inneren Haltung

Das Wichtigste sind vielleicht unsere inneren Einstellungen im Umgang mit uns als einem Menschen, der etwas lernt. Die buddhistische Nonne Pema Chödrön berichtet aus dem Schatz ihrer jahrelangen Erfahrung, dass wir uns selber sehr helfen, wenn wir lernen, uns im Umgang mit unseren Gedanken zu entspannen. Dafür gibt sie uns in ihrem Buch *Meditieren – Freundschaft schließen mit sich selbst* den Hinweis, diese drei Dinge einzubeziehen: Freundlichkeit, Geduld und Humor.

Sie schlägt vor, dass wir freundlich mit der Tatsache umgehen, dass wir das Denken und die Gedanken nicht vermeiden können, da beides gewissermaßen zum »Betriebssystem« unseres Gehirns und unseres Geistes gehört.

Sie lässt uns wissen, dass kaum etwas so gut hilft, unsere Gedanken zu entspannen, wie mit sich selbst geduldig zu bleiben. Ja, an manchen Tagen scheint unser Geist durch nichts zu beruhigen oder gar zu kontrollieren zu sein, aber selbst an diesen Tagen können wir uns in den Status des Beobachters zurückziehen und uns daran erinnern, dass nichts in der Welt uns zwingt, uns über dieses Abgelenkt- und Unruhigsein zu ärgern. Pema

Chödrön rät uns zur Demut und zitiert ihren Lehrer Trungpa Rinpoche, der ihr immer wieder versicherte, dass »unsere Menschlichkeit, unsere Diskursivität sowie diese Unfähigkeit, die Wildheit und Schläfrigkeit des Geistes völlig zu überwinden, uns im Gleichgewicht halten«[55], denn sie verhindern, dass wir uns in unseren Bemühungen zu ernst nehmen oder gar hochmütig werden.

Sich selber nicht zu ernst nehmen, über sich selber zu lachen (oder wenigstens zu schmunzeln), die Komik der eigenen Bemühungen zu sehen – solch eine humorvolle Herangehensweise wird uns helfen, uns in unserem Sein endlich einfach einmal zu akzeptieren und uns nicht immer so schrecklich anzustrengen.

Chödrön weist uns gleichzeitig darauf hin, dass »Kritiksucht ein Hindernis für die Meditation und Strenge ein Hindernis für das Erwachen«[56] sei, und gibt uns einen Ratschlag weiter, den sie einmal von Trungpa Rinpoche empfangen hat. Er hatte ihr empfohlen, sich zum Gebaren des eigenen Geistes so zu verhalten, wie man sich einem Baby gegenüber verhält, das man versucht zu füttern, wobei die Aufmerksamkeit des Kindes natürlicherweise dauernd abschweift. Jede und jeder, die oder der das schon einmal versucht hat, weiß, dass man dafür nicht nur sehr viel Geduld braucht, sondern dass es nur so geht, dass man dem Baby wieder und wieder ein Löffelchen anbietet, es ermuntert, den Mund zu öffnen, um ihm dann ruhig und entschlossen das Essen in den Mund zu schieben. Wenn man Druck macht und dadurch Stress erzeugt, würde das Kind nur in den Widerstand gehen – und das tut unser Geist dann auch, weil er bei den meisten von uns in Bezug auf Erziehung eher einem Kleinkind gleicht.

Wir alle haben in unserem Leben schon erfahren können, dass Lernen unter Druck schwer bis unmöglich ist, dagegen aber in einer Atmosphäre, die geprägt ist durch Wohlwollen, Vertrauen und Geduld, sehr viel Freude machen kann.

Einige Vorschläge und praktische Hinweise zum Einstieg

Was also braucht es konkret, damit wir uns eine solche Atmosphäre erschaffen, wir wirklich daraus Nutzen ziehen und sich die nachhaltig günstigen Wirkungen der Praxis auf unseren Körper, unser Nervensystem, unser Gehirn, unser emotionales Empfinden – und damit auf unseren Mind einstellen können?

Nach meiner Erfahrung ist es hilfreich, folgende Hinweise zu beachten:

- **Ausreichend Zeit nehmen zum Üben:** Wir sollten so üben, dass genügend Zeit vorhanden ist, damit sich Achtsamkeit entfalten und wir uns selbst in Ruhe begegnen können. Diese Begegnung mit uns selbst ist vielleicht das wertvollste Geschenk, das uns die Meditation machen kann.
- **Mit eher kurzen Meditationen anfangen:** Einerseits ist es zwar während des Übens hilfreich, sich die nötige Zeit zu lassen, andererseits sollten die Meditationsphasen nicht zu lang sein, vor allem nicht zu Beginn. Als ideal gelten 2 × 20 Minuten täglich, aber auch 2 × täglich 3 Minuten (mit der »3-Minuten-Meditation«, siehe im Anhang) zeigen schon spürbar Wirkung.
- **Mit dem Atem beginnen:** Da der Alltag immer wieder bewirkt, dass wir uns mental und körperlich anspannen, ist es besonders wichtig, zuerst Übungen zu machen, die uns helfen, unseren Atemvorgang zu entspannen.
- **Atem-Achtsamkeit als Zugang zur Meditation nutzen:** Die Übungspraxis sollte auch so gestaltet sein, dass du zu Beginn einige Minuten Zeit findest, um reine Atem-Achtsamkeit zu üben. Sie gilt als der beste Zugang zu meditativen Zuständen.
- **Aufrecht sitzen:** Die Aufrichtung des Körpers fördert unsere

Wachheit und aktiviert auch die Schaltkreise im Gehirn, die dafür sorgen, dass wir aufmerksam bleiben.

- **Bequem und mit Würde sitzen:** Jon Kabat-Zinn empfiehlt, dass wir »sitzend einen Standpunkt in unserem Leben beziehen«. Er führt aus, dass das Einnehmen und Aufrechterhalten einer Position, die Würde für uns verkörpert – auf welche Weise auch immer wir das für uns verstehen –, die Essenz der Sitzmeditation sei. Für ihn strahlt die Verkörperung von Würde innerlich und äußerlich sofort Souveränität aus, eine Form der Souveränität dessen, wer und was wir sind – jenseits aller Worte, Begriffe und Beschreibungen.[57]
- **Mit Freude üben:** Wir sollten nicht zu ernst an die Sache herangehen. Freiwilligkeit und das Üben mit Freude werden viel eher zum Gelingen eines meditativen Zustands beitragen. Wenn wir versuchen, uns zur Meditation zu zwingen, entsteht dadurch nur Widerstand, und schlussendlich meditieren wir dann vor allem über die Erfahrung unserer Anspannung.
- **Für einen gewissen Zeitraum dranbleiben:** Wir sollten für mindestens sechs Wochen die Meditationsform bzw. die Ausrichtung auf ein bestimmtes Meditationsobjekt üben, die uns guttut und womit wir unser Wohlbefinden fördern können. So wird es möglich, stabile neuronale Netzwerke für dieses Wohlbefinden anzulegen.
- **Einen Meditationskurs besuchen:** Um einen Einstieg in die Meditationspraxis zu finden, ist es ganz zu Anfang ratsam, einen Meditationskurs oder – noch besser – ein Meditationsretreat aufzusuchen. Die Ruhe und das Gesammeltsein der Gruppe, mit der wir gemeinsam praktizieren, bieten meist eine große Unterstützung darin, um selbst zu Sammlung und Ruhe zu finden und diese Zustände aufrechterhalten zu können.
- **Einen Raum des Wohlwollens erschaffen:** Wir gestalten für uns und für unser Umfeld mithilfe der Meditationen aktiv

und lustvoll einen Resonanzraum, der erfüllt ist von Wohlwollen, Freundlichkeit und Frieden.

- **Im Wohlbefinden verankern:** Wir bleiben achtsam und einfühlsam und sind aufmerksam, sorgsam und wohlwollend mit uns. Wir sollten genügend Zeit haben und gute Anleitung bekommen, um uns nachhaltig in unserem Wohlbefinden verankern und alle guten Erfahrungen aus der Übungspraxis bewusst und aktiv in uns aufnehmen zu können. Folgende Fragen können dabei auch hilfreich sein: Wie erfährst du gerade deinen Geist? In welchem Maße hilft die Meditation dir, Spannung loszuwerden? In welchem Maße hilft sie dir, abzuschalten und ganz zu dir zu kommen? In welchem Maße sammelt und beruhigt sich dein Geist? Hilft dir die Meditation, in dir selbst eine sichere Zuflucht zu finden?
- **Das Wohlgefühl voll auskosten:** Wir können unsere Wahrnehmung so intensiv wie nur möglich mit all dem anreichern, was wir in der Meditation oder den sie begleitenden meditativen Zuständen als wohltuend, nährend, aufbauend und unterstützend erfahren.
- **Sich ganz für diese Erfahrung öffnen:** Wir stellen uns vor, wie wir vollkommen von Sammlung, Ruhe und Frieden durchdrungen werden und wie diese Empfindungen alle Zellen des Körpers durchströmen.
- **Sich die Wirkung bewusst machen:** Wir vergegenwärtigen uns, was wir an Kraft und Gelassenheit durch unsere Übungspraxis schon erfahren haben, und schauen mit Neugier, Offenheit, Akzeptanz und Wohlwollen auf all das, was in uns auftaucht.

  Außerdem nehmen wir wahr, in welchen herausfordernden oder sogar schwierigen Situationen in unserem Leben uns dieses Gesammeltsein und der innere Frieden z. B. die Erfahrung vermitteln,

  - gelassener zu sein,
  - besser abschalten zu können,

- den Geist zur Ruhe kommen zu lassen,
- wieder in der eigenen Mitte anzukommen und wieder in uns zu ruhen.

- **Innere Bilder nutzen:** Wir können die Übungspraxis auch nutzen, um uns möglichst detailliert vorzustellen, wie uns die konkreten körperlichen und mentalen Erfahrungen einer bestimmten wohltuenden Meditation in einer anspruchsvollen Situation zur Verfügung stehen könnten. Dafür sollten wir am besten ein für uns passendes inneres Bild finden (z. B. einen stillen Bergsee), ein für uns stimmiges Wort (z. B. Ruhe), einen Satz (z. B. »Möge ich glücklich und frei von Leid sein«) oder auch ein Symbol, das etwas in uns berührt (z. B. das Licht im Herzen, das von Leid unberührt bleibt).
- **Sich mit den »vier wundervollen Qualitäten« *(Brahmaviharas)* vertraut machen:** *Maitri* = Güte, Wohlwollen; *Karuna* = Mitgefühl; *Mudita* = Freude für das Gelingende; *Upeksha* = Geduld, Nachsicht, Fehlerfreundlichkeit (siehe Kasten).
- **Sich einen Lehrer/eine Lehrerin als Begleitung auf dem Weg suchen:** Im Laufe unserer Praxis ist es wichtig, immer wieder einen Meditationslehrer oder eine Meditationslehrerin aufzusuchen, um offene Fragen zu klären oder auch über eventuell auftauchende Schwierigkeiten zu sprechen. Es sollte eine Person sein, der wir vertrauen und mit der wir unsere Erfahrungen besprechen können. Im klassischen Yoga-Kontext wäre übrigens eine Meditationspraxis ohne die Begleitung eines kompetenten Lehrers oder einer erfahrenen Lehrerin vollkommen undenkbar.

Die »vier wundervollen Qualitäten« (Brahmaviharas)

Das *Yoga-Sutra* nennt eine Reihe von heilsamen, förderlichen und Stress reduzierenden Methoden, die ihre Wurzel in der buddhistischen Praxis der Entfaltung von Mitgefühl

haben. Sie passen gut zu den aktuellen Tendenzen, die uns darin unterstützen wollen, Verständnis für uns selbst und unseren Prozess zu entwickeln. In Laufe dieses Prozesses werden wir mit Gewissheit auch schwierige Phasen durchlaufen, wenn wir uns auf das Abenteuer der Meditation einlassen. Die Übungsfelder, die uns hier vorgeschlagen werden, erhöhen zum einen unsere Fähigkeit, uns selbst zu regulieren, unser Fühlen und Denken zu steuern und somit dann unser Handeln im Tun und im Lassen gemäß den eigenen Fähigkeiten und Werten zu gestalten. Sie erinnern uns zum anderen aber auch daran, wie notwendig es ist, die Fähigkeit zu kultivieren, sich in sich selbst und in andere einzufühlen.
Im *Yoga-Sutra* taucht die Erörterung dieser empathischen Qualitäten für uns selbst und für andere interessanterweise dort auf, wo Patañjali Vorschläge unterbreitet, wie wir mit den äußeren und vor allem aber auch mit unseren inneren Hindernissen (den *Antarayas*) umgehen können. »Hindernis« wird im Kontext des *Yoga-Sutras* das genannt, was die Ruhe und Klarheit unseres Geistes kurzfristig oder auch nachhaltig stört.
Und die vier Qualitäten, die uns dabei unterstützen, jene Hindernisse zu überwinden, sind:

- Güte, Wohlwollen, Liebe (Maitri),
- Mitgefühl, Empathie (Karuna),
- Freude am eigenen Gelingen und am Glück anderer (Mudita) und
- Geduld, Nachsicht und Fehlerfreundlichkeit (Upeksha).

Im Buddhismus werden sie »die vier Herzqualitäten« *(Brahmaviharas)* genannt, und in der buddhistischen Psychologie wird besonders die Entwicklung von Güte und Mitgefühl als wesentlich angesehen, um für uns (und andere) auch emotional fundierte Stressantworten entwickeln zu können. Dazu sagt Ursula Lyon, die seit mehr als 40 Jahren Meditation unterrichtet: »Das Wichtigste, was ich den Menschen beibringen kann, um ihren Selbstwert zu stärken, ist *Maitri* – die Herzensgüte. Dazu kommen noch *Karuna*, das Mitgefühl, *Mudita*, die Mitfreude, und *Upeksha*, der edle Gleichmut. *Maitri* wird im Buddhismus auch ›herzerlösende Güte‹ genannt, denn normalerweise ist unser Herz gefangen in Angst, in Abwehr, in Gier und in all den Mustern, die uns geprägt haben. Die Güte ist ›herzerlösend‹ und befreiend.«[58]

Wenn wir in unseren Herzensqualitäten gefestigt sind, sind wir in der Lage, fast alles, was uns begegnet, so einzuschätzen und einzuordnen, dass es uns nicht kränkt, verletzt oder beunruhigt. Und statt Abneigung, Abwehr, Angst und Aggression zu fördern, mit denen wir uns selbst Stress verursachen, werden wir eingeladen, unseren Geist auf Akzeptanz, Verstehen und Mitgefühl auszurichten, was ihn beruhigt und stärkt, weil es uns selbstwirksam macht.

Am wichtigsten ist sicher, dass wir lernen, uns bewusst in diesen Qualitäten zu gründen und sie wirklich zu »beherzigen«, denn wir werden sie im Laufe unseres Entwicklungsprozesses mit seinen Fortschritten, Verunsicherungen und Rückschlägen dringend brauchen, um uns gewissermaßen selbst zur Seite zu stehen.

Und diese Qualitäten sind darüber hinaus auch die unverzichtbaren Kernkompetenzen für jeden Meditationslehrer und jede Meditationslehrerin. Wenn wir meditieren lernen, brechen wir – bewusst oder unbewusst – nach und nach unseren schützenden Ego-Panzer auf. In den Phasen der Häutungen, Wandlungen und der Neuausrichtung sind wir sehr empfindsam und verletzlich. Um nicht in alte Denkmuster zurückzufallen (»Ich schaffe das nicht!«, »Ich kann das nicht!« usw.), brauchen wir vor allem vonseiten unserer Lehrer*innen das Gefühl, dass sie unserem inneren Durcheinander mit Verständnis, Wohlwollen, Güte und Geduld begegnen. Wir brauchen sie an unserer Seite mit dem Gefühl, dass sie auch angesichts unserer Unruhe ruhig und zuversichtlich bleiben, weil sie wissen, dass all das nun einmal zum Prozess unserer Ent-Wicklung dazugehört.

Die Bedeutung der Wegbegleitung durch einen Lehrer oder eine Lehrerin

Wenn wir uns auf das Abenteuer einlassen, uns selbst zu erkunden, zu erforschen und dann – eines Tages – uns selbst zu begegnen, machen wir viele Erfahrungen, die wir so noch nie gemacht haben. Allein die Aufforderung, etwas geschehen zu lassen und sich erst einmal auf alles einzulassen, was einem der eigene Mind so an Gefühlen, Gedanken, Erinnerungen, Bildern usw. präsentiert, kann eine richtige Herausforderung sein – zumal wir ja auch explizit aufgefordert werden, dabeizubleiben und uns nicht (wie gewohnt) abzulenken.

In der Stille wird zunächst deutlich, wovon wir uns ablenken: von welchen Gedanken, von welchen Gefühlen, von welchen inneren Bildern und Erinnerungen. Die meisten Menschen sind, wenn sie sich mal eine Weile auf die Stille einlassen, regelrecht erschrocken, was ihnen da alles begegnet. Besonders häufig wird berichtet von Gefühlen der Traurigkeit (ohne bestimmten Grund), der Mutlosigkeit (angesichts des eigenen Gedankenkarussells) und der Ratlosigkeit, wenn plötzlich die Frage im Raum steht: »Wie geht eigentlich Nichts-Tun?« Bei vielen wird plötzlich die Stimme der inneren Kritikerin/des inneren Kritikers unüberhörbar. Diese Stimme in uns nutzt den Default-Modus (s. S. 62), um unter anderem alle möglichen Glaubenssätze über die eigenen Fähigkeiten und Mängel ins Bewusstsein zu kicken, und kann einem damit ziemlich Stress machen.

Fast niemand, der oder die das Meditieren erlernt, berichtet, dass es ihr oder ihm gleich von Anfang gut ging, dass es schön ist, einfach mal die Ruhe zu genießen, usw. Nein, leider sind die ersten Begegnungen mit sich selbst in der Stille oft nicht besonders angenehm und ermutigend.

Wenn wir uns allein auf den Weg in die Meditation machen, werden wir deswegen wahrscheinlich nicht weit kommen. Wie gesagt, die Abbrecherquote liegt gerade bei den Meditationsanfänger*innen sehr hoch, denn sie scheitern gewissermaßen an sich selbst.

Wegbegleitung finden

Aber wie findet man einen guten Wegbegleiter bzw. eine gute Wegbegleiterin? Traditionell wird davon ausgegangen, dass wir dann, wenn wir bereit sind, uns auf eine solche Beziehung einzulassen – uns also einem Lehrer/einer Lehrerin ganz anzuvertrauen –, auf einen Menschen treffen werden, der bereit ist, sich unserer anzunehmen. Diese Sichtweise stammt aber leider aus einer Zeit, in der deutlich weniger Menschen auf der Erde lebten und die Welt insgesamt noch etwas übersichtlicher war.

Heutzutage ist es sinnvoller, aktiv nach einer geeigneten Person zu suchen, indem wir andere Übende fragen und ggf. um Empfehlungen bitten oder das Internet durchforschen. Was früher undenkbar gewesen wäre, aber heute ratsam sein kann, ist, verschiedene Lehrer*innen auszuprobieren, also gewissermaßen um Probestunden oder eine Probezeit zu bitten. Was auch hilft, ist, ein Wochenendseminar, ein Retreat oder einen Ferienkurs bei dem Lehrer bzw. der Lehrerin zu besuchen, den oder die man ins Auge gefasst hat. Meist klärt sich da schon einiges. Vor allem aber können wir nach einigen Tagen ein Gefühl dafür bekommen, ob wir mit diesem Menschen klarkommen.

Was eine gute Wegbegleitung ausmacht

Das Allerwichtigste ist, dass wir das Gefühl haben, dem Menschen, den wir um Wegbegleitung bitten, vertrauen zu können, denn sie oder er wird der Mensch sein, dem wir unser Herz ausschütten, dem wir von unseren Ängsten und Zweifeln erzählen und der auch unsere Schwächen und Schattenseiten zu sehen bekommen wird.

Vertrauen zu haben heißt deshalb in unserem Kontext, dass man sich angenommen, akzeptiert und gesehen fühlt, weil der Lehrer/die Lehrerin Wohlwollen, Freundlichkeit, Mitgefühl und Geduld ausstrahlt (siehe dazu den Kasten mit den »vier wundervollen Qualitäten«).

Das ist wichtig, denn auf dem Weg zu uns selbst fehlen uns oft gerade diese Qualitäten: Wohlwollen, Freundlichkeit, Mitgefühl und Geduld mit uns selbst! Ein guter Lehrer oder eine gute Lehrerin wird uns ermutigen und unterstützen, genau das zu lernen. Er oder sie wird uns helfen, die Prägungen unserer Erziehung zu überdenken und zu bearbeiten, damit wir unsere Erwartungen und unser Leistungsdenken loslassen können.

Eigentlich ist so ein/eine Wegbegleiter*in genau das, was wir heute »Persönlichkeits-Coach*in« nennen, also jemand, der oder die uns hilft, uns selber mehr zu fördern, unsere Fähigkeiten und Stärken, unsere Ressourcen und Potenziale zu erkennen und zu leben. Wenn sich also auch nach einigem Suchen keine geeignete/kein geeigneter Meditationslehrer*in findet, dann könnte uns auch ein/eine Coach*in oder ein/eine Psycholog*in begleiten.

Natürlich sind wir als moderne Menschen gewohnt, immer

selber mit allen unseren Schwierigkeiten klarzukommen, und denken, dass wir das schon schaffen, wenn wir in der Begegnung mit uns selbst auf etwas stoßen, womit wir nicht gleich umgehen können.

Aber das stimmt leider nicht. So wie das Auge sich selbst nicht sehen kann, so hat jeder Mensch blinde Flecken in seiner Selbstwahrnehmung. Das betrifft ganz besonders unsere frühen Prägungen, denn sie sind uns meistens vollkommen unbewusst. Deshalb brauchen wir immer wieder einmal einen Menschen, der von außen »auf uns schaut« und uns – ohne Wertung – mitteilt, wie er uns wahrnimmt und wie wir auf ihn wirken, und zwar in negativer, aber auch in positiver Hinsicht.

Es kann gut sein, dass man selber auch nach längeren Versuchen zu meditieren meint, man sei immer noch unruhig, während der Lehrer einem sagt, dass er einen schon als viel gesammelter, ruhiger und gelassener erlebt.

Eine gute Wegbegleiterin/Ein guter Wegbegleiter ist ein Mensch, der wirklich Lust hat und dem es Freude macht, uns zu ermutigen, uns immer wieder einzuladen und zu motivieren, den Weg zu uns selbst zu gehen und zu wagen, uns in unserem ganzen Sein zu begegnen.

Heutzutage entstehen dadurch oft tiefe freundschaftliche Beziehungen, die früher mit einem *Guru* undenkbar gewesen wären.

Das Guru-Prinzip des Yoga

In jedem Quellentext des Yoga wird darauf hingewiesen, dass es wichtig ist, sich einem *Guru* anzuvertrauen und ihm am besten über mehrere Jahre hinweg zu folgen. Was ist aber genau gemeint mit diesem Begriff des *Guru?*

Das Sanskritwort *guru* als Adjektiv bedeutet in direkter Übersetzung »schwer, gewichtig«, was sicher das Gewicht des

Wissens meint, das ein Mensch angesammelt hat, der diesen Titel führt.

In Indien meint *Guru* einen/eine spirituell Lehrende oder Lehrenden, also jemanden, der oder die Yoga und/oder Meditation lehrt, selber lange bei einem *Guru* gelernt hat und dadurch gleichermaßen ein tiefes Sachwissen wie auch ein reiches Erfahrungswissen angesammelt hat. In manchen Quellentexten ist ein *Guru* ein Mensch, »der Licht ins Dunkel bringt« bzw. »die Dunkelheit vertreibt«. Mit »Dunkelheit« ist in diesem Zusammenhang immer *Avidya* gemeint – das Unwissen, die Ignoranz, der Irrtum und die Verwechslung (siehe dazu auch im Kapitel »Zeuge – Beobachter – Seher und weitere wichtige Yoga-Konzepte« im Abschnitt »Unterscheidungsfähigkeit und die Ursachen für Leiden«).

Grundsätzlich können wir also davon ausgehen, dass ein *Guru* ein Mensch ist, der einen großen Wissens- und vor allem Erfahrungsvorsprung hat.

Er oder sie ist auf dem Weg, den wir gerade beginnen wollen zu gehen, schon seit Langem unterwegs und weiß, was einen da so alles erwarten kann. Ein *Guru* hält uns von nichts ab, aber er bremst uns vielleicht manchmal etwas oder ermutigt uns und feuert uns an. Er verhindert nichts, aber er ist – so ist es gedacht – an unserer Seite, wenn es eng wird. Ein *Guru* vertraut auf den Weg, auf den Yoga, auf das Wissen. Er weiß, dass die Konzepte und Methoden funktionieren, denn er hat es bei sich selbst und bei anderen erlebt.

Ein guter *Guru* spürt genau, wann der Schüler oder die Schülerin bereit ist, einen nächsten Schritt zu gehen, und wann nicht. Er weiß die Übermittlung von Wissen und Methoden zu dosieren, was der Schüler/die Schülerin nicht kann, weil ihm/ihr die Erfahrung fehlt.

Ein guter *Guru* schützt seine Schüler*innen unter allen Umständen. Er würde sie niemals benutzen, ausnutzen oder gar missbrauchen. All das sind Phänomene der Neuzeit, von denen uns in den Quellentexten nichts überliefert worden ist. Leider haben uns die Missbrauchsfälle, die in den letzten Jahren ans Licht gekommen sind, ein tiefes Misstrauen eingepflanzt, das bewirkt, dass sich die meisten Übenden im Yoga und der Meditation aktuell keinem Lehrer/keiner Lehrerin mehr anzuvertrauen wagen. Traditionell dauerte solch eine Wegbegleitung viele Jahre, und dies ist sicherlich auch ein Grund, warum sie in unserer schnelllebigen Zeit nicht mehr so richtig populär ist.

Ich möchte aber aus meiner eigenen Erfahrung berichten, dass es wirklich hilfreich und aufbauend ist, mit einem erfahrenen Lehrer/einer erfahrenen Lehrerin über einen langen Zeitraum in Kontakt zu sein, und dass es für mich als Lehrerin immer sehr beglückend ist, wenn ich Menschen über Jahre hinweg auf ihrem Weg begleiten und dabei erleben darf, wie sie wachsen, reifen und zu sich finden. Deswegen möchte ich dich, liebe Leserin/lieber Leser, sehr ermutigen, dir eine solche Begleitung für das Abenteuer der Selbstfindung zu suchen und dich – nach guter Prüfung – ihm oder ihr anzuvertrauen.

Die Praxis

Meditation ist nichts, was man studieren oder intellektuell ergründen kann. Meditation will geübt werden, will erfahren werden. Dieses Buch ist wie ein Reiseführer. Es hilft uns, uns bekannt zu machen mit einem Erfahrungsraum, den wir bisher noch nicht oder eher beiläufig betreten haben. Es gibt Hinweise, Tipps, Informationen. Es beschreibt das, was es zu entdecken gibt, und zeigt manchmal sogar so etwas wie eine Landkarte. Aber egal, wie umfassend, genau und sachkundig alle diese Informationen auch sein mögen, die uns ein Reiseführer liefern kann, und auch egal, wie gut sich die Autorin in diesem Gebiet auskennt: Nichts davon ersetzt, dass wir uns als Leser und Leserin selbst auf den Weg begeben, um unsere eigenen Erfahrungen zu machen, unsere eigenen Pfade zu gehen, unsere Lieblingsorte zu finden und selber zu erkennen, wo unsere Grenzen sind und wo sich uns unsere Potenziale erschließen.

In einem fremden Land oder einer fremden Stadt ist es zunächst oft sehr angenehm, einen guten Reiseführer als Buch oder in Person an der Seite zu haben. Wenn wir aber etwas länger unterwegs sind oder immer wiederkehren, werden wir uns ganz natürlich davon lösen und fortan »auf eigene Faust« unterwegs sein. Dieses Eigenständigwerden ist gut für all diejenigen, die vorrangig nach Hinweisen für ihre persönliche Übungspraxis suchen. Wenn wir aber beabsichtigen, Meditation zu lehren, dann brauchen wir genaue Konzepte und gut nachvollziehbare und klar definierte Methoden, um nun unsererseits zur achtsamen und kompetenten Begleiterin oder zum Begleiter für andere Menschen zu werden.

Die klare Definition dessen, womit wir uns beschäftigen und was wir lehren wollen, scheint mir besonders wichtig, weil – wie schon in Kapitel 1 ausgeführt – die verschiedenen Wege und Traditionen heutzutage gerne vermischt und nach Belieben kombiniert werden, wodurch sie allerdings oft an Prägnanz und Wirkkraft verlieren. Deswegen möchte ich zunächst einmal klarstellen, was ich unter »Yoga-Meditation« verstehe.

Was ist Yoga-Meditation?

Meditation ist ohne Zweifel das Herzstück des Yoga. Yoga ist Meditation!

Alles, was uns über die Jahrtausende hinweg von den *Rishis* (Sehern), *Pandits* (Lehrern) und *Gurus* (Wegbegleitern) überliefert wurde, ist von ihnen im Zustand der Meditation geschaut und erfahren worden. Es basiert offenkundig und spürbar nicht auf gelerntem und verstandesmäßig erworbenem (kognitivem) Wissen, sondern auf Einsichten, die sich auf ihrer inneren Schau und/oder Offenbarung gründen. Egal, was die unterschiedlichen Traditionen über den Zustand des Yoga aussagen, und egal, wie ihre Definitionen lauten: Mit dem, was sie »Yoga« nennen, beschreiben sie in der Regel den Zustand der Meditation.

Die Bezeichnungen und Zielrichtungen, die in den unterschiedlichen Traditionen für diesen Zustand gewählt wurden, sind vielfältig und scheinen auf den ersten Blick oft nicht immer übereinzustimmen, z.B. wenn das *Yoga-Sutra* von dem höchsten Zustand als *Kaivalya* (völlige Losgelöstheit/Freiheit) spricht, während es in den Hatha-Yoga-Texten meist um *Laya* (sich absorbieren lassen, verschmelzen, sich auflösen) geht.

Aber alle Traditionen des Yoga, die sich über einen langen Zeitraum hinweg entwickelt und entfaltet haben, verstehen sich als Wege und Methoden, den Geist still werden zu lassen, damit der Mensch seinen Wesenskern, sein »Kern-Selbst«, und damit seine Essenz erkennen kann. Und alle diese Traditionen sind sich darin einig, dass dieses Erkennen nur in der Stille, in der Begegnung mit sich selbst geschehen kann.

In der Yoga-Meditation geht es also immer um Selbsterkenntnis *(Atma Vidya)* und nicht darum, irgendetwas Spezielles zu erreichen. Warum aber wird dieses Erkennen des Selbst als so wichtig angesehen? Abgesehen von all den konzeptionellen und methodischen Unterschieden der Traditionen und Schulen des Yoga sind sich doch alle darin einig, dass jedem Menschen etwas innewohnt, was nicht dem Wandel unterworfen ist. Und es herrscht außerdem Einigkeit darüber, dass erst dann, wenn ein Mensch dies nicht nur intellektuell verstanden, sondern es im wahrsten Sinne des Wortes begriffen hat, die Ursachen erkannt werden können, die bewirken, dass wir immer wieder Leid erfahren.

Im Yoga wurde schon vor vielen Hunderten von Jahren erkannt, dass wir Menschen uns aufgrund von gesellschaftlicher und sozialer Prägung angewöhnt haben, uns mit dem Vergänglichen und Wandelbaren zu identifizieren, also mit unserem Charakter, unserem Körper, unseren Gedanken und Gefühlen, unserem Status usw.

Niemand hat uns gesagt, worauf wir uns damit einlassen, denn wir verlassen uns durch diese emotionalen und mentalen Verhaftungen auf etwas, worauf kein Verlass sein kann – eben weil es unausweichlich dem Wandel unterworfen ist. Noch nicht einmal die eigene Person ist davon ausgenommen, denn auch sie wird sich natürlicherweise prozesshaft verändern, verwandeln und reifen, sofern sie nichts behindert. Unser Fühlen und Denken ahnen auf einer unbewussten Ebene, dass der Boden brüchig und schwankend ist, auf den wir unser Leben bauen, abgesehen davon, dass unsere Lebenserfahrung uns diese Tatsache der grundsätzlichen Unvorhersehbarkeit und Unsicherheit allen Seins wieder und wieder erfahren lässt.

Die Konzepte und Methoden des Yoga sind entsprechend so

angelegt, dass sie uns Schritt für Schritt in die Erkenntnis führen, dass es neben diesem Wandelbaren, Veränderlichen und Vergänglichen etwas in uns gibt, das neben oder über diesen Prozessen steht. Etwas, das die Dynamik des Lebens durchaus sehr genau erfährt und erkennt, aber gewissermaßen bewusst immer etwas »außen vor bleibt«. Es ist das, was wir im ersten Kapitel schon als Instanz des Beobachters bzw. Sehers kennengelernt haben.

Alle Yoga-Wege sind gedacht als Wege heraus aus dem Leid, heraus aus den immer selben beengenden Fallen unseres Fühlens und Denkens. Damit das möglich wird, laden sie uns ein, mit uns selbst neue Erfahrungen zu machen, um das zutiefst Stille, das In-sich-Ruhende und Unveränderliche in uns zu erfahren.

Alle wichtigen Quellentexte beziehen sich auf so etwas Stilles, Ruhendes, Ewiges. Es wird in vielen Traditionen als der Urgrund des Seins angesehen, das je nach Tradition etwas unterschiedlich genannt wird: *Brahman* in den *Upanishaden* und *Advaita Vedanta*, *Purusha* in der *Bhagavadgita* und im *Samkhya*, *Para Shiva* im *Tantra* und im *Hatha-Yoga*. In unserer westlichen Kultur würden wir wahrscheinlich am ehesten vom »Absoluten« sprechen.

Dieser Urgrund ruht immer in tiefster Stille in sich. Er ist ohne Anfang und Ende, formlos, unwandelbar, unverletzlich und durch nichts zu beflecken. Er ruht als reines Bewusstsein und als Sein an sich in ewigem Frieden in sich – in All-Einheit.

Renaud von Quekelberghe, ein Vertreter der integrativen Psychologie und Forscher mit dem Schwerpunkt Yoga und Meditation, erläutert, wie wir als Menschen vermittelt durch eine meditative Therapie dazu in Beziehung treten können. Zunächst lernen wir das Absolute als Konzept kennen. Wir lernen zu erkennen, dass es einen Gegenpol gibt zu unserer Erfahrungswelt des ewigen Kommens und Gehens, des Begehrens und des Ablehnens, und damit der immerwährenden Dynamik der Dualitäten und Polaritäten, die uns ständig umhertreibt und beunruhigt. Wir lernen zu verstehen, dass wir uns mit der Identifikation auf endliche und wandelbare Attribute und Kategorien begrenzen, und werden uns bewusst, dass genau darin die Quelle all unserer psychischen Leiden liegt. Erst dann – oft bedingt durch einen starken innerlichen Leidensdruck – werden wir es wagen, uns dem Absoluten zu öffnen, was im Yoga als *Moksha* oder *Mukti* (= Befreiung) bezeichnet wird. Diesen letzten und entscheidenden Schritt beschreibt von Quekelberghe sehr treffend: »*Moksha* oder psychische Befreiung wird erreicht, indem wir unsere einzige und wahre Identität im alleinigen ›All-Ein-Bewusstsein‹ erfahren und erkennen, dass dies die einzige Realität weit und breit stellt.«[1] Es ist die »ewigliche, anfang- und endlose, unveränderliche Grundstille«[2], durch die allein wir das »All-Einheit-Bewusstsein« und damit unsere Seelenruhe erfahren können. Van Quekelberghe nennt seinen Weg eine »Psychologie der Stille«, und genauso könnte man im Grunde genommen auch alle Formen der Yoga-Meditation nennen.

Meditationsformen der großen Yoga-Traditionen

Alle Meditationsformen, die im Laufe der Jahrtausende in den verschiedenen Traditionslinien des Yoga entwickelt worden sind, hier darzustellen, würde den Rahmen dieses Buches sprengen. Wer tiefer in diese Thematik einsteigen möchte, findet außerdem von mir dazu entsprechende Literatur.[3] Ich werde deswegen hier nur eine Übersicht über die wichtigsten Epochen und Themen vorstellen, um eine Orientierung zu ermöglichen.

Die Frühzeit des Yoga

Die Forschung vermutet aktuell, dass wir von einem Entstehen des Yoga ab ungefähr 1500 v. Chr. ausgehen können, denn ab dieser Zeit sind uns schriftliche Zeugnisse aus der indischen Kultur überliefert. Man spricht hier von der Vedischen Zeit, d. h. der Zeit, als die *Vedas* im Zentrum des spirituellen Lebens standen. *Vedas* (von *Veda* = Wissen) sind Textsammlungen, die festhielten, wie bestimmte Rituale für die einzelnen Götter des altindischen Pantheons ausgeführt werden sollten. Es sind Sammlungen von Hymnen und Anrufungen an diese Götter, die noch in einem engen Zusammenhang mit den Kräften der Natur gesehen wurden, wie Indra, dem »Blitzeschleuderer« (zugleich vedischer Götterkönig), Varuna (Gott der Meere und des Wassers), Agni (Gott des Feuers), Ushas (Göttin der Morgenröte) und Surya (dem Sonnengott). Da der vedische Pantheon im Laufe der Zeit durch eine andere Sichtweise auf das Göttliche und die Entwicklung der hinduistischen Gotteskonzepte zunächst von *Brahman* (= dem Absoluten) und später von Brahma, Vishnu und Shiva (der hinduistischen *Trimurti*) abgelöst wurde, sind viele dieser Hymnen in Vergessenheit geraten.

Die einzige Hymne aus dieser Zeit, die bis heute sowohl in Indien als auch in westlichen Yoga-Kreisen gebräuchlich ist, ist das *Gayatri-Mantra* – eine Anrufung aus dem *Rig Veda* an das äußere Licht (der Sonne) bzw. Gayatri, die Göttin des Lichts.

Om bhur bhuvah svaha
Tat savitur varenyam
Bhargo devasya dhimahi
Dhiyo yo nah pracodayat

Om, wir meditieren über den Glanz des verehrungswürdigen Göttlichen, den Urgrund der drei Welten, Erde, Luftraum und himmlische Regionen.

Möge das Höchste Göttliche uns erleuchten, auf dass wir die höchste Wahrheit erkennen.

Dieses Licht ist es, das uns jeden Tag aufs Neue erfahren lässt, dass am Ende einer langen, dunklen Nacht sich die Helligkeit wieder erheben und das Dunkel vertreiben wird. Damit erinnert es uns daran, dass auch unser inneres Licht, das sich von Zeit zu Zeit verdunkelt und uns kaum noch erfahrbar ist, immer in uns anwesend ist und immer wieder neu in uns erweckt werden kann. Um diese Erinnerung wachzurufen, wird das Mantra mehrfach gemurmelt oder gesungen, um dann in der Stille über dieses uns innewohnende Licht zu meditieren.

Die Zeit der *Upanishaden*

Am Ende der Vedischen Zeit, *Vedanta* genannt, ca. 1000 v. Chr., verblasste die Macht der vedischen (Natur-)Gottheiten. In den Jahrhunderten davor hatte sich nämlich ein immer exzessiver werdender Opferkult (z. B. in einem »1000-Pferde-Opfer«) etabliert, der die Menschen immer weniger überzeugte, wahrscheinlich weil die gewünschten Resultate wie Monsunregen, reiche Ernten, viele Söhne u. Ä. sich nicht auf diese Art und Weise erzwingen ließen. An die Stelle der vielen personalisierten Götter trat *Brahman,* das Absolute. Die Konzepte, auf die die Menschen sich fortan bezogen, sind uns überliefert in den *Upanishaden.* Dies sind diverse Textsammlungen, in denen über das Verhältnis zwischen dem Absoluten und uns Menschen reflektiert wurde. Während der Mensch in der Vedischen Zeit seinen Gottesbildern immer als ein Bittsteller gegenüberstand, wurde in der Upanishadischen Zeit ein völlig neues Verhältnis etabliert. Der Mensch wurde nun als Form gewordener, bewusster und lebendiger Ausdruck des Absoluten gesehen. Das Absolute *(Brahman)* wurde in jeden Menschen in Form seines Selbst *(Atman)* hineinprojiziert, was sich in den Leitsätzen *(Mahavakyas)* dieser Sichtweise äußert als *Atman = Brahman* oder *So-Ham* (= ich bin DAS) oder *Tat Tvam Asi* (= DAS bist du). Folglich drehen sich viele der Meditationen der Upanishadischen Zeit um die Erfahrung des *Atman,* unseres Selbst oder unseres inneren Wesenskerns. Meditationen, die in diese Richtung weisen, finden sich im Basiskurs 6.

Die Zeit des Buddhismus in Indien

Da der Buddhismus während einiger Zeit in Indien Staatsreligion war, finden sich bedeutende Spuren seines Gedankenguts bis heute im Yoga. Das wichtigste Konzept, auf das sich viele Methoden, die sich bis heute in vielen Meditationsformen finden, beziehen, ist die Entfaltung der Achtsamkeit *(Satipatthana).* Es ist seitdem so wenig aus dem Yoga wegzudenken, dass in den verschiedenen Traditionen noch nicht einmal ein eigener Sanskritbegriff dafür entwickelt wurde. Yoga *ist* Achtsamkeit!

Ein weiteres Konzept aus dem Buddhismus wird bis heute auch im Zusammenhang des Yoga überliefert und geübt, und zwar die Beschäftigung mit den (im ersten Kapitel bereits beschriebenen) »vier wundervollen Qualitäten«, den *Brahmaviharas: Maitri* (Güte, Wohlwollen), *Karuna* (Mitgefühl), *Mudita* (Mitfreude) und *Upeksha* (Geduld, Nachsicht).

Besonders die *Maitri*-Meditation ist inzwischen nicht mehr aus der Yoga-Meditation wegzudenken und wird heute in den verschiedenen modernen Yoga-Traditionen auf unterschiedliche Weise angeleitet (siehe Anleitung zur *Maitri*-Meditation im Anhang).

Die Zeit der Epen

Ungefähr zeitgleich mit der Entwicklung des Buddhismus entstanden in Indien zwei große Epen: das *Ramayana* und das *Mahabharata*. Für unseren Kontext ist nur das *Mahabharata* wichtig, und daraus wiederum vor allem das in ihm enthaltene Lehrgedicht, die *Bhagavadgita*. Das Epos selbst erzählt von einem sich über viele Jahre hinziehenden Konflikt zwischen zwei Zweigen eines großen Herrschergeschlechts im alten Indien: den Pandavas und den Kauravas. Die Kauravas stehen symbolisch für die Kräfte des Egos, für Gier und den Machtwillen, um diese Gier nach Besitz und Herrschaft auch durchzusetzen, und zwar auch dann, wenn dadurch Leid entsteht und die Gesellschaftsordnung *(Dharma)* aus dem Gleichgewicht gerät. Den Kauravas stehen mit den Pandavas ihre Vettern gegenüber. Die Pandavas fühlen sich zutiefst dem *Dharma* verpflichtet und stehen damit symbolisch als Kämpfer gegen die Kräfte des Egos. Leider hat ihr Anführer eine fatale Schwäche: Er kann der Versuchung zum Glücksspiel nicht widerstehen, was von den Kauravas gnadenlos ausgenutzt wird. Es führt dazu, dass die Pandavas so gut wie alles verlieren, sogar ins Exil gehen müssen – mit der Zusage, dass sie wieder in ihr Königreich zurückkehren können, wenn sie dabei bestimmte Bedingungen erfüllen. Als alle Verhandlungen fehlschlagen, bleibt nur noch (in der Logik altindischer Herrscherhäuser) eine Möglichkeit: Krieg gegen die eigenen Verwandten zu führen.

Die Belehrung der *Bhagavadgita* beginnt auf dem Schlachtfeld Kurukshetra. Für die Pandavas (die Geschädigten) stehen in erster Reihe der Held Arjuna und sein Wagenlenker Krishna. Krishna ist eine Inkarnation von Vishnu, der in der Dreifaltigkeit der Götter Brahma, Vishnu und Shiva *(= Trimurti)* die Funktion hat, über das Leben und das Wohlergehen der Welt zu wachen. In der *Bhagavadgita* lernen wir ihn kennen als den spirituellen Lehrer Arjunas und als den »Freund der Menschen«. Als Arjuna auf dem Schlachtfeld auf der gegnerischen Seite viele Menschen sieht, die ihm zutiefst vertraut sind, weil er ihre Familien kennt und mit ihnen aufgewachsen ist, verlässt ihn jede Motivation zu kämpfen, obwohl er derjenige ist, der symbolisch für die Wiedererlangung des Rechts für seinen Clan – den der Pandavas – kämpfen soll. Anstatt für die ihm anvertrauten und ihm vertrauenden Mitglieder seiner Familie den Bogen und den Pfeil anzulegen, bekommt er, angesichts des Leids, das er verursachen wird, wenn er seine Verwandten tötet, einen Nervenzusammenbruch. Er wird von seinen Zweifeln übermannt und weiß nicht mehr ein noch aus. Sein Lehrer Krishna erkennt den Ernst der Lage und hält – so berichtet uns der Mythos – zunächst einmal die Zeit an. Dann lehrt er ihn, wie er seinen Geist wieder so weit beruhigen kann, dass er in der Lage ist zu hören, wie Krishna ihm erklärt, warum er was zu tun hat.

Wichtig für unseren Kontext ist, dass uns in der *Bhagavadgita* ein gangbarer Weg aufgezeigt wird, wie wir mit Aggression, Verlusten und Leiden umgehen können und was wir tut können, wenn solche unangenehmen Handlungsweisen (wie Krieg führen zu müssen und sogar zu töten) zwingend angebracht sind.

Selbst wenn der Konflikt, wie in Indien oft behauptet, sich tatsächlich so abgespielt haben soll, wie er uns im Epos geschildert wird, steht er mit seinen Protagonisten doch vor allem für all unsere inneren Kampfplätze, auf denen die störenden Kräfte in unserer Psyche (die *Kleshas* und *Antarayas*) versuchen, Macht über unser Denken, Fühlen und Handeln zu gewinnen. Sie sind in jedem von uns als Prägungen angelegt. Mit manchen von ihnen können wir gut verhandeln, andere sind für alle Argumente unzugänglich, manche setzen uns heftig zu, wie z. B. Zweifel und Ängste. Krishna weist nun dem Menschen Arjuna aus seiner übergeordneten (Meta-)Perspektive einen Weg heraus aus seinen Zweifeln, seiner Angst und seinem Leid. Dazu erklärt er ihm eine genaue Abfolge, um seinen Geist zu klären und zu beruhigen:

1. Aufrecht hinsetzen, ruhig atmen, sich beruhigen (Asana).
2. Verstehen, worum es geht *(Jñana-Yoga).*
3. In der Stille über das Erkannte nachsinnen und die Erkenntnisse verinnerlichen *(Dhyana-Yoga).*
4. Gemäß dieser so verinnerlichten Erkenntnisse handeln *(Karma-Yoga).*
5. Das eigene Tun in einen größeren Kontext (den des *Dharma*) stellen *(Bhakti-Yoga).*

Diese Abfolge empfiehlt sich dann, wenn einfaches Nachdenken uns nicht hilft, einen inneren Konflikt zu lösen. Sie kann uns helfen, in der Stille Erkenntnis – und damit Entscheidungen – reifen zu lassen.

Die Überlegungen der *Bhagavadgita* helfen uns zu erkennen, dass jede unserer Handlungen immer in einen größeren (für uns oft nicht erfassbaren) Kontext eingebunden sind und wir deshalb immer nur »nach bestem Wissen und Gewissen« handeln können. Da wir niemals in der Lage sind, die ganze Bandbreite der Auswirkungen unserer Entscheidungen, unseres Handelns und unseres Nicht-Handelns zu verstehen, empfiehlt uns die *Bhagavadgita,* jede Handlung einem höheren Prinzip – in diesem Fall Krishna, der als Gott eine umfassende Sichtweise hat – zu überantworten und damit vom Handelnden zum Werkzeug des *Dharma* zu werden.

Meditation im *Yoga-Sutra*

Der »Leitfaden des Yoga« – das *Yoga-Sutra* – bringt uns in das Zentrum des Yoga. Es führt uns in einen inneren Zustand bzw. inneren Raum, in den uns unser Geist mit seinen üblichen Aktivitäten *(Chitta Vritti)* nicht folgt. Es ist der innere Raum/der innere Zustand des Sehers *(Drashtha)*, des reinen Bewusstseins. Im Zustand des Sehers ist der alltägliche Geist abgeschaltet. Das Sehen bzw. Erkennen ist ein unmittelbarer Akt, in dem das Gesehene/Erkannte nicht bewertet, benannt oder sonst wie eingeordnet wird. Es wird in seiner eigentlichen, seiner wahren Form *(Svarupa)* erkannt – abgekoppelt von allen Konzepten und Bewertungen. Um diesen Zustand äußerster Klarheit und reinsten Erkennens zu erlangen, muss unser Geist lernen, sich zu beruhigen und zu stabilisieren. Es heißt im *Yoga-Sutra* dazu: »Zunächst ist die Klarheit unseres Verstehens noch überlagert von dem, was wir über den Gegenstand und seine Bedeutung gehört haben, was wir über ihn wissen, und von den Vorstellungen, die wir über den Gegenstand haben«[4] (YS 1.42).

Wir können aber lernen, diese mentalen und emotionalen Anhaftungen unseres Geistes (*Samyoga* = sich mit allem identifizieren) zunächst zu erkennen und mithilfe der Achtsamkeit nach und nach zu lösen. Dann, so das *Yoga-Sutra,* »wird unser Geist kristallklar und eins mit dem Meditationsobjekt. In diesem Augenblick verliert sich das Empfinden für die eigene Person. Allein das Objekt erscheint in aller Klarheit vor uns«[5] (YS 1.43). Denn »in diesem höchsten Zustand des Erkennens basiert das Wissen eines Menschen nicht mehr auf Erinnerungen oder Schlussfolgerungen. Sein Wissen ist spontan und unmittelbar [...]«[6] (YS 1.49). Die daraus resultierende Erfahrung, in der unser *Geist* vollkommen abgekoppelt ist von allem, was wir bedingt durch unsere Prägungen *(Samskaras)* über das Gesehene/das Erkannte zu wissen meinen, wird im *Yoga-Sutra* »*Kaival-*

ya« genannt. *Kaivalya* meint »frei sein« im Sinne der Freiheit von allem, womit wir uns im Alltag gewohnheitsmäßig (und praktischerweise) identifizieren. Es ist ein Zustand absoluter Losgelöstheit, in der sich der Geist auf nichts mehr stützt, sondern nur noch sich selbst und das Erkennen an sich erfährt.

Für einen normalen Menschen ist allein die Vorstellung, dass alles Wissen, alle Einschätzungen und Meinungen, worauf sein Erkennen sich im Alltag stützt, wegfallen könnte, natürlich eher beängstigend. Deswegen sind die Wege der Erkenntnis und Erfahrung, die uns das *Yoga-Sutra* dafür aufzeigt, sehr kleinschrittig und prozesshaft angelegt. Die Autoren[7] des *Yoga-Sutra* entwickelten das System des »achtgliedrigen Yoga-Weges« *(Ashtanga Yoga Pada),* bei dem wir uns als Übende Schritt für Schritt mit einem Geisteszustand vertraut machen, der uns nach und nach das Gefühl der Freiheit vermittelt und uns erkennen lässt, welcher Schatz darin verborgen liegt.

Der Weg geht aus von *Yama* (Vorschläge für die Art und Weise, in der Welt zu leben) und *Niyama* (Vorschläge für die Art und Weise, mit sich selbst umzugehen). Er führt weiter über *Asana* (eine innere Balance in der Körperhaltung finden) und *Pranayama* (lernen, den Geist mithilfe des Atems zu beruhigen und zu klären) zu *Pratyahara* (dem Rückzug der Sinne/der Innenschau). Die weiteren Glieder werden im Begriff *Samyama* zusammengefasst. *Samyama* bezeichnet den prozesshaften Weg von *Dharana* (der Konzentration) über *Dhyana* (die Meditation/das vollkommene Ausgerichtetsein) zu *Samadhi* (»die vollständige Vereinigung mit dem, was verstanden werden soll«[8]).

Es heißt im *Yoga-Sutra*, dass der Seher, der »von großer Reinheit und nicht dem Wandel unterworfen ist«[9] (YS 2.20), sich in diesem Zustand der reinen unmittelbaren Erfahrung selbst vollkommen vergisst. Wenn wir diesen Zustand einmal bewusst erfahren haben, kann dies vieles in uns verändern, auch was unsere Sichtweisen im Alltag betrifft. Das Wichtigste, was wir dadurch verstehen können, ist, dass unser Geist *(Chitta)* normalerweise immer Ausdruck aller unserer Prägungen und unserer Ego-Strukturen ist. Wir erfahren dabei, dass etwas ganz Wesentliches in uns bestehen bleibt, wenn die Empfindung für das Ego sich auflöst: der Seher *(Drashtha)* oder das reine Sein *(Purusha)*. Wir erfahren, dass reines Erkennen möglich ist und dass wir nicht immer zu allem eine Meinung haben müssen. Vor allem aber können wir auf diese Weise auf die allerwichtigste Fährte geführt werden, und zwar, dass es sich bei dem, was wir normalerweise »Selbsterkenntnis« nennen, auch nur um eine Meinung handelt, mittels derer die Prägungen unseres Egos beschreiben, wie sie dieses Ego wahrzunehmen meinen. Die Schritte des *Ashtanga*-Weges beseitigen (wenn wir sie immer wieder bewusst und mit offenem Interesse gehen) allmählich die Blockaden, die uns an einer klaren Wahrnehmung der Welt und unserer selbst hindern (YS 2.52). Der Geist erkennt den Geist, aber – bedingt durch die Stille *(Nirodha)* der Meditation – aus einer anderen Perspektive, nämlich erstens selbstreflexiv: »Die Bewegungen des Geistes werden vom Seher immer wahrgenommen.«[10] Was sich aber zunehmend verändert zu unserer bisherigen Wahrnehmung, ist, wie wir diese Instanz des Sehers in uns erfahren, nämlich als »unveränderlich und Meister über unseren (alltäglichen) Geist«[11] (YS 4.18).

Man könnte also sagen, dass Meditation im *Yoga-Sutra* vor allem ein langer, genial gestalteter Reinigungsweg ist, der der Selbsterforschung, der Selbstklärung und der Selbsterkenntnis dient. Der Text sagt uns an vielen Stellen, dass eigentlich alles geeignet ist, worauf sich unser tiefes Interesse richtet, um ruhiger und klarer zu werden. Es geht also nur darum, zu lernen, das Wirken der Aktivitäten des Geistes *(Chitta Vritti)* in uns zu erkennen, und zu lernen, wo der »Schalter« ist, mit dem wir unser übliches Denken und Fühlen auch einmal ausschalten können *(Nirodha)*.

Die Vorschläge des *Yoga-Sutra* sind zeitlos und in allen Kulturen und unter allen Umständen anwendbar. Wahrscheinlich stehen seine Lehren deswegen bis heute im Mittelpunkt der Lehren der meisten Yoga-Traditionen. Klar ist, dass sie uns ganz besonders gut helfen können, den Weg der Meditation zu beschreiten und Ruhe und Klarheit in uns zu etablieren.

Meditation im *Hatha-Yoga*

Hatha-Yoga ist ohne Meditation nicht vollständig und auch nicht denkbar, denn wie bei allen anderen Yoga-Formen, die in Indien im Laufe der Zeit entwickelt worden sind, geht es auch hier darum, in der Meditation den Zustand höchster Klarheit und Erkenntnis und vor allem vollkommener Einheit zu erfahren: *Samadhi*. Der Begriff *Samadhi* (wörtlich »Sammlung, Versenkung«) wird im *Hatha-Yoga* jedoch vor allem als *Raja-Yoga* (wörtlich »der königliche Yoga«) bezeichnet. Er wird als Ziel und Zweck dieses Weges benannt.

Der Autor des Quellentextes *Hatha-Yoga-Pradipika* weist schon gleich in den ersten Versen darauf hin, dass er den *Hatha-Yoga ausschließlich* in Bezug auf den *Raja-Yoga* darlegt, und er merkt später an: »Ohne den *Raja-Yoga* haben weder die *Asanas*, das *Kumbhaka*, noch die verschiedenen Siegel *(die Mudras)*, so perfekt sie auch sein mögen, keinen Nutzen«[12] (HYP, III, 126). Für den Zustand von *Samadhi* kennt der *Hatha-Yoga* noch viele Synonyme. Sie alle drücken aus, worum es im *Hatha-Yoga* eigentlich und tatsächlich geht: *Manonmani* = Zustand, der unseren alltäglich geprägten Geist überschreitet; *Laya* = Auflösung des Individuums im Göttlichen; *Advaita* = Nicht-Zweiheit, also die Erkenntnis, dass unser Wesenskerns und das Absolute/das Göttliche nie getrennt sind; *Niralambha* = Zustand ohne die Stütze des Geistes, der dem Ego verbunden ist.

In den Meditationen des *Hatha-Yoga* wird deutlich, dass es

sich bei diesen immer um *einen mystischen Weg der Selbsterkenntnis* handelt. Sie möchten uns erfahrbar machen, dass das Göttliche in Form des unendlichen Bewusstseins, der Form- und Zeitlosigkeit, aber auch in der konkreten Form einer jeden Zelle unseres Körpers bereits in uns ist und schon immer durch uns wirkte. Für die *Hatha-Yogis* ist alles göttlich, und die von ihren Meistern entworfenen Meditationen dienen dazu, uns zu helfen, den Rahmen unseres Geistes *(Manas)* zu weiten. Das ist nötig, da die durch Prägungen entstandene einengende Sichtweise unseres Geistes uns daran hindert, die Größe, Weite und Lichthaftigkeit unserer wahren Natur zu empfinden.

Meditation auf den inneren Klang (Nada anusandhana)

Der Königsweg in die Meditation führt im *Hatha-Yoga* über zwei Methoden:

- über spezielle Atemübungen *(Pranayama)*, und zwar vor allem vermittelt durch *Kevala*, das natürliche Stillwerden des Atems, und
- über spezielle Übungen, die uns in eine tiefe Erfahrung unseres inneren Seins führen, die *Mudra* genannt werden, und zwar vor allem vermittelt durch *Khechari Mudra*, eine Übung, bei der die Zungenspitze am oberen Gaumen so weit wie möglich nach hinten geschoben und dort gehalten wird.

Sowohl *Kevala Pranayama* als auch *Khechari Mudra* wollen bewirken, dass sich unser Geist vollkommen auflöst »wie Kampfer im Feuer, wie Salz im Wasser«[13] (HYP, IV, 59).
Gleichzeitig erkannten die Meister des *Hatha-Yoga*, dass

es Menschen gibt, deren Geist viel zu unruhig ist, um alle mentalen Stützen loszulassen, leer zu werden und sich gewissermaßen selbst zu vergessen. Für diese unruhigen Geister erdachten sie die Meditationsform des Lauschens auf den inneren Ton = *Nada anusandhana*.

In der Sichtweise des *Tantra*, aus dem ja auch der *Hatha-Yoga* hervorgegangen ist, hat die Beschäftigung mit dem Klang, dem Ton und damit der Schwingung, einen äußerst hohen Stellenwert.[14]

Tantra knüpft damit an die viel älteren Traditionen von *Mantra* an, die seit Vedischer Zeit überliefert worden sind. *Mantra* bedeutet »Werkzeug *(tr)* für den Geist *(Manas)*«. Das Tönen bestimmter Silben wie das berühmte »Om« als Symbol des Urklangs, von Anrufungen wie das *Gayatri-Mantra* (siehe oben im Kapitel zur Frühzeit des Yoga) oder Segensformeln wie *Lokah samasta sukino bhavantu* (»Mögen alle Wesen glücklich und frei von Leid sein«) lenkt unseren Geist und unser Gemüt in eine Richtung, die förderlich, friedvoll und stimmungsaufhellend ist. Zudem wird der Geist mit dem Tönen oder Rezitieren so beschäftigt, dass er gesammelt bleiben und langfristig stabilisiert werden kann.

Die Nutzung von *Mantras* ist in vielen Yoga-Traditionen ein zentraler Bestandteil der meditativen Übungspraxis. Der *Hatha-Yoga* geht aber noch einen Schritt weiter, dadurch dass er nicht nur das Tönen mit in die Übungspraxis einbezieht, sondern auch das Lauschen. Die zentrale Stellung von Klang und Ton – *Nada* genannt – hat seine Grundlage im tantrischen Schöpfungsmythos, in dem es heißt, dass das Erste, was die Schöpfungskraft *Shakti* aus sich heraus gebar, die Schwingung des uranfänglichen Klangs *(Nada)* war. Es heißt, dass sich seine Schwingung durch das ganze bis dahin vollkommen leere Universum ausbreitete und es mit der Vibration *(Spanda)* seiner Schwingung erfüllte. Damit war der Urgrund aller Materie entstanden.

Nada anusandhana ist die Methode, die uns zurückführen möchte in diesen Urgrund. Das Lauschen auf den inneren Ton soll uns zuerst helfen, unseren unruhigen und zerstreuten Geist zu bändigen, und später, ihn dazu zu bringen, sich in der Stille, die am Ende aller Töne steht, aufzulösen. Diese Stille ist das ewige, formlose Göttliche – die Stille am Anbeginn der Schöpfung, wenn alles noch im reinen Bewusstsein *(Shiva)* ruht. Wie das geschehen soll, beschreibt der Quellentext in vielfältigen Bildern (im 4. Kap. der HYP, 89 bis 92): »Auf welchen Ton auch immer der Geist sich zuerst konzentriert, auf ihn soll er konzentriert bleiben und eins mit ihm werden. So wie eine Biene, die den Nektar der Blume saugt, sich nicht des Duftes bewusst wird, so hat der im *Nada* aufgegangene Geist keinerlei Bedürfnis, sich mit den Sinnen zu verbinden. Dieser *Nada* ist der Eisenstachel, der in der Lage ist, den betrunkenen Elefanten zu kontrollieren, dem der Geist (normalerweise) gleicht, wenn er frei durch den Garten der Sinnesobjekte schweift. Gefangen im Netz des *Nada* verlässt den Geist alle innere Unruhe. Er erreicht vollkommene Stabilität, wie ein Vogel, dessen Flügel man beschnitten hat.«[15]

Ununterbrochene Konzentration auf den *Nada* ist Meditation *(Dhyana)*. Der Text beschreibt genau, wie sich der Geist in ihr verwandelt (im 4. Kap. der HYP, 95 bis 98): »*Nada anusandhana* wirkt wie ein Riegel, um den Geist des Yogi einzuschließen. Deshalb soll sich der Yogi dem *Nada* ununterbrochen widmen.

Der dem Quecksilber gleiche Geist wird in seiner Substanz verändert, durch die Wirkungen des schwefelgleichen *Nada*. Er ist stabil geworden und hat seine innere Unruhe aufgegeben und bewegt sich in die Leere, die *Niralambha* (= ohne Stütze) genannt wird. So wie eine Schlange, die schnell dahingleitet, erstarrt, wenn sie den Ton (der Flöte) hört, so vergisst der Geist alles, was ihn beschäftigt hat, und

lauscht nur noch dem Ton. So wie Holz, das Feuer gefangen hat, verlöscht, wenn es verbrannt ist, genauso wird der *Chitta* vom Ton angezündet und dann von ihm verzehrt.«[16]
Das heißt: Der Geist verschmilzt mit *Nada*. Sobald der Ton verklingt, verschwindet auch der Geist *(Chitta)*. Das geschieht durch das Zerstören aller Bewegungen des Geistes. Damit kehrt der Geist zurück an den Anfang aller Schöpfung und verschmilzt wieder mit dem Absoluten, dem reinen Bewusstsein. Das Lauschen auf den inneren Klang setzt den Geist so »außer Gefecht«, dass er durchlässig wird und den Blick freigibt auf das Ewige und Universelle, das immer hinter ihm steht und durch ihn hindurch wirken möchte.
Die *Hatha-Yoga-Pradipika* beschreibt genau die einzelnen Phasen dieser Meditation: Zuerst nehmen wir die inneren Geräusche wahr, die noch einen eher grobstofflichen Charakter haben und uns deswegen sehr laut erscheinen. Je länger wir üben, desto subtilere und leisere Töne werden wir in uns erlauschen können. Dazu gehört immer auch die Erfahrung des »nicht-angeschlagenen Tons« *(Anahata)*, des *Mantras* des Herz-Chakras. Es ist der Urton der Schöpfung. Er ist die Grundschwingung alles Seins, die sich jenseits der Welt der Polaritäten/der Materie fortwährend aus sich selbst erschafft. *Anahata* ist die Grundschwingung der Energie allen Lebens, die wir überall im Mikro- wie im Makrokosmos erfahren können. Sie fügt sich seit jeher zusammen zu der »großen Symphonie des Lebens«, zu der jedes Atom in jedem Moment tanzt.
Damit der Rhythmus des Lebens den ganzen Körper durchschwingen kann, müssen die sogenannten Knoten *(Granthis)* durchstoßen werden. *Granthis* sind Bereiche, in denen sich der persönliche Geist so dicht materialisiert hat, dass dadurch die Schwingung des Lebens abgebremst und gedämpft wird. *Granthis* sind all unsere mentalen Verspan-

nungen, unsere Konzepte, Sichtweisen, unsere Neurosen und Ängste – kurz alles, was uns eng und fest macht. Das, was als machtvollstes Mittel angesehen wird, diese Knoten zu durchstoßen, ist der Ton. In der Schwingung des Klangs findet der Geist in die Ruhe. In der Ruhe des Lauschens lösen sich die Gedanken auf. Die Wahrnehmung von Klang geschieht nur im Jetzt. Was auch immer den Geist belastet aus Vergangenheit und Zukunft, löst sich auf im *Jetzt* des Klangs.

Einführung in die Yoga-Meditation – ein Kurs gegründet auf sechs Themen

Wenn wir beginnen wollen, uns der Yoga-Meditation zu widmen, stehen wir zunächst einmal vor dem Problem, aus der Fülle der Angebote, die uns von den verschiedenen Traditionen überliefert worden sind, etwas auszuwählen.

Um diese Entscheidungen treffen zu können, sind wir – sowohl als Übende, aber auch und besonders als Lehrende – gut beraten, zunächst einmal darüber nachzudenken, was wir bzw. was die Übenden brauchen.

Welche Methoden könnten Trittsteinen gleich hilfreich und nützlich sein, um die ersten Schritte zu machen? Wobei und womit kommt man beim Üben am ehesten ins Straucheln? Was ermutigt weiterzumachen? Was entmutigt, sodass man darüber nachdenkt, ob Meditation überhaupt das Richtige für einen ist?

Ich selber habe bei diesen Überlegungen nicht nur auf meine eigenen Erfahrungen beim Erlernen der Meditation zurückgreifen können, sondern auch auf die Feedbacks aus vielen Kursen, die ich seit Jahren im Rahmen von Yoga-Lehrausbildungen und Yoga-Weiterbildungen anbiete.

Auf der Grundlage all dieser in gut drei Jahrzehnten gesammelten Informationen habe ich mich entschieden, die Themen im Folgenden so aufzubauen, dass zunächst einmal die Hindernisse angeschaut werden, die sich uns als erste in den Weg stellen, wenn wir versuchen, uns auf meditative Zustände einzulassen. Die Abfolge der Themen gründet also auf meiner Erfahrung, welche Themen ich unbedingt zu Beginn ansprechen muss, um die Teilnehmenden zu ermutigen, und mit welchen Themen ich mir mehr Zeit lassen kann, auch wenn ich weiß, dass sie wesentlich sind.

Beruhigung und Stabilisierung des Geistes

Das Erste, was ich in jeder Einführung in die Yoga-Meditation gleich am Beginn anspreche, ist die Funktionsweise unseres Geistes *(Chitta Vritti)*, da sich eine Annahme hartnäckiger als alle anderen hält, und zwar: Wir setzen uns hin mit der Absicht zu meditieren, wir schließen die Augen, ziehen uns in uns zurück – und dann ist Ruhe! Tatsächlich und natürlicherweise (!) erlebt jede Anfängerin und jeder Anfänger aber genau das Gegenteil.

Wie wir bereits bei der Darstellung der Ruhezustandsnetzwerke (Default-Modus, siehe oben das Kapitel »Ruhezeiten für unser Gehirn«) sehen konnten, ist unser Gehirn gar nicht in der Lage, sich gewissermaßen »auf Knopfdruck« ein- oder abzuschalten, sondern braucht für alle seine Umbauprozesse immer einen mittleren Aktivitätslevel, den wir dann als Gedanken, Gefühle, Erinnerungen und dergleichen erfahren.

Der Yoga macht uns viele Angebote, wie wir lernen können, in Frieden mit dem nun einmal unvermeidlichen »Monkey-Mind« zu sein, und die Teilnehmenden sind immer extrem erleichtert, wenn sie erfahren, dass es völlig in Ordnung ist, wenn der Geist aktiv bleibt, dass sie aber ihre Beziehung dazu verändern können.

Der erste Basiskurs widmet sich somit den verschiedenen Strategien, mit unserem unruhigen Geist Freundschaft zu schließen und eine neue – etwas distanziertere – Beziehung zu ihm aufzubauen.

Umgang mit Hindernissen

Ein anderes Thema verunsichert die Teilnehmenden an Meditationskursen genauso stark wie das Gefühl der Abgelenktheit und Zerstreutheit: die Erfahrung von Müdigkeit und/oder Langeweile. Da hilft es schon sehr, wenn wir erfahren, dass es völlig normal und verständlich ist, dass wir dann, wenn wir aus unserer üblichen alltäglichen Betriebsamkeit aussteigen, überhaupt erst spüren, wie erschöpft wir eigentlich sind. Dagegen müssen wir auch gar nicht ankämpfen, sondern können lernen, auch einmal zuzulassen, dass wir schwanken oder etwas dösen.

Und diese Akzeptanz, die im Basiskurs 2 thematisiert wird, ist auch das Zauberwort bezogen auf all die anderen üblichen Störungen wie Juckreiz, eingeschlafene Füße oder Beine oder das Auftreten von Schmerzen.

Entwicklung von Körper-Achtsamkeit

In diesem Basisprogramm geht es darum, Körperwahrnehmung und Körperbewusstheit zu entwickeln. Die zehn Lektionen sind konzipiert als ein Kurs zur Entfaltung unserer Spürfähigkeit, und nicht nur bezogen auf unser Körper-Sein in seiner Gesamtheit. Vielmehr geht es darum, zu lernen, uns in die verschiedenen Räume des eigenen Körpers einzuspüren und uns in ihnen zu erfahren. Dieser dritte Teil des Basisprogramms ist sehr yogaspezifisch, da in vielen anderen Traditionen (z. B. im

Kontext buddhistischer Meditationen) der Körper kaum beachtet wird oder die Ausrichtung der Meditationen und der Erfahrungen, die wir in ihnen machen können, ganz auf den Geist zugeschnitten ist.

Achtsamkeit für die innere Befindlichkeit

Dieses Einspüren ist auch für die Themen des vierten Moduls des Basisprogramms besonders wichtig, denn hier gilt es, sich auf der körperlichen, geistigen und emotionalen Ebene ganz für die Erfahrung von inneren Zuständen und Befindlichkeiten zu öffnen, und zwar sowohl angenehmen wie auch unangenehmen Zuständen. Wieder geht es für uns darum, zu lernen, jeden dieser Zustände anzunehmen, ihn zuzulassen und ihm in einer grundlegenden Offenheit zu begegnen. Dieses »Sich-Einlassen« ist für viele Teilnehmende zu Beginn sehr ungewohnt, wird aber im Verlauf des Übens immer als sehr lohnend empfunden, weil sie die Erfahrung machen, dass sie sich auf diese Weise wirklich besser kennenlernen können.

Entfaltung von Atem-Achtsamkeit

Die Praxis der Atem-Achtsamkeit ist sicher eine der häufigsten Meditationsformen im Yoga wie auch in der buddhistischen Achtsamkeitsmeditation. In diesem Kurs lernen die Teilnehmenden nicht nur, ihr Atemgeschehen zu beobachten, sondern auch, in welchem Maße sie über das Atmen ihre Befindlichkeit und inneren Zustände beeinflussen können. Der Basiskurs 5 ist deshalb so angelegt, dass die Atemerfahrungen auf einer immer subtileren Ebene wahrgenommen werden können, was sich als ein sehr gangbarer und verlässlicher Weg in die Meditation herausstellt. Gleichzeitig finden wir als Übende und Lehrende hier eine Reihe ganz typischer Yoga-Atemübungen *(Pranayamas)*, die wir ebenfalls als meditative Zustände bzw. Meditationen erfahren lernen.

Den Geist entspannen

Im letzten Modul dieses Basisprogramms werden verschiedene Meditationsformen vorgestellt, so wie sie in den Quellentexten angelegt sind. Dazu gehören Meditationen, die uns mit dem Gefühl der Dankbarkeit verbinden, mit Mitgefühl und Selbst-Mitgefühl, mit der Erfahrung unserer »heilen Mitte«, der Halt gebenden Erfahrung der Erde oder der entgrenzenden Erfahrung, wenn wir über die Weite des Himmels meditieren. Diese zehn Meditationen des Basiskurses 6 möchten den Übenden und Lehrenden vielfältige Angebote machen, um den Geist zu entspannen.

Zur sprachlichen Gestaltung der Texte und zum Aufbau der Meditationen

Der Aufbau dieses Programms mit seinen sechs Themenblöcken folgt den Erkenntnissen der Neurobiologie der letzten Jahre.

Aus diesem Grund ist die Struktur der einzelnen Lektionen immer gleich aufgebaut, während die Inhalte leicht variieren. Besonders am Anfang und Ende jeder Lektion werden bestimmte Formulierungen immer wiederholt. Diese Wiederholungen helfen unserem Gehirn, neue Nervenverschaltungen – oder im Fachausdruck »neuronale Netzwerke« – anzulegen, die nach einigen Wochen des Trainings selbstständig funktionieren. So findet sich am Beginn einer jeden Meditationsanleitung die Bitte, sich in einer Sitzhaltung niederzulassen, in der wir uns wohlfühlen, gut aufrichten und die uns erlaubt, frei und mühelos zu atmen. Danach folgt immer eine Einladung, sich der Kontaktflächen unseres Körpers mit der Erde bewusst zu werden und sich mit dem ganzen Gewicht niederzulassen, damit wir uns verwurzeln und erden können.

Indem wir das tun, schaltet unser Geist fast automatisch vom Denken auf das Spüren um. Dadurch führen wir unseren Geist ins Hier und Jetzt und in die unmittelbare Erfahrung des Körpers, so wie er jetzt wahrgenommen werden kann. Dieses bewusste und spürende Sich-Einlassen auf den Sitz und die Erde wirkt auf die meisten Menschen so, dass ihr Geist dadurch allmählich »runterkommt« und sich beruhigt.

Wenn wir diese Vorgehensweise viele Male wiederholen, bilden sich über die Zeit neuronale Netzwerke, die so stabil sein können, dass der Geist sich ganz von alleine schon beim Anblick des Meditationskissens beruhigt!

Genauso wichtig ist es, nach einer Meditation gute Wege zu finden, damit wir wieder den Weg zurück in die Außenwelt finden. Auch dafür sollten wir immer weitgehend identische Formulierungen wählen, die diesen Prozess des Umschaltens unterstützen.

Wichtig ist auch, dass wir uns jedes Mal am Ende der Praxis bei uns selbst bedanken. Die Forschungen zeigen, dass wir auf diese (sehr einfache) Weise unser Belohnungssystem ansprechen und dadurch unsere Motivation stärken können, uns am nächsten Tag wieder auf die Meditation einzulassen.

Die Meditationspraxis vorbereiten

Wesentliche äußere Faktoren zur Vorbereitung der Meditation

Um innerlich wirklich loslassen zu können, ist es wichtig, dass wir uns in unserer Umgebung sicher fühlen und den Menschen, die uns ggf. in der Meditation begleiten, vertrauen können. Wir brauchen also sowohl einen sicheren äußeren Raum als auch einen inneren Raum, sodass wir das Gefühl haben können, sicher und gut aufgehoben zu sein. Das ist auch deswegen wichtig, weil es im Verlauf der Meditation vorkommen kann, dass wir jedes Gefühl für die Begrenzungen unseres Körpers verlieren und die Empfindung haben, uns in die Weite des Raumes aufzulösen.

Wir sollten uns Zeit nehmen, denn »eben mal schnell meditieren« klappt nicht.

Was aber klappt, ist, über den Tag verteilt viele kleine Pausen zu machen, die für uns wie Ruhepole bzw. Ruheoasen im Alltag sein können. Sie erlauben uns, kurz durchzuatmen und zu uns zu kommen. Damit erhalten wir die Fähigkeit unseres vegetativen Nervensystems, zwischen Anspannung und Entspannung hin und her zu schwingen, bzw. können wir dies wieder einüben. Sehr gut geeignet für die Gestaltung eines solchen Ruhepols ist die »3-Minuten-Meditation« (siehe im Anhang).

Um meditative Zustände zu ermöglichen, ist es hilfreich, wenn wir uns vorher schon einige Monate damit beschäftigen, mit welchen Methoden wir uns am ehesten willentlich körperlich und mental entspannen können. Vielleicht brauchen wir vorher ein spezielles *Asana*-Programm oder einige Atemübungen. Es ist sogar denkbar, dass wir, bevor wir uns zur Meditation aufsetzen, zuerst eine längere Entspannungsübung in der

Rückenlage (z. B. einen Bodyscan) machen. Dies ist in jedem Falle sinnvoll, wenn wir ohnehin schon den ganzen Tag im Sitzen verbringen mussten. Je besser wir verstehen und dann einüben, wie wir Spannung und Unruhe in Körper und Geist loslassen können, desto mehr wird sich alles in uns eingeladen fühlen, in einen meditativen Zustand hinüberzugleiten. Gleichzeitig brauchen wir aber auch die Fähigkeit, unseren Geist ausgerichtet zu halten, indem wir bewusst – und zwar am besten im Alltag – unsere Aufmerksamkeit und Achtsamkeit schulen. Diese Schulung ist ein nie endender Prozess, da sich Achtsamkeit immer noch weiter verfeinern lässt. Und wir werden auch im Alltag sehr davon profitieren, wenn wir diese Fähigkeiten kontinuierlich kultivieren.

Der Entschluss zu meditieren *(Sankalpa Shakti)*

In vielen Yoga-Traditionen wird es als ganz wesentlich angesehen, dass wir eine klare Absicht *(Sankalpa)* formulieren, uns in der Meditation zu üben. Das Gute ist, dass wir dann, wenn wir wirklich beabsichtigen, uns mit etwas zu beschäftigen, Kräfte *(Shakti)* in uns mobilisieren, die sonst eher schlummern. Diese Absicht muss nicht genau ausformuliert sein, sondern kann z. B. einfach lauten: »Ich freue mich, jeden Tag Zeit für mich zu finden und mich in der Meditation zu erfahren!« Diese innere Einstellung erhöht unsere Frustrationstoleranz, besonders dann, wenn wir nur wenig Zeit oder gerade sehr viel um die Ohren haben. Sie hält uns bei der Stange, schenkt uns Disziplin und hilft uns, zugunsten der Meditation auf all die anderen Dinge, die wir auch machen könnten, zu verzichten, z. B., sich zur »3-Minuten-Meditation«, einige Minuten der Atem-Achtsamkeit oder der Körperbewusstheit hinzusetzen, anstatt im Internet zu chatten.

Außerdem unterstützen wir unser Vorhaben sehr, wenn wir

darauf achten, trotz aller Entschlossenheit frei von Erwartung bezüglich der Ergebnisse unseres Tuns zu bleiben. Dabei hilft es uns, einzuüben, auch mit uns selbst geduldig, nachsichtig und fehlerfreundlich umzugehen. Dadurch schauen wir weniger auf unser Unvermögen und ehren vielmehr unser Bemühen.

Schließlich schaffen wir für unser Vorhaben deutlich bessere Voraussetzungen, wenn wir Dankbarkeit und Freude kultivieren. Meditation gelingt oft am besten, wenn wir sie voller (Vor-) Freude zu unserer »Qualitätszeit« erklären, also zu einer Zeit, in der wir uns ausschließlich uns selbst widmen. Eine Zeit, die wir uns schenken, um zu uns zu kommen, und die wir mit Dankbarkeit als etwas Besonderes erfahren.

Wie man einen guten Meditationssitz findet

Wenn wir längere Zeit regungslos sitzen möchten, um zu meditieren oder einfach nur in die Stille zu gehen, um wieder zu uns zu kommen, dann muss die Sitzhaltung, die wir dafür auswählen, uns unbedingt angenehm sein und uns ein Gefühl von Stabilität vermitteln. Diese beiden Qualitäten werden bereits in Patañjalis *Yoga-Sutra* erwähnt, in dem es heißt: »*sthirasukhamasanam*« (2.46), also: »Die ideale Haltung ist stabil und leicht zugleich.«[17] Auch der wichtigste Grundlagentext des *Hatha-Yoga*, die *Hatha-Yoga-Pradipika*, widmet den Sitzhaltungen sehr viel Aufmerksamkeit. Svatmarama, der Autor dieses weiteren Grundlagenwerks zum Yoga, führt unter den 15 *Asanas* acht Sitzhaltungen auf, die jeweils unterschiedliche energetische Aspekte in den Vordergrund stellen. Die Vielzahl der uns überlieferten Meditationshaltungen legt außerdem nahe, dass es wichtig ist, dass jeder Mensch eine Sitzhaltung findet, die zu ihm passt und in der er sich – vor allem bei längeren Meditationen – wohlfühlt. Das bedeutet auch, dass wir im Meditationssitz nicht erstarren sollten oder uns zu streng aufrichten sollten.

Sthira heißt ja einfach nur »stabil«, was meint, dass wir in uns ruhen können. Und die Qualität *sukha* (= »angenehm, mühelos«) weist uns darauf hin, dass wir innerlich so gelöst wie möglich bleiben sollten, da nur so die Lebensenergie *(Prana)* weiter in uns pulsieren und unser Atem weit und frei bleiben kann. Im modernen Yoga sind dafür alle Hilfsmittel erlaubt!

Worauf wir achten sollten:

- Achte zuerst darauf, dass die Unterlage deines Sitzes warm und weich ist, um Druckstellen an den Gelenken zu vermeiden.
- Probiere verschiedene Sitzhilfen aus, am besten sowohl Sitzkissen wie auch Sitzbänkchen. Es gibt sie heute in den unterschiedlichsten Formen, Farben und Ausführungen. Lass dein Gesäß, deinen Rücken und deine Knie entscheiden!
- Außerdem hilfreich: Kissen oder zusammengefaltete Decken unter den Knien (wenn du Meniskusprobleme hast), ein Polster unter den Fußrücken (wenn diese druckempfindlich sind), eine Stütze im Rücken (wenn deine Rückenmuskulatur noch nicht so kraftvoll ist) oder auch die Wand zum Anlehnen (wenn du merkst, dass du im Sitz schwankst, sobald du beginnst, dich zu entspannen).
- Wenn das alles nicht ausreicht, um zu einem bequemen Sitz zu finden, dann setz dich auf einen bequemen Stuhl, der dir eine aufrechte Haltung erlaubt. Das ist besser, als dich auf dem Boden zu plagen.
- Erlaubt ist einfach alles, was hilft und dem Zweck dient, uns in Ruhe sitzen zu lassen! Das ist das Einzige, was wirklich zählt, wenn wir das Meditieren lernen wollen oder länger in Vertiefungszuständen bleiben möchten.

Hinweis für Lehrende

Das Projekt, eine angenehme Sitzhaltung zu finden, die eine gute Aufrichtung und freies Atmen erlaubt, sollte ein grundlegender Bestandteil einer jeden persönlichen Yoga-Praxis und eines jeden Yoga-Unterrichts sein, denn die meisten westlichen Menschen haben Mühe, (länger) auf dem Boden zu sitzen. Hilfreich ist da das umfangreiche Angebot an unterschiedlichen Sitzhilfen. Idealerweise bietet man entweder eine ganze Stunde oder kontinuierlich etwas längere Phasen an, um mit den verschiedenen Sitzhaltungen zu experimentieren, und erklärt die Vor- und Nachteile einer jeden Sitzhaltung bzw. Sitzhilfe.
Eine stabile, von innen heraus aufgerichtete und dennoch angenehme Sitzhaltung braucht viel Vorbereitung, denn

- versteifte Gelenke der Füße, Knie, Hüften müssen mobilisiert werden,
- der Beckenraum sollte so ausgerichtet sein, dass ein müheloser und tiefer Atem unterstützt wird,
- der untere Rücken (Kreuzbein-/Lendenbereich) braucht einen flexiblen Halt, der möglich wird durch mobilisierende Übungen für die faszialen Strukturen des gesamten Beckenraums bis hoch zur Taille,
- die Brustwirbelsäule braucht mobilisierende Übungen, die ihr die Streckung (und damit Aufrichtung) erleichtern und langfristig Rundrücken und Skoliose entgegenwirken,
- der Brustkorb sollte mobilisiert werden, sodass das Atmen mühelos und fein werden kann – und doch nährend ist,
- die Schultern sollten in die Breite und Tiefe sinken dürfen,

- die Halswirbelsäule braucht (wie bereits die LWS) einen flexiblen Halt, sodass
- der Kopf so auf dem Oberkopf gehalten werden kann, dass der Nacken entspannt bleibt und freies Atmen möglich wird.

Dazu trägt gleichermaßen auch die Art bei, wie die Arme und Hände gehalten werden und ob – und wenn ja welche – Finger-Mudras *(Hasta Mudras)* geübt werden.
Die Aufzählung zeigt gut die Komplexität der Anforderungen von *Asana* als Sitzhaltung, und es ergibt durchaus Sinn, eine ganze Kurseinheit (von 10 bis 12 Wochen) diesem Thema zu widmen. Dies gilt besonders dann, wenn man plant, Meditationsübungen in den Unterricht zu integrieren, und vor allem, wenn Meditation das eigentliche Kursthema ist.

Was sonst noch hilfreich sein kann

Eine Gruppe bilden

Traditionell wurde und wird Meditation in der Gruppe gelehrt, und zwar ganz oft so, dass Anfänger*innen »quereinsteigen« und dadurch in die gesammelte, fokussierte und gleichzeitig entspannte Atmosphäre erfahrener Meditierender eintauchen können. Solch ein regelmäßiges Treffen in der Gruppe ist leider für uns moderne westliche Menschen oft schon aus Termingründen schwierig. Was aber sehr gut klappt und erstaunlich hilfreich ist, ist, wenn wir uns z. B. mit einer Freundin/einem Freund oder einer Kollegin/einem Kollegen in einer WhatsApp-Gruppe (oder etwas Ähnlichem) zur Meditation verabreden. Das kann jeden Morgen oder Abend zu einem festen Termin sein, bei dem man sich zunächst untereinander begrüßt, sich eine schöne Erfahrung wünscht und sich eventuell hinterher auch noch kurz austauscht. Das hilft besonders zu Beginn, um sich gegenseitig zu unterstützen und immer wieder aufs Neue die Disziplin aufzubringen, sich auf sein Meditationskissen zu setzen. Sobald wir merken, wie gut uns diese Zeit mit uns tut, werden wir uns nicht mehr gegenseitig daran erinnern müssen, unsere Absicht zu meditieren auch wirklich in die Tat umzusetzen. Aber auch dann ist es gut, einen/eine Gesprächspartner*in zu haben, mit der/dem wir uns über unsere Erfahrungen und Erlebnisse austauschen können.

Ein Meditationstagebuch führen

Das Notieren des Erlebten nach der Meditation nimmt der Erfahrung die Flüchtigkeit. Schließlich hat jede Meditation das Potenzial kleiner oder größerer Aha-Erlebnisse, in denen wir etwas über uns oder bestimmte Ereignisse erkennen und lernen können. Auf jeden Fall werden wir im Laufe der Zeit merken, womit wir gut zurechtkommen und was bei uns auf die Dauer gut »funktioniert«, um die Aufmerksamkeit und Achtsamkeit zu halten und mit den Hindernissen, die unvermeidlich auftreten, klarzukommen.

Wenn wir über einen längeren Zeitraum hinweg mit wenigen Worten beschreiben, wie wir uns gefühlt haben, was gut lief, was nicht so gut lief und was wir an Erkenntnissen gewinnen konnten, dann entsteht in uns »Selbstbewusstheit«. Ohne diese Notizen könnten wir kaum merken, was sich in uns verändert und welche Themen sich auflösen und welche weiterbearbeitet werden wollen oder sogar noch mehr Aufmerksamkeit einfordern (z. B. Selbstmitgefühl). Besonders schön ist es allerdings, dass wir unterstützt durch die Notizen in unserem Meditationstagebuch immer wieder erinnernd auf bestimmte Schlüsselerlebnisse zurückgreifen können. (Ein Beispiel und ein Formular für so ein Tagebuch finden sich im Anhang.)

Ein Retreat besuchen

Meditationsretreats sind vielleicht die beste Maßnahme, um zu einer stabilen Meditationspraxis zu finden, denn sie bieten uns eine Struktur, die in der Regel über einen längeren Zeitraum angelegt ist. Dadurch können in uns förderliche und heilsame neue Gewohnheiten entstehen: die Gewohnheit, immer wieder einmal innezuhalten, die Gewohnheit, uns regelmäßig in die Stille zu setzen, und vor allem die Gewohnheit, einen bewussten achtsamen inneren Dialog mit uns selbst aufrechtzuerhalten.

Die sehr gut erforschte Struktur der *Mindfulness-based Stress Reduction* (MBSR) zeigt deutlich, dass unser Gehirn mindestens 80 Tage regelmäßiger Praxis braucht, um neue neuronale Netzwerke zu bilden, die das Gelernte repräsentieren und so stabil sind, dass sie auch unter Stress funktionieren.

Retreats sind in der Regel Gruppenveranstaltungen, sodass wir in unserer Konzentration und Achtsamkeit von der Gruppenenergie getragen werden. Oft sind Meditationsretreats so angelegt, dass man so gut wie die gesamte Zeit schweigend verbringt, was einen immer sehr auf die Begegnung mit sich selbst zurückwirft. Das ist nicht immer angenehm, und alle, die schon einmal an solchen Schweigeseminaren teilgenommen haben, berichten, dass sie teilweise »ganz schön am Rad gedreht« haben, also an ihre Grenzen kamen.

In der Rückschau bewerten aber fast alle diese Zeit der Stille und Sammlung, die sie sich in einem solchen Retreat sowohl gegönnt als auch zugemutet haben, als außerordentlich wertvoll.

Einzelsitzungen bzw. Einzelgespräche buchen

Einzelgespräche mit der Meditationslehrerin/dem Meditationslehrer sind üblicherweise ein integraler Bestandteil von Meditationsretreats. Wenn wir keine Möglichkeiten haben, solche

Retreats zu besuchen, dann sollten wir uns zumindest immer wieder einmal eine Einzelstunde bzw. ein Gespräch bei unserer Lehrerin/unserem Lehrer buchen.

Wie schon weiter oben diskutiert, brauchen wir von Zeit zu Zeit den Austausch mit einem Menschen, der schon länger auf dem Weg der Meditation unterwegs ist, denn nur sie oder er kann uns helfen abzuschätzen, wo wir gerade stehen, wie sich unser Weg entwickelt oder ob wir irgendwo feststecken. Da unsere Eigenwahrnehmung natürlicherweise diverse blinde Flecken aufweist, brauchen wir die Informationen, die der Fremdwahrnehmung – also der Wahrnehmung aus einer bestimmten Distanz heraus – durch einen anderen Menschen entspringen.

Solche Einzelgespräche sind heutzutage auch per Zoom oder Skype möglich. Manchmal ist so eine Einzelsitzung einfach ein freundliches Gespräch, oft aber enorm inspirierend und wegweisend. Auf jeden Fall ist in der Sichtweise aller Traditionen eine echte innere Entwicklung ohne diese Gespräche/diesen Austausch gar nicht denkbar.

Vorschläge zum Umgang mit den Meditationstexten

Alle Texte für die Meditationsanleitungen in diesem Buch sind entstanden im Rahmen eines achtwöchigen Einführungskurses in die Yoga-Meditation für die Online-Yoga-Plattform yogaeasy.de und sind dort auf der Website als Tondateien zu finden.[18] Wenn du diese Texte als Anleitungen für deinen Unterricht benutzen möchtest, empfehle ich dir, dass du sie dir auf dein Smartphone (Sprachmemo) aufsprichst und dir dann das von dir gesprochene Tondokument anhörst. Dadurch wird schnell klar, was für dich funktioniert und wo du Änderungen vornehmen möchtest.

Wenn du die Texte selber als Anleitungen für deine eigene Meditationspraxis nutzen möchtest, kannst du entweder die von mir gesprochenen Tondateien bei yogaeasy nutzen, oder du sprichst dir die Texte auf dein Smartphone oder lässt sie von jemandem einsprechen. Letzteres ist oft besser, weil man an der eigenen Stimme immer irgendetwas auszusetzen hat und sich dann nicht wirklich auf die Meditationen einlassen kann. Fühl dich auf jeden Fall frei, die Texte der Anleitungen bei Bedarf so für dich abzuwandeln, dass sie stimmiger für dich werden.

Basiskurs 1: Stabilisierung des Geistes

Die ersten Lektionen des Kurses »Einführung in die Yoga-Meditation« sollen den Teilnehmenden vor allem aufzeigen, dass es in Ordnung ist, wenn ihr Geist so unruhig, bewegt und unternehmungslustig daherkommt wie im Alltag. Dieses immer wieder geäußerte »Du bist okay! Gut so! Mach weiter!« möchte Mut machen. Gleichzeitig aber werden in diesem Kurs auch diverse Strategien aufgezeigt, wie wir zum einen der Natur unseres Geistes – dem »Monkey Mind« – gerecht werden können, ohne uns von seinen Aktivitäten vereinnahmen zu lassen. Die Übersicht zeigt, wie die Teilnehmenden angeleitet werden, zunächst zur Zuschauerin/zum Zuschauer und dann zur Beobachterin/zum Beobachter dieses inneren Treibens zu werden. Diese innere Einstellung erlöst uns davon, Widerstand gegen den eigenen Geist aufzubauen oder uns über uns selbst zu ärgern. Die Teilnehmenden werden stattdessen eingeladen, sich selbst mit Neugier und Offenheit zu begegnen, Achtsamkeit für ihr Denken und Fühlen (Mindsight) zu entwickeln.

All diese Themen werden über die zehn Lektionen hinweg mit leicht veränderter Wortwahl und etwas verändertem Fokus von Mal zu Mal wiederholt, damit sie sich einprägen und im Gehirn als neuronale Netzwerke verankert werden können. Das braucht natürlich länger als die hier vorgegebenen zehn

Tage, aber da die Schulung des Geistes als Thema in der Gesamtheit des achtwöchigen Kurses immer gegenwärtig bleibt, können wir davon ausgehen, dass sie nachhaltige Spuren im Gehirn hinterlassen wird.

Die Themen des ersten Kurses zur Stabilisierung des Geistes

1. Tag: Einführung in die Struktur und die Themen
2. Tag: Gedanken nicht bekämpfen, sondern die »wilden Affen« sich selbst überlassen und sich nicht vereinnahmen lassen
3. Tag: Zuschauer des Treibens der Gedanken werden
4. Tag: Zum Status des Beobachters/des Zeugen, Lösen der Identifikation mit den Gedanken (»Ich bin nicht meine Gedanken!«)
5. Tag: Zuschauen, wie das Gehirn so »vor sich hin denkt« und sich dabei »aufräumt«
6. Tag: Was tun, wenn Gedanken auftauchen, die wirklich Beachtung brauchen? Lernen, auf die innere Stimme zu hören, die differenzieren kann, was wirklich wichtig ist
7. Tag: Loslassen von Ablehnung und Widerstand gegen die Unruhe des Geistes – stattdessen Akzeptanz
8. Tag: In Gleichmut mit den eigenen Gedanken sein, »Denkpausen« im Alltag einrichten
9. Tag: Achtsamkeit verändert das Gehirn, ständig gleiche Abläufe helfen, Gelerntes in neuronalen Netzwerken zu verankern
10. Tag: Meditation als Mittel gegen Stress (Stressantwort) durch die Zuwendung zum eigenen Sein (Selbsterfahrung und Selbsterkundung)

Basiskurs 1 – 1. Tag: Einführung in die Struktur und die Themen

Willkommen zu unserer Einführung in die Yoga-Meditation. In den kommenden acht Wochen hast du Gelegenheit, Schritt für Schritt zu üben, deinen Geist zu schulen, damit er ruhiger, klarer und stabiler wird. Der Aufbau dieses Kurses folgt den Erkenntnissen der Neurobiologie der letzten Jahre. Deswegen kann ich dir versichern: Wenn du dich regelmäßig der kurzen Meditationspraxis widmest, wirst du sicher die wohltuenden und heilsamen Wirkungen der Yoga-Meditation in dir erfahren.

Die Struktur der einzelnen Lektionen ist immer gleich aufgebaut, während die Inhalte leicht variieren. Diese Wiederholungen bestimmter Formulierungen helfen deinem Gehirn, neue Nervenverschaltungen – oder im Fachausdruck »neuronale Netzwerke« – anzulegen, die nach einigen Wochen des Trainings selbstständig funktionieren. Das bedeutet, dass du lernen kannst, mit belastenden und beunruhigenden Situationen und den damit zusammenhängenden Gedanken und Gefühlen anders umzugehen – und zwar gleichmütiger und gelassener. Das bedeutet, dass du Stress nicht mehr so intensiv erfahren wirst und insgesamt ruhiger, klarer und belastbarer werden wirst.

Das hört sich gut an und ist auch erwiesenermaßen gut, um gesund zu bleiben – oder wieder gesund zu werden. Deswegen lass uns nun gleich mit der Praxis beginnen!

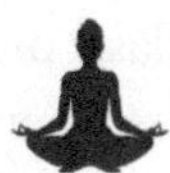

- Finde zunächst eine Sitzhaltung, in der du sowohl aufgerichtet, stabil und auch bequem sitzen kannst. Lehn dich gern an; das ist besonders zu Beginn sehr hilfreich.

- Werde dir bewusst, wo du Kontakt zum Boden oder zur Sitzfläche hast. Stell dir vor, dich über die Basis deines Körpers tief in der Erde zu verwurzeln. Diese Vorstellung wird dir helfen, die ruhige und stabile Kraft der Erde zu spüren. Die Erde trägt dich und gibt dir Halt. Spüre dich tief in sie hinein.
- Nimm nun einige ruhige tiefe Atemzüge und schließe die Augen.
- Werde dir bewusst, wie du dich aktuell fühlst. Wie ist deine körperliche Befindlichkeit?
- Um das besser erspüren zu können, wandere mit der Wahrnehmung langsam und achtsam von oben nach unten durch dich hindurch.
- Werde dir bewusst, wie du dich in den verschiedenen Räumen deines Körpers wahrnimmst. Was immer du wahrnimmst, nimm es einfach nur zur Kenntnis, ohne es zu bewerten oder zu kommentieren.
- Wie erfährst du dich gerade jetzt in deinem Kopfraum – im Hals und im Nacken – im Bereich der Schultern – in den Armen und Händen – im Brustraum – im Bauchraum – im Beckenraum – im Rücken – in den Beinen und Füßen?
- Erspüre, wo du dich als weit und wo du dich als eng erfährst.
- Erspüre, wo du dich als entspannt und lebendig erfährst und wo in dir Zonen der Anspannung sind.
- Wo in dir erfährst du dich als kraftvoll? Wo bist du angestrengt und vielleicht angespannt?
- Spüre nun die Bewegungen deines Atems.
- Ohne dass du irgendetwas tun musst, kommt der Atem zu dir, verweilt kurz und verlässt dich wieder.
- Werde dir bewusst, wie der Atem kommt und geht – kommt und geht. In diesem Kommen und Gehen bewegt er dich ganz sanft.
- Spüre die Atembewegungen. Wo erfährst du sie? Mehr im Brustraum? Oder eher im Bauch oder im Beckenraum?

- Atme ganz entspannt weiter und lass, so gut du kannst, den Atem einfach geschehen.
- Es ist ganz normal, dass dein Geist in dieser Atembeobachtung immer wieder abschweift. Genau wie der Atem kommen die Gedanken, bleiben kurz und gehen wieder.
- Lass die Gedanken einfach da sein. Wenn sie einfach da sein dürfen, werden sie dich nicht mehr so stören.
- Um dem Geist zu helfen, ausgerichtet zu bleiben, zähle nun deinen Atem.
- Zähle: einatmen – 1 / ausatmen – 1 · einatmen – 2 / ausatmen – 2 · einatmen – 3 / ausatmen – 3 einatmen – 4 / ausatmen – 4 · einatmen – 5 / ausatmen – 5 · usw. bis 10 … und dann beginne wieder von vorne.
- Lass den Atem dabei ganz ruhig fließen, ohne irgendetwas von ihm zu wollen, ohne jede Atemkontrolle.
- Wenn du mittendrin plötzlich nicht mehr weißt, bei welcher Zahl du bist, beginne einfach ganz entspannt wieder bei 1 …
- (15 Sek. Pause)
- Dann lass das Zählen und sei einfach noch für eine kleine Weile mit deinem entspannten Atem.
- Lass deinen Geist ganz frei – ohne eine besondere Ausrichtung, ohne jeden Fokus. Lass ihn ausruhen und lade ihn ein, eine kleine Weile einfach nichts zu tun und zu entspannen …
- (10 Sek. Pause)
- Dann vertiefe deinen Atem. Beginn dich zu bewegen und öffne die Augen.
- Lehne dich noch einen Moment entspannt zurück und werde dir bewusst, wie du dich jetzt fühlst. Fühlst du dich etwas ruhiger? Fühlst du dich erfrischt?
- Danke dir, dass du dir diese Zeit mit dir geschenkt hast, und lobe dich dafür.

Basiskurs 1 – 2. Tag: Gedanken nicht bekämpfen

Willkommen zurück zu unserer Einführung in die Yoga-Meditation.

Gestern hast du einfach begonnen. Du hast dich hingesetzt, hast in dich hineingespürt und warst eine Weile mit deinem Atem in der Stille. Und du hast wahrscheinlich gespürt, was die Yoga-Meister meinen, wenn sie die Aktivitäten unseres Geistes mit einer Horde wilder Affen vergleichen.

Wenn du dir vorstellst, wie du versuchst, die wild herumspringenden Affen deiner Gedanken zu beruhigen, wird dir schnell klar werden, dass sie das wahrscheinlich zu noch mehr Unruhe ermuntern wird. Sie werden richtig »aufdrehen«, wenn sie merken, dass du ihnen deine Aufmerksamkeit schenkst.

Dein Geist wird also eher noch unruhiger, und die Stille wird unerträglich werden. Das ist genau der Grund, warum wir so schnell denken: »Meditation ist nichts für mich«, und wir gleich wieder aufgeben.

Die Yoga-Meister beobachteten, dass Gedanken es jedoch gar nicht mögen, wenn man ihnen keine Aufmerksamkeit schenkt. Deshalb empfehlen sie uns, dass wir die Gedanken doch einfach sich selbst überlassen sollen. Sie sind dann wirklich wie die Affen: Ohne ein Publikum und sich selbst überlassen sitzen sie auch nach dem wildesten Geschrei nach einer Weile friedlich in Grüppchen und lassen nun ihrerseits den Dingen ihren Lauf.

Lass deswegen die Gedanken machen, was sie wollen, und mach du das, was du dir vornimmst: in dich hineinspüren, deinen Atem beobachten, deinen Atem zählen. Sich nicht von jedem Gedanken vereinnahmen lassen – genau das schult unseren Geist. Und das kannst du gleich wieder trainieren.

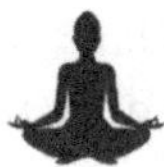

- Finde nun zunächst wieder eine Sitzhaltung, in der du sowohl aufgerichtet, stabil als auch bequem sitzen kannst. Scheu dich nicht, dich in den ersten Wochen anzulehnen. Dann ist es gleich weniger anstrengend, eine kleine Weile ruhig zu sitzen.
- Nimm ganz bewusst den Kontakt deines Körpers zur Erde wahr. Spüre, wie er sein Gewicht an den Boden abgibt, und verwurzele dich wieder so tief wie möglich in der Erde.
- Spüre, sieh oder denke dir schöne, tiefe und solide Wurzeln. Über sie kannst du dich immer wieder verbinden mit der Stabilität und Ruhe der Erde, die dich trägt.
- Nimm nun einige ruhige, tiefe Atemzüge und schließe die Augen.
- Werde dir bewusst, wie du dich gerade jetzt fühlst. Wie ist deine körperliche Befindlichkeit? Wie geht es dir?
- Um dich besser in dich einfühlen zu können, wandere wieder langsam und achtsam mit der Wahrnehmung von oben nach unten durch dich hindurch.
- Werde dir bewusst, wie du dich in den verschiedenen Räumen deines Körpers erfährst. Was immer du in ihnen wahrnimmst, nimm es einfach nur zur Kenntnis, ohne es zu bewerten oder zu kommentieren, denn jede Bewertung und jeder Kommentar geben den Affen deiner Gedanken Futter.
- Werde dir bewusst: Wie erfährst du dich gerade jetzt im Kopfraum – im Hals und im Nacken – in deinen Schultern – in den Armen und Händen – im Brustraum – im Bauchraum – im Beckenraum – im Rücken – in deinen Beinen und Füßen?
- Wie erfährst du dich in der Gesamtheit deines Körpers? Wo ist Enge? Wo erfährst du Raum in dir? Wo fühlst du dich schwer? Wo leichter? Wo erfährst du dich als gelöst und frei? Wo bist du angespannt oder sogar verspannt?

- Spüre nun die Bewegungen deines Atems.
- Wieder gibt es nichts für dich zu tun, denn ganz von selbst kommt der Atem zu dir – er verweilt kurz und verlässt dich wieder.
- Werde dir bewusst, wie der Atem kommt und geht – kommt und geht.
- Spüre die Atembewegungen. Wo bewegt er dich in diesem Kommen und Gehen?
- Wo erfährst du deinen Atem? Mehr im Brustraum? Oder eher im Bauch oder im Beckenraum?
- Atme ganz entspannt weiter und lass, so gut du kannst, den Atem einfach nur geschehen.
- Beobachte seinen ruhigen Rhythmus, und wenn Gedanken kommen, lass sie in Ruhe kommen, verweilen und vergehen.
- Erinnere dich an die Affen, die nur dann zur Ruhe finden können, wenn man ihnen die Aufmerksamkeit entzieht.
- Um dem Geist zu helfen, in der Atem-Achtsamkeit zu bleiben, zähle nun deinen Atem.
- Zähle: einatmen – 1 / ausatmen – 1 · einatmen – 2 / ausatmen – 2 · einatmen – 3 / ausatmen – 3 · einatmen – 4 / ausatmen – 4 · einatmen – 5 / ausatmen – 5 · usw. bis 10 – und dann beginne wieder von vorne …
- Lass den Atem dabei ganz ruhig fließen, ohne irgendetwas von ihm zu wollen, ohne jede Atemkontrolle.
- Wenn du vergessen hast, bei welcher Zahl du gerade warst, beginne einfach ganz entspannt wieder bei 1 …
- (15 Sek. Pause)
- Dann lass das Zählen und sei einfach noch für eine kleine Weile mit deinem entspannten Atem.
- Lass deinen Geist ganz frei, ohne eine besondere Ausrichtung, ohne jeden Fokus. Lass ihn ausruhen und lade ihn ein, eine kleine Weile einfach nichts zu tun und zu entspannen …
- (10 Sek. Pause)

- Dann vertiefe deinen Atem. Beginn dich zu bewegen und öffne die Augen.
- Lehne dich noch einen Moment entspannt zurück und werde dir bewusst, wie du dich jetzt fühlst. Wie war das, den Gedanken einfach nur mal zuzuschauen?
- Danke dir, dass du dir Zeit für die Meditation genommen hast, und lobe dich.

Basiskurs 1 – 3. Tag: Zuschauer des Treibens der Gedanken werden

Willkommen zur dritten Lektion unserer Einführung in die Yoga-Meditation.

Vermutlich hast du gestern einige interessante Erfahrungen gemacht, als du nicht mehr wie sonst immer versucht hast, die »wilden Affen« deiner Gedanken zu kontrollieren, sondern sie vielmehr mal sich selbst überlassen hast. Meistens geschieht dann Folgendes: Unser Geist – also der Bereich, in dem all diese Gedanken entstehen – ist zunächst verblüfft, dass wir ihm nicht die gewohnte Art von Aufmerksamkeit zukommen lassen.

Bis jetzt konnte in uns in der Regel jeder Gedanke des Weges kommen und uns einfach mit sich nehmen: z. B. in die Vergangenheit zu einer Situation, die uns noch immer beschäftigt, oder in die Zukunft, zu all unseren Plänen und oft auch Sorgen. Als die Gedanken merkten, dass du nicht so leicht mehr zu »entführen« warst, weil du nun darauf geachtet hast, etwas mehr bei dir zu bleiben, haben sie vielleicht noch mal so richtig alles gegeben, um deine Aufmerksamkeit zu fesseln.

Dass die Gedanken sich nicht so einfach abwimmeln lassen, wurde sogar von Buddha selbst berichtet, als er sich unter dem Bodhi-Baum ganz in die Erfahrung seines Seins versenkte. Es ging dir also auch nicht anders als dem Buddha. Das zeigt nur, dass Gedanken gerne Macht über uns haben und es lieben, uns nach ihrer Pfeife tanzen zu lassen. Meist führen sie sich auf, als wenn sie die Herren im Hause unseres Geistes wären. Dabei sollen sie uns doch vor allem dazu dienen, in Kontakt mit unserem Verstand zu kommen, um etwas zu verstehen und es dann auch ausdrücken zu können.

Auch heute werden die Gedanken, sobald du in die Ruhe kommen willst, sicher wieder alles versuchen, um dich an sich zu binden und dich für ihre Anliegen zu interessieren. Bleibe deswegen auch heute konsequent und nicht mehr als ein Zuschauer/eine Zuschauerin ihres Treibens. Und falls ein Gedanke besonders aufdringlich ist, sage ihm klar und deutlich: »Jetzt nicht!« Vermutlich bist du schon ganz interessiert, wie das geht. Deswegen beginnen wir nun auch mit der Übungspraxis.

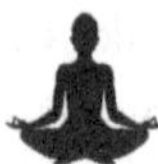

- Dafür finde zunächst wieder eine Sitzhaltung, in der du dich heute sowohl als aufgerichtet als auch als stabil erfährst und in der du bequem sitzen kannst. Lehn dich ruhig an oder stütze deine Knie ab. Alles ist erlaubt, solange du nur gut und möglichst störungsfrei im Sitz verweilen kannst.
- Nimm wieder bewusst deinen Kontakt zur Erde wahr. Spüre, wie du dein Gewicht über das Becken und die Beine und Füße an den Boden abgibst.
- Verwurzle dich wieder so tief wie möglich in der Erde, spüre, sieh oder denke dir dafür richtig schöne, tiefe und solide Wurzeln. Sie verbinden dich mit der Stabilität und Ruhe der Erde, die dich trägt.
- Nimm dann einige ruhige, tiefe Atemzüge und schließe die Augen.
- Werde dir bewusst, wie du dich gerade jetzt fühlst. Wie ist

heute deine körperliche Befindlichkeit? Wie geht es dir jetzt gerade?

- Um das besser und genauer erfahren zu können, wandere nun wieder langsam und achtsam mit der Wahrnehmung – wie mit einem Scanner – von oben nach unten durch dich hindurch. Mach auf diese Weise einen »Bodyscan« …
- Werde dir dabei bewusst, wie du dich in den verschiedenen Räumen deines Körpers erfährst.
- Erinnere dich: Was immer du wahrnimmst, nimm es einfach nur zur Kenntnis, ohne es zu bewerten oder zu kommentieren. Alles, was du in dir wahrnimmst, ergibt Sinn hinsichtlich deiner Lebensführung und deiner aktuellen Lebensverhältnisse. Das, was du in dir zur Kenntnis nimmst, ist immer nur das Resultat deines gelebten Lebens.
- Spüre dich ein in jeden Raum: den Kopfraum – Hals und Nacken – die Schultern – Armen und Hände – Brustraum – Bauchraum – Beckenraum – Rücken – Beine und Füße.
- Wie erfährst du dich in der Gesamtheit deines Körpers?
- Werde dir auch deiner geistigen und emotionalen Befindlichkeit bewusst. Erfährst du dich eher als ruhig oder als unruhig? Als leicht oder eher belastet? Nimm auch in dieser Hinsicht einfach nur zur Kenntnis, was sich jetzt gerade zeigt …
- Spüre nun die Bewegungen deines Atems …
- Beobachte, wie dein Atem ganz von selbst kommt, kurz verweilt und dich wieder verlässt.
- Werde dir bewusst, wie der Atem kommt und geht – kommt und geht …
- Spüre die Atembewegungen. Wo bewegt er dich in diesem Kommen und Gehen. Wo erfährst du deinen Atem: mehr im Brustraum? Oder eher im Bauch oder im Beckenraum? Ist er weit und frei oder engt ihn etwas ein?
- Atme nun so entspannt wie möglich weiter und lass den Atem einfach nur geschehen …

- Beobachte seinen ruhigen Rhythmus, und wenn Gedanken kommen, lass sie in Ruhe kommen, verweilen und vergehen. Sei einfach nur ein Beobachter, ohne dich einzumischen oder etwas zu wollen.
- Nur wenn ein Gedanke dich mit sich nehmen will, wende dich von ihm ab und kehre bewusst und aktiv in aller Ruhe und Gelassenheit zurück in die Atem-Achtsamkeit …
- (15 Sek. Pause)
- Um dem Geist zu helfen, beim Atem zu bleiben, zähle nun deinen Atem.
- Wie gewohnt: einatmen – 1 / ausatmen – 1 · einatmen – 2 / ausatmen 2 · einatmen – 3 / ausatmen 3 · einatmen – 4 / ausatmen 4 · usw. bis 10 – und dann wieder von vorne …
- (15 Sek. Pause)
- Lass den Atem weiter ganz ruhig fließen, ohne irgendetwas von ihm zu wollen, ohne jede Atemkontrolle …
- Wenn du vergessen hast, bei welcher Zahl du gerade warst, beginne einfach ganz entspannt wieder bei 1 …
- (15 Sek. Pause)
- Dann lass das Zählen und sei einfach noch für eine kleine Weile mit deinem entspannten Atem …
- Und nun lass deinen Geist ganz frei – ohne jede Ausrichtung, ohne jeden Fokus. Lass ihn ganz in Ruhe und lade ihn ein, eine kleine Weile einfach nichts zu tun und zu entspannen … oder lass ihn spazieren gehen, wenn es das ist, was er jetzt braucht …
- (10 Sek. Pause)
- Dann vertiefe deinen Atem und nimm einige ruhige, tiefe Atemzüge.
- Beginn dich zu bewegen und öffne wieder die Augen.
- Lehn dich auch heute noch einen Moment zurück und werde dir bewusst, wie du dich jetzt fühlst. Wie war das, den Gedanken einfach nur zu beobachten – und nichts zu tun? Das ist zu Beginn sehr ungewohnt. Auf die Dauer aber hilft es wirklich sehr, den Geist ruhiger werden zu lassen.

- Und nun danke dir, dass du dir Zeit für die Meditation genommen hast und lobe dich für deine Bemühungen.

Bis morgen, zur vierten Lektion unseres Trainings.

Basiskurs 1 – 4. Tag: Zum Status des Beobachters/des Zeugen

Willkommen zur vierten Lektion unserer Einführung in die Yoga-Meditation. Obwohl die gesundheitsfördernden und heilsamen Wirkungen einer regelmäßigen Meditationspraxis sehr gut wissenschaftlich erforscht und bewiesen sind, liegt die Abbrecherquote der Anfänger*innen bei mehr als 80 Prozent! Nachfragen ergaben, dass die meisten dieser Abbrecher*innen der Meinung waren, dass Meditieren bedeutet, dass man sich hinsetzt, die Augen schließt - und es dann ganz still wird im Geist (bzw. sollte es ganz still im Geist werden).

Tatsächlich aber sind da bei fast jedem Menschen zunächst vor allem die »Horden« von affengleichen Gedanken - also genau das Gegenteil von Sammlung, Ruhe oder gar Stille. Wenn einem nun niemand erklärt, was es mit dieser plötzlich so spürbaren geistigen Unruhe auf sich hat, dann denkt man ganz natürlich: »Ich kann das nicht!« Und man gibt auf! Schade - denn das muss nicht sein!

Du hast bereits ein sehr hilfreiches Konzept kennengelernt, um nicht mehr so ohne Weiteres von dieser Unruhe ergriffen zu werden, als ich dir geraten habe, die Gedanken einfach Gedanken sein zu lassen und - anstatt auf sie einzugehen - ihnen nur noch zuzuschauen.

Der Vorteil dabei ist, dass wir dann, wenn wir zum Beobachter/zur Beobachterin werden, viel besser bei uns bleiben können. Wenn wir uns immer wieder üben, in diesem Beobachterstatus zu verweilen, dann werden wir glasklar erkennen, dass viele der Gedanken, die uns »durch den Kopf gehen«, nicht unbedingt wirklich etwas mit uns zu tun haben.

Wenn die äußeren Reize fehlen, dadurch, dass wir uns in uns zurückgezogen haben, merken wir erst einmal, was so in unserem Inneren abgeht. Plötzlich werden wir Zeuge/Zeugin davon, wie unser Gehirn so vor sich hin denkt – einfach, weil Denken nun einmal sein Job ist und es damit gewissermaßen seine »Betriebstemperatur« aufrechterhält.

Wir merken, dass nicht jeder dieser Gedanken etwas bedeuten muss. Und nach einer Weile werden wir sogar erkennen, dass Gedanken oft ein Eigenleben führen. Das bedeutet, dass nicht jeder Gedanke etwas mit mir zu tun hat.

Die Yoga-Meister sagen deswegen sei jeher: »Du bist *nicht* deine Gedanken!«, und helfen uns damit, uns von der Verhaftung mit all dem zu lösen, was uns den lieben langen Tag innerlich beschäftigt. Als Beobachter*innen unserer Gedanken können wir sie einfach da sein lassen – ohne auf sie reagieren zu müssen.

Das ist in vielen Lebenssituationen hilfreich, besonders aber dann, wenn uns dunkle oder belastende Gedanken belagern. Deswegen lass uns jetzt gleich wieder mit dem Üben beginnen!

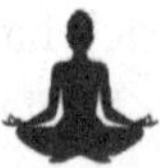

- Dafür finde zunächst wieder eine Sitzhaltung, in der du dich gerade jetzt sowohl als aufgerichtet als auch als stabil erfährst und in der du bequem sitzen kannst. Lehn dich ruhig an oder stütze deine Knie ab. Achte immer darauf, dass du wirklich gut und möglichst störungsfrei sitzen kannst.
- Nimm bewusst den Kontakt deines Körpers zur Erde wahr. Spüre, wie er sein Gewicht über Becken, Beine und Füße an den Boden abgibt.
- Verwurzle dich wieder so tief wie möglich in der Erde. Spüre,

sieh oder denke dir richtig schöne, solide Wurzeln, die sich tief und breit in die Erde senken. Sie verbinden dich mit der Stabilität und Ruhe der Erde, die dich trägt.

- Nimm dann einige ruhige, tiefe Atemzüge und schließe die Augen.
- Werde dir bewusst, wie du dich gerade jetzt fühlst. Wie ist heute deine körperliche Befindlichkeit? Wie geht es dir gerade jetzt?
- Und dann wandere langsam und achtsam mit der Wahrnehmung – wie mit einem Scanner – von oben nach unten durch dich hindurch. Mach auf diese Weise einen aktuellen »Bodyscan« …
- Werde dir dabei bewusst, wie du dich gerade jetzt in den verschiedenen Räumen deines Körpers erfährst.
- Was immer du wahrnimmst, nimm es einfach nur zur Kenntnis, ohne es zu bewerten oder zu kommentieren. Denke daran: Was immer du in dir zur Kenntnis nimmst, ist Ausdruck und Resultat deines gelebten Lebens.
- Spüre dich ein in jeden deiner inneren Räume: den Kopfraum – Hals und Nacken – die Schultern – Arme und Hände – Brustraum – Bauchraum – Beckenraum – Rücken – Beine und Füße …
- Wie erfährst du dich in der Gesamtheit deines Körpers?
- Werde dir auch wieder deiner geistigen und emotionalen Befindlichkeit bewusst.
- In welcher Geistesverfassung und in welcher Gestimmtheit erfährst du dich gerade? Auch in dieser Hinsicht nimm einfach nur zur Kenntnis, was sich dir jetzt gerade zeigt.
- Spüre nun die Bewegungen deines Atems …
- Beobachte, wie dein Atem ganz von selbst in dich einströmt, kurz verweilt und wieder aus dir ausströmt.
- Werde dir bewusst, wie der Atem kommt und geht – kommt und geht – wie er unablässig strömt.
- Spüre die Atembewegungen. Wo bewegt er dich in seinem

Ein- und Ausströmen? Wie erfährst du die Qualität deines Atems: Ist er weit und frei, oder engt ihn etwas ein? Kann er frei strömen? Ist er eher tief oder eher flach?

- Atme nun ganz entspannt weiter und lass den Atem einfach nur geschehen …
- Beobachte seinen ruhigen Rhythmus.
- Wenn Gedanken kommen, lass sie kommen, verweilen und vergehen. Sei einfach nur Beobachter und sieh, wie sie ihrer Natur und inneren Dynamik gehorchen. Lass sie einfach da sein, ohne dich einzumischen oder dich von ihnen beeinflussen zu lassen.
- Nur wenn ein Gedanke dich mit sich nehmen will, kehre bewusst und aktiv in aller Ruhe und Gelassenheit zurück in die Atem-Achtsamkeit …
- (15 Sek. Pause)
- Um dem Geist zu helfen, beim Atem zu bleiben, zähle wieder deinen Atem, wie gewohnt: einatmen – 1 / ausatmen – 1 · einatmen – 2 / ausatmen – 2 · einatmen – 3 / ausatmen – 3 · einatmen – 4 / ausatmen – 4 · usw. bis 10 – und dann wieder von vorne …
- Lass den Atem dabei weiter ganz ruhig fließen, ohne irgendetwas von ihm zu wollen, ohne jede Atemkontrolle, also ohne den Atem vertiefen oder verlangsamen zu wollen …
- Wenn du vergessen hast, bei welcher Zahl du gerade warst, beginne einfach ganz entspannt wieder bei 1 …
- (20 Sek. Pause)
- Dann lass das Zählen und sei einfach noch für eine kleine Weile mit deinem entspannten Atem …
- (10 Sek. Pause)
- Und nun lass deinen Geist ganz frei, ohne jede Ausrichtung, ohne jeden Fokus. Lass ihn ganz in Ruhe und lade ihn ein, eine kleine Weile einfach nichts zu tun und zu entspannen … oder lass ihn spazieren gehen …
- (10 Sek. Pause)

- Dann vertiefe deinen Atem und nimm einige ruhige, tiefe Atemzüge. Beginn dich zu bewegen und öffne wieder die Augen.
- Lehne dich auch heute wieder einen Moment zurück und werde dir bewusst, wie du dich jetzt fühlst.
- Vielleicht ging es schon etwas leichter, die Gedanken einfach mal sich selbst zu überlassen. Natürlich wirst du dich - schon aus reiner Gewohnheit - immer wieder auf einen Gedanken einlassen und sogar mit ihm gehen. Sich nicht einzumischen und Beobachter zu sein braucht Übung - und damit hast du ja gerade erst begonnen.
- Deswegen danke dir für dein heutiges Bemühen und dafür, dass du dir Zeit für die Meditation genommen hast, und lobe dich.

Basiskurs 1 – 5. Tag: Zuschauen, wie das Gehirn so »vor sich hin denkt« und sich dabei »aufräumt«

Willkommen zur fünften Lektion unserer Einführung in die Yoga-Meditation. Wie schön, dass du wieder dabei bist! In den letzten Tagen habe ich versucht, dir zu helfen zu akzeptieren, dass kaum, dass wir die Augen schließen und die Stille suchen, es in unserem Inneren fast immer zunächst einmal so richtig abgeht. Eigentlich kann man gar nichts anderes erwarten, denn die Verarbeitung all der äußeren Reizen überdeckt sonst einfach nur all die inneren Aktivitäten unseres Geistes, wie Gedanken, Erinnerungen und Empfindungen.

Dazu kommt noch, dass die Neurowissenschaftler vor einigen Jahren herausgefunden haben, dass immer dann, wenn wir unser Gehirn nicht mehr mit äußeren Reizen »füttern«, es zu denken scheint: »Na prima! Gerade nichts los hier! Dann kann ich wieder beginnen, in mir aufzuräumen!« Und das tut es dann auch: Es bearbeitet alles noch nicht Erledigte, all die noch nicht zu Ende gedachten Gedanken, Überlegungen und Pläne. Dabei macht es den Eindruck, als würde es einfach nur so »vor sich hin denken«.

Wenn du eines Tages vielleicht geübt bist, richtig lange in der Meditation zu verweilen, dann könntest du beobachten, wie es in dir langsam immer ruhiger werden würde – weil dein Gehirn sich in der Zwischenzeit zunehmend und irgendwann auch genügend sortiert hat. Dann wird es von alleine ruhig.

Aber bis dahin dauert es noch etwas! Was du jetzt brauchst, ist etwas Geduld und eine regelmäßige, entspannte Übungspraxis. Und mit genau der werden wir jetzt beginnen!

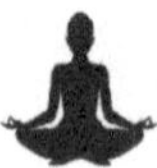

- Aber zunächst finde erst mal wieder eine Sitzhaltung, in der du dich sowohl als aufgerichtet als auch als stabil erfährst und in der du bequem sitzen kannst. Lehn dich ruhig an oder stütze deine Knie ab. Achte wie immer darauf, dass du gut und möglichst störungsfrei sitzt.
- Nimm nun bewusst den Kontakt deines Körpers zur Erde wahr. Spüre, wie er sein Gewicht über Becken, Beine und Füße an den Boden abgibt.
- Verwurzle dich so tief wie möglich in der Erde. Spüre, sieh oder denke dir wieder solide, kraftvolle Wurzeln, die sich tief und breit in die Erde senken.
- Stell dir vor, wie die Erde dich über diese Wurzeln mit ihrer Stabilität und Ruhe nährt.
- Nimm dann einige ruhige, tiefe Atemzüge und schließe die Augen …
- Werde dir bewusst, wie du dich gerade jetzt fühlst. Wie geht es dir jetzt gerade? Wie ist heute deine körperliche Befindlichkeit?

- Wandere langsam und achtsam mit der Wahrnehmung – wieder wie mit einem Scanner – von oben nach unten durch dich hindurch. Mach auf diese Weise einen aktuellen »Bodyscan« und spüre aufmerksam und genau in dich hinein …
- Werde dir dabei bewusst, wie du dich gerade jetzt in den verschiedenen Räumen deines Körpers erfährst.
- Was immer du wahrnimmst, nimm es einfach nur zur Kenntnis, ohne es zu bewerten oder zu kommentieren.
- Erinnere dich: Was immer du in dir zur Kenntnis nimmst: Es ist Ausdruck und Resultat deines gelebten Lebens und gehört deshalb ganz zu dir.
- Werde dir auch wieder deiner geistigen und emotionalen Befindlichkeit bewusst.
- In welcher Geistesverfassung und in welcher Gestimmtheit erfährst du dich gerade? Erfährst du dich eher als ruhig und entspannt, oder spürst du Unruhe und Anspannung in dir? Auch in dieser Hinsicht nimm einfach nur zur Kenntnis, was sich dir jetzt gerade zeigt.
- Spüre nun die Bewegungen deines Atems …
- Beobachte, wie dein Atem ganz selbstverständlich und zuverlässig in dich einströmt, kurz verweilt und wieder aus dir ausströmt.
- Werde dir bewusst, wie der Atem unablässig strömt, wie er aus- und wieder einströmt …
- Spüre die Atembewegungen. Wo bewegt dich der Ein- und Ausatem?
- Wie erfährst du die Qualität deines Atems: Ist er weit und frei oder engt ihn etwas ein? Kann er frei strömen? Ist er eher tief oder eher flach?
- Atme nun ganz entspannt weiter und lass den Atem einfach nur geschehen …
- Beobachte seinen ruhigen Rhythmus.
- Wenn Gedanken kommen, lass sie einfach da sein. Du

weißt jetzt, dass all diese Aktivitäten deines Geistes dazugehören, damit dein Gehirn sich wieder aufräumen und ordnen kann. Lass die Gedanken deshalb also einfach da sein, ohne dich einzumischen oder dich von ihnen beeinflussen zu lassen.

- Nur wenn ein Gedanke sich zu sehr in deine Aufmerksamkeit drängen will, kehre bewusst und aktiv in aller Ruhe und Gelassenheit zurück in die Atem-Achtsamkeit …
- (15 Sek. Pause)
- Um dem Geist zu helfen, beim Atem zu bleiben, zähle wieder deine Atemzüge, wie gewohnt: einatmen – 1 / ausatmen – 1 · einatmen – 2 / ausatmen – 2 · einatmen – 3 / ausatmen – 3 · usw. bis 10 – und dann wieder von vorne …
- Lass den Atem weiter ganz ruhig fließen, ohne irgendetwas von ihm zu wollen, also ohne auf den Atem einwirken zu wollen …
- Solltest du vergessen haben, bei welcher Zahl du gerade warst, beginne einfach ganz entspannt wieder bei 1 …
- (20 Sek. Pause)
- Dann lass das Zählen und sei einfach noch für eine kleine Weile mit deinem entspannten Atem …
- (10 Sek. Pause)
- Dann vertiefe deinen Atem und nimm einige ruhige, tiefe Atemzüge.
- Beginn dich zu bewegen und öffne wieder die Augen.
- Lehne dich auch heute noch einen Moment zurück und werde dir bewusst, wie du dich jetzt fühlst.
- Vielleicht konntest du heute innerlich besser entspannt bleiben, trotz all der mentalen Aktivitäten – jetzt, da du weißt, dass dieses innere Hin und Her ein ganz selbstverständliches Symptom dafür ist, dass dein Geist sich aufräumt.
- Es braucht etwas Übung, sich an diese Vorstellung zu gewöhnen. Wenn du sie verinnerlichst, kannst du aber sofort aufhören, dich zu ärgern, weil es dir angeblich nicht gelingt, in-

nerlich ruhig zu werden. Wenn du weiterübst, kommt auch das eines Tages ganz von alleine.

- Jetzt aber danke dir erst einmal für dein heutiges Bemühen und dafür, dass du dir wieder Zeit für die Meditation genommen hast, und lobe dich dafür.

Basiskurs 1 – 6. Tag: Was tun, wenn Gedanken auftauchen, die wirklich Beachtung brauchen?

Willkommen zurück zur sechsten Lektion unserer Einführung in die Yoga-Meditation. Vielleicht ist es dir gestern hin und wieder gelungen, dein Gehirn ganz entspannt in seinem »Aufräummodus« vor sich hin denken zu lassen. Manchmal aber wirst du merken, dass Gedanken in dir aufsteigen, die dir signalisieren, dass sie gerade jetzt für dich bedeutungsvoll sind. Sie können mit einem Problem zu tun haben, das dich aktuell sehr bedrückt, oder mit einer Frage, die dich schon lange beschäftigt und immer wieder auf eine Lösung drängt.

Normalerweise widmen wir uns dann diesen Gedanken, die uns beschäftigen (bitte beachte die Formulierung!), und beginnen aktiv nachzudenken, zu analysieren und abzuwägen. Aber damit endet jeder zarte Versuch der Meditation!

Im Yoga weiß man, dass in den Momenten äußerer Stille immer unvermeidlich all das Unerledigte »auf den Tisch kommt«, das in uns rumort. Die erfahrenen Yoga-Meister raten uns aber zu einem anderen Umgang. Sie schlagen uns vor, dass wir, anstatt etwas aktiv zu bedenken, unser Problem oder unsere Fragestellung ohne Wertung und Kommentierung einfach nur in unserer Achtsamkeit halten.

Der große tibetische Meditationsmeister Yongey Mingyur Rinpoche beschreibt das mit einem schönen Bild, wenn er sagt:

»Lass dein Gewahrsein wie eine Decke auf dem ruhen, was gerade so sehr in deine Wahrnehmung drängt.«

Damit rät er uns, mit etwas innerem Abstand im Beobachterstatus zu bleiben.

Die Erfahrung zeigt, dass sich dadurch immer unsere Perspektive erweitert und irgendwie auch verändert – nämlich weg von unseren gewohnten Reaktionsmustern.

Gleichzeitig lädt das stille Verweilen auch unsere »innere Stimme« – also unsere Intuition und unser inneres Wissen – ein, sich zu melden. So wird es möglich, dass wir umfassender und klarer erkennen können, worum es eigentlich geht und was zu tun ist. Wieder ist es so, dass wir ruhig und gelassen einfach nur sind mit dem, was ist, und unser ganzes Meinen und Wollen und Müssen zurückstellen. Die Yoga-Meister sagen, dass in dieser Geistesruhe gute, heilsame und hilfreiche Gedanken und Entscheidungen gedeihen.

Vielleicht begegnet dir heute so etwas, vielleicht sind aber auch einfach nur die üblichen Gedanken in dir unterwegs. Um das herauszufinden, brauchen wir die Übungspraxis. Lass uns also gleich wieder damit beginnen.

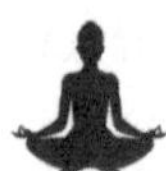

- Und so richte dich erst einmal wieder in einer Sitzhaltung ein, in der du dich gut aufrichten kannst, sowohl stabil als auch bequem sitzen kannst. Bei Bedarf lehn dich an oder stütze deine Knie ab.
- Werde dir des Kontakts deines Körpers zur Erde bewusst. Spüre, wie er sein Gewicht an den Boden oder die Sitzfläche abgibt.
- Verwurzle dich wieder so tief wie möglich in der Erde – mit deinen kraftvollen Wurzeln, die sich tief und breit in die Erde senken.

- Spüre, wie die Erde dich über diese Wurzeln mit ihrer Stabilität und Ruhe nährt.
- Nimm dann einige ruhige, tiefe Atemzüge und schließe die Augen …
- Werde dir bewusst, wie du dich heute fühlst. Wie geht es dir jetzt gerade? Wie ist deine körperliche Befindlichkeit?
- Um das genauer zu erspüren, wandere langsam und achtsam mit der Wahrnehmung – wie mit einem Scanner – von oben nach unten durch dich hindurch. Mach so wieder einen aktuellen »Bodyscan« und spüre aufmerksam und genau in dich hinein.
- Werde dir dabei bewusst, wie du dich gerade jetzt in den verschiedenen Räumen deines Körpers erfährst.
- Werde dir auch bewusst, in welcher Geistesverfassung und in welcher Gestimmtheit du dich gerade erfährst? Bist du eher ruhig und entspannt, oder spürst du Unruhe und Anspannung in dir?
- Was immer du wahrnimmst, nimm es einfach nur zur Kenntnis, ohne es zu bewerten oder zu kommentieren.
- Wenn du ein körperliches Problem bemerken solltest, lass deine Wahrnehmung ruhig und entspannt auf dieser Anspannung oder diesem Schmerz ruhen, ohne etwas verändern zu wollen.
- Übe, einfach nur mit dem zu sein, was jetzt ist.
- Geh nun mit der Aufmerksamkeit zu deinem Atem …
- Spüre, wie dein Atem ganz selbstverständlich und zuverlässig in dich einströmt, kurz verweilt und wieder aus dir ausströmt …
- Egal, was gerade in dir los ist: Der Atem ist immer da. Verlässlich sorgt er für uns – Atemzug für Atemzug …
- Wie erfährst du die Qualität deines Atems: Ist er weit und frei, oder engt ihn etwas ein? Kann er frei strömen? Ist er eher tief oder eher flach?
- Atme nun ganz entspannt weiter und lass den Atem einfach nur geschehen …

- Beobachte in der Atem-Achtsamkeit seinen ruhigen Rhythmus.
- Wenn du es hilfreich findest, zähle nun wieder deinen Atem. Zähle in aller Ruhe von 1 bis 10, während der Atem kommt und geht …
- (30 Sek. Pause)
- Falls du gezählt hast, lass das nun ausklingen und sei für eine kleine Weile mit deinem entspannten Atem …
- (10 Sek. Pause)
- Dann vertiefe bewusst deinen Atem und nimm einige ruhige, tiefe Atemzüge.
- Beginn dich zu bewegen und öffne wieder die Augen.
- Lehne dich einen Moment zurück und werde dir bewusst, wie du dich jetzt fühlst.
- Wie erfährst du dich in deinem Beobachtersein? Wie wirkt sich dieser Geisteszustand auf dich aus? Schenkt er dir Ruhe und innere Sammlung?
- Vielleicht sogar Klarheit?
- Sicher merkst du, dass es dir guttut, deinen Geist in dieser Hinsicht weiter zu schulen.
- Deswegen danke dir für dein heutiges Bemühen und dafür, dass du dir wieder Zeit für die Meditation genommen hast, und lobe dich dafür.

Basiskurs 1 – 7. Tag: Loslassen von Widerstand gegen die Unruhe des Geistes

Willkommen zur siebten Lektion unserer Einführung in die Yoga-Meditation. Immer wieder habe ich dich in den letzten Tagen eingeladen, die Gedanken einfach da sein zu lassen. Wenn es dir zunehmend gut gelingt, sie ihrer Wege gehen zu lassen, während du dich mit der Ausrichtung auf das achtsame Gewahrsein um deine Anliegen kümmerst, werden deine inneren Widerstände gegen das ständige Denken, Grübeln und Analysierenmüssen allmählich schmelzen. Und das ist gut so und für unser gemeinsames Anliegen – nämlich deinen Geist in die Ruhe und Klarheit zu führen – sehr wichtig.

Es ist so wichtig, weil jede Form von Widerstand unweigerlich dazu führt, dass sich unser Geist anspannt. Ablehnen und Vermeidenwollen erzeugen eine bestimmte Form von Achtsamkeit, und zwar eine Art innerer Habachtstellung. Sie bewirkt, dass wir beginnen, uns ständig darüber zu sorgen, dass gleich schon wieder so ein unpassender Gedanke auftauchen könnte, der unsere Ruhe stört und uns daran hindert, in den Zustand der Meditation zu gelangen. Und dann dauert es nicht mehr lange, bevor wir beginnen, uns zu ärgern, und ehe wir es uns versehen, sind wir nicht nur angespannt, sondern auch noch unruhig und eben verärgert.

Interessanterweise beginnt die Schulung des Geistes also mit einem Training in Akzeptanz und Loslassen, denn das entspannt uns und führt unseren Geist in die Ruhe. Du kannst dich hier gleich wieder darin üben:

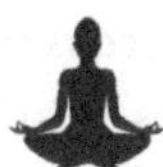

- Richte dich also in deiner Sitzhaltung ein, in der du dich gut aufrichten und sowohl stabil als auch bequem sitzen kannst. Unterstütze dich so, dass du so aufgerichtet und mühelos wie möglich verweilen kannst.
- Werde dir des Kontakts deines Körpers zur Erde bewusst.
- Spüre, wie er sein Gewicht nach unten abgibt.
- Spüre, wie schwer und entspannt deine Hände im Schoß oder auf den Knien liegen.
- Spüre ihr Gewicht und lass deine Schultern entspannt in die Breite und Tiefe sinken.
- Lass dich wirklich nieder und verwurzle dich wieder so tief wie möglich in der Erde.

- Werde dir bewusst, wie die Erde dich trägt und dich über diese Wurzeln mit ihrer Stabilität und Ruhe nährt.
- Nimm dann einige ruhige, tiefe Atemzüge und schließe die Augen.
- Werde dir bewusst, wie du dich heute fühlst. Wie geht es dir jetzt gerade? Wie ist deine körperliche Befindlichkeit?
- Wandere auch heute wieder langsam und achtsam mit der Wahrnehmung – wie mit einem Scanner – von oben nach unten durch dich hindurch. Mach so deinen aktuellen »Bodyscan« und nimm dich sorgsam und achtsam in deinem So-Sein wahr.
- Werde dir dabei bewusst, wie du dich in den verschiedenen Räumen deines Körpers erfährst.
- Werde dir auch bewusst, in welcher Geistesverfassung und in welcher Gestimmtheit du dich gerade erfährst? Bist du eher ruhig, gesammelt, friedlich und entspannt, oder spürst du Unruhe und Anspannung in dir?
- Was immer du wahrnimmst, nimm es einfach nur zur Kenntnis, ohne es zu bewerten oder zu kommentieren – auch das ist eine Form des Akzeptierens und Loslassens.
- Wenn du ein körperliches Problem bemerken solltest, lass deine Wahrnehmung ruhig und entspannt auf dieser Anspannung oder diesem Schmerz ruhen, ohne etwas verändern zu wollen.
- Akzeptiere auch Anspannung, Unruhe oder Schmerz, denn die innere Anspannung, die mit der Ablehnung dieses Unwohlseins einhergeht, macht alles nur noch schlimmer.
- Übe dich also ganz bewusst, einfach nur mit dem zu sein, was jetzt ist …
- Geh dann mit der Aufmerksamkeit zu deinem Atem.
- Spüre, wie die Luft ganz selbstverständlich und zuverlässig in dich einströmt, kurz verweilt und wieder aus dir ausströmt …
- Egal, wie wohl oder unwohl du dich gerade fühlst: Dein

Atem ist immer für dich da. Verlässlich sorgt er für dich – Atemzug für Atemzug.

- Wie erfährst du deinen Atem: Ist er weit und frei? Kann er frei strömen? Oder behindert ihn etwas? Ist er eher tief oder eher flach? Langsam oder schnell?
- Atme ganz entspannt weiter und lass den Atem einfach nur geschehen …
- Beobachte in der Atem-Achtsamkeit den ruhigen Rhythmus seines Kommens und Gehens.
- Wenn du es hilfreich findest, zähle deinen Atem. Zähle in aller Ruhe mit jedem Ein- und Ausatem von 1 bis 10 …
- (30 Sek. Pause)
- Falls du gezählt hast, lass das nun ausklingen und sei für eine kleine Weile mit deinem entspannten Atem …
- (10 Sek. Pause)
- Dann vertiefe bewusst deinen Atem und nimm einige ruhige, tiefe Atemzüge.
- Beginn dich zu bewegen und öffne wieder die Augen.
- Lehn dich einen Moment zurück und werde dir bewusst, wie du dich jetzt fühlst.
- Wie ging es dir mit dem Versuch, alles, was du in dir erfährst, einfach zu akzeptieren und es da sein zu lassen?
- Es war wahrscheinlich gar nicht so leicht, da wir alle so erzogen wurden, ständig etwas machen zu wollen, etwas verbessern oder mindestens kontrollieren zu wollen.
- Nur steht dieses »Wollen« nicht im Einklang mit einer gelösten, weiten und freien Ausrichtung, die unseren Geist in die Meditation führen kann.
- Achte deswegen darauf, dass dein »Macher-Naturell« nicht wieder beginnt, an deinen Bemühungen rumzumäkeln.
- Danke dir vielmehr ganz bewusst für alles, was dir heute möglich war, und lobe dich dafür.

Bis morgen, zur achten Lektion unseres Trainings.

Basiskurs 1 – 8. Tag: In Gleichmut mit den eigenen Gedanken sein

Willkommen zurück zur achten Lektion unserer Einführung in die Yoga-Meditation. Genau genommen sind unsere Yoga-Matte und unser Meditationskissen immer ein Übungsfeld für unseren Alltag. Dort haben wir endlich mal Zeit und dadurch die Ruhe, zu erkennen, was alles in uns los ist und was »uns beschäftigt«. Durch das bewusste Ausschalten aller äußeren Reize wird der Blick frei für die Dynamik der Gedanken und Gefühle in uns. Immer wieder werden wir feststellen, dass wir wirklich »nach-denken«, d. h., etwas – z. B. unser Verhalten oder unsere Reaktionen – im Nachhinein reflektieren. Dadurch entstehen in uns Einsichten und manchmal auch Klärung – die Grundlage für Klarheit.

Der nächste Schritt besteht nun darin, dass wir das, was wir in der Meditation erkennen und einsehen, auch in unser Leben integrieren. Das ist aber nur möglich, wenn wir uns im Alltag »Denkpausen« nehmen. »Denkpausen« sind ganz kurze Zeiträume von 1 bis 3 Minuten, während derer wir uns angewöhnen, mehrmals täglich innezuhalten, still zu werden und zu überdenken, was gerade geschieht und wie wir uns in diesem Geschehen erfahren.

Wahrscheinlich wirst du dich nun fragen, wie du dazu Zeit finden sollst, weil dein Tag doch ohnehin schon so voll ist und du dir doch schon mühsam Zeit freigeschaufelt hast, um diesen Meditationskurs zu machen.

Bedenke aber: Wenn du 3 × täglich für 3 Minuten in dich gehst, dann brauchst du dafür 9 Minuten! Der Gewinn für diesen kleinen Einsatz ist jedoch gewaltig, denn jede Denkpause trägt dazu bei, dass du allmählich die heilsamen Wirkungen der Meditation in dein alltägliches Leben integrieren kannst.

Finde heute zunächst 3 Minuten, in denen du darüber nachdenkst, wann solche Denkpausen möglich und sinnvoll sind; vielleicht vor oder nach einem Meeting, bevor du abends nach Hause kommst, in der Mittagspause auf dem Weg zum Lunch, oder wo immer es in dein Leben passt. Und jetzt trainieren wir erst einmal wieder unseren Geist darin, in Gleichmut mit seinen Gedanken zu sein.

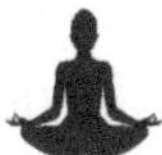

- Richte dich dafür wieder in deiner Sitzhaltung ein, in der du dich gut aufrichten kannst und in der du stabil und bequem sitzen kannst. Unterstütze dich so, dass du so mühelos und ruhig wie möglich verweilen kannst.
- Werde dir des Kontakts deines Körpers zur Erde bewusst.
- Spüre, wie er sein Gewicht nach unten abgibt.
- Spüre das Gewicht deiner Hände. Lass sie ganz schwer im Schoß oder auf den Knien liegen.
- Spüre, wie ihr Gewicht deine Schultern in die Breite und Tiefe sinken lässt.
- Lass dich ganz nieder und verwurzle dich wieder so tief wie möglich über deine Wurzeln in der Erde.
- Werde dir bewusst, dass die Erde dich trägt, und lass dich über diese Wurzeln nähren mit ihrer Stabilität und Ruhe.
- Nimm dann einige ruhige, tiefe Atemzüge und schließe die Augen …
- Werde dir bewusst, wie du dich heute fühlst. Wie geht es dir jetzt gerade? Wie erfährst du deine körperliche Befindlichkeit?
- Wandere auch heute wieder langsam und achtsam mit der Wahrnehmung – wie mit einem Scanner – von oben nach unten durch dich hindurch. Nimm dich in diesem »Bodyscan« sorgsam und achtsam in deinem So-Sein wahr.
- Erspüre, wie du dich heute in den verschiedenen Räumen deines Körpers erfährst.

- Werde dir auch bewusst, in welcher Geistesverfassung und in welcher Gestimmtheit du dich gerade erfährst. Sind da Ruhe und Achtsamkeit, und/oder spürst du vielmehr Unruhe und Anspannung in dir?
- Was immer du wahrnimmst, nimm es einfach nur zur Kenntnis, ohne es zu bewerten oder zu kommentieren.
- Stell dir kurz vor, wie es wäre, wenn dir das auch im Alltag möglich wäre.
- Was wäre, wenn du öfter eine Situation auf sich beruhen lassen könntest?
- Wenn du dich befreien würdest von dem Zwang, dich zu rechtfertigen oder recht haben zu wollen?
- Wenn diese Vorstellung in dir Anspannung oder Unruhe erzeugt, dann akzeptiere dieses Irritiertsein. Es ist ganz normal, wenn wir uns erlauben, einmal in eine andere – ungewohnte – Richtung zu denken! Lass alles da sein, was du jetzt in dir erfährst …
- Und dann geh mit der Aufmerksamkeit zu deinem Atem.
- Spüre dieses natürliche und selbstverständliche Ein- und Ausströmen deines Atems.
- Beobachte: Dein Atem ist immer für dich da. Verlässlich sorgt er für dich – Atemzug für Atemzug –, auch dann, wenn du irritiert bist, wenn du unsicher bist oder dich gerade nicht so wohlfühlst in deiner Haut.
- Wie erfährst du deinen Atem? Ist er weit und frei? Kann er frei strömen? Oder behindert ihn etwas, z. B. eine innere Anspannung? Ist er eher tief oder eher flach? Langsam oder schnell?
- Atme möglichst entspannt weiter und lass den Atem einfach nur geschehen.
- Beobachte in der Atem-Achtsamkeit den ruhigen Rhythmus seines Kommens, Verweilens und Gehens.
- Wenn du es hilfreich findest, zähle deinen Atem. Zähle in aller Ruhe mit jedem Ein- und Ausatem von 1 bis 10 …

- (40 Sek. Pause)
- Falls du gezählt hast, lass das nun ausklingen und sei für eine kleine Weile einfach nur so mit deinem entspannten Atem …
- (10 Sek. Pause)
- Dann vertiefe bewusst deinen Atem und nimm einige ruhige, tiefe Atemzüge.
- Beginn dich zu bewegen und öffne wieder die Augen.
- Lehn dich einen Moment zurück und werde dir bewusst, wie du dich jetzt – nach dieser langen Denkpause – fühlst. Hat dir das Innehalten und Zu-dir-Kommen gutgetan? Ist dein Geist erfrischt?
- Denk daran, kleine Denkpausen in deinem Alltag zu installieren. Du wirst schnell merken, wie gut dir das tut!
- Danke dir jetzt aber zunächst ganz bewusst für die Zeit, die du dir für deine heutige Denkpause genommen hast, und lobe dich dafür.

Bis morgen, zur neunten Lektion unseres Trainings.

Basiskurs 1 – 9. Tag: Achtsamkeit verändert das Gehirn

Willkommen zurück zur neunten Lektion unserer Einführung in die Yoga-Meditation. Ob du es glaubst oder nicht: In den letzten paar Tagen hat sich dein Gehirn schon verändert! Du hast vor allem zwei wichtige Dinge geübt: in Achtsamkeit zu sein und dich nicht mehr so sehr auf deine Gedanken einzulassen. Dadurch hast du spezielle Nervenzellen-Netzwerke in deinem Gehirn genutzt, und zwar sicher wesentlich mehr als je zuvor, vor allem aber bewusster. Dabei handelt es sich um die Nervenzellen-Netzwerke, die zuständig sind dafür, dass wir in der Lage sind, die Aufmerksamkeit zu halten – und an die, die zuständig dafür sind, dass wir uns in unserem inneren Sein erfahren.

Natürlich sind diese spezialisierten Nervenzellen in jedem Menschen angelegt, aber sie sind seit unserer Kindheit in den meisten Fällen nur selten bewusst geschult worden.

Das hat Folgen, denn die Zellen unseres Gehirns kennen in großer Klarheit nur den einen Grundsatz: »*Use it or loose it*« – also: »Nutze es oder verlier es«. Es bedeutet zum einen, dass durch jedes Vernachlässigen von Aufmerksamkeit – weil wir es so sehr gewohnt sind, uns von allem Möglichen ablenken zu lassen – die Aufmerksamkeitsnetzwerke geschwächt werden.

Und es bedeutet, dass heute bei fast jedem Menschen die Wahrnehmung des eigenen Körpers nur sehr schwach entwickelt ist, weil wir nicht gelernt haben, regelmäßig genau in uns hineinzuspüren und uns bewusst zu werden, wie es uns eigentlich gerade geht. Genau das tun wir aber hier in jeder Lektion!

Ich hatte in der ersten Lektion gesagt, dass es wichtig für den Lernprozess ist, dass wir unserem Gehirn eine Zeit lang regelmäßig immer wieder dieselben Aufgaben anbieten, damit seine Fähigkeit zur Neuverschaltung von Nervenzellen – seine Plastizität – erfolgreich sein kann. Deswegen ist es sehr gut, dass du auch heute wieder dabei bist.

Lass uns also sogleich weiter daran arbeiten, das Gehirn so umzubauen, dass es nicht mehr so leicht zu stressen ist. Und los geht's!

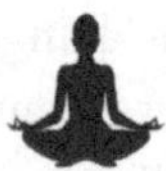

- Richte dich also wieder in einer Sitzhaltung ein, in der du dich mühelos aufrichten kannst und in der du stabil und bequem sitzt. Unterstütze dich so, dass du so angenehm und ruhig wie möglich sitzen kannst.

- Werde dir des Kontakts deines Körpers zur Erde bewusst und lass dich wirklich nieder.
- Spüre, wie du dein Gewicht nach unten abgibst.
- Spüre das Gewicht deiner Hände und Arme. Lass sie ganz schwer im Schoß oder auf den Knien ruhen.
- Spüre, wie ihr Gewicht deine Schultern in die Breite und Tiefe sinken lässt, sodass sie entspannen können.
- Verwurzle dich wieder ganz tief über deine Wurzeln in der Erde.
- Werde dir bewusst, dass die Erde dich trägt, und lass dich auch heute über deine Wurzeln nähren mit ihrer Stabilität und Ruhe.
- Nimm nun einige ruhige, tiefe Atemzüge und schließe die Augen …
- Werde dir bewusst, wie du dich heute fühlst. Wie geht es dir jetzt gerade? Wie erfährst du deine körperliche Befindlichkeit?
- Wandere auch heute wieder langsam und achtsam mit der Wahrnehmung – wie mit einem Scanner – von oben nach unten durch dich hindurch. Nimm dich in diesem »Bodyscan« sorgsam und achtsam in deinem So-Sein wahr und komm auf diese Weise ganz zu dir.
- Erspüre, wie du dich heute in den verschiedenen Räumen deines Körpers erfährst, und stärke so die Nervennetzwerke für dein Körpergefühl und deine Selbstwahrnehmung.
- Werde dir auch bewusst, in welcher Geistesverfassung und in welcher Gestimmtheit du dich gerade erfährst. Sind da Ruhe und Achtsamkeit, oder spürst du vielmehr Unruhe und Anspannung in dir?
- Was immer du wahrnimmst, nimm es einfach nur zur Kenntnis, ohne es zu bewerten oder zu kommentieren. Das Wichtigste ist, dass du überhaupt bewusst wahrnimmst, wie es dir in der Gesamtheit deines Seins aktuell geht!
- Deshalb verweile noch einige Atemzüge in dir – ganz dir zu-

gewandt –, ohne etwas zu wollen, sogar ohne jede Absicht. Stell dir vor, auf diese Weise allmählich eine innige Beziehung zu dir zu entwickeln, in der du dir selbst mit Offenheit und Wohlwollen begegnen kannst.

- Geh nun mit der Aufmerksamkeit zu deinem Atem.
- Spüre dieses natürliche und selbstverständliche Ein- und Ausströmen deines Atems …
- Spüre genau, wo er dich bewegt: An einigen Stellen ist die Bewegung sehr deutlich, wie z. B. an der Bauchdecke. In anderen Bereichen, z. B. an der Wirbelsäule, ist sie nur ganz fein. Spüre, wie dein ganzer Innenraum mit dem Atem schwingt.
- Atme ganz entspannt weiter und lass den Atem einfach nur geschehen.
- Beobachte in der Atem-Achtsamkeit den ruhigen Rhythmus dieses steten Kommens, Verweilens und Gehens.
- Wenn du es hilfreich findest, zähle deinen Atem. Zähle in aller Ruhe mit jedem Ein- und Ausatem von 1 bis 10. Wenn du keine Lust auf das Zählen hast, öffne dich einfach immer mehr der Erfahrung des »Vom-Atem-durchströmt-Seins« …
- (40 Sek. Pause)
- Falls du gezählt hast, lass es ausklingen und sei für eine kleine Weile einfach nur mit deinem entspannten Atem.
- (10 Sek. Pause)
- Dann vertiefe bewusst deinen Atem und nimm einige ruhige, tiefe Atemzüge.
- Beginn dich zu bewegen und öffne wieder die Augen.
- Lehn dich einen Moment zurück und werde dir bewusst, wie du dich jetzt fühlst. Bist du dir nähergekommen? Hast du mit dir eine innige und interessante Zeit verbracht?
- Und nun danke dir ganz bewusst für die Zeit, die du dir heute für das Zu-dir-Kommen und Bei-dir-Sein genommen hast, und lobe dich dafür.

Basiskurs 1 – 10. Tag: Meditation als Mittel gegen Stress

Willkommen zurück zur zehnten Lektion unserer Einführung in die Yoga-Meditation. Schön, dass du auch heute wieder Zeit für dich gefunden hast. In den letzten neun Tagen habe ich dich immer wieder eingeladen, achtsam in dich hineinzuspüren und dich dir selbst in Offenheit und Wohlwollen zuzuwenden. Bitte verwechsle das nicht mit einer Nabelschau! Es handelt sich vielmehr um eines der wichtigsten Heilmittel gegen Stress.

Wenn wir Stress haben, sind wir mit allen Sinnen und unserer ganzen Aufmerksamkeit bei dem, was uns stresst. Und damit sind wir nicht bei uns. Wir merken dann also nicht, dass wir angespannt sind, dass wir schnell und flach atmen, dass wir die Zähne zusammenbeißen oder innerlich die Fäuste ballen! Wenn wir regelmäßig Stress erfahren, wird unsere Wahrnehmung konstant an äußere Reize gebunden, z. B. hervorgerufen durch einen ungeduldigen Chef, eine nervende Kollegin, ein Kind in der Pubertät oder das Siechtum der Eltern. Dazu kommen all die Gedanken, die uns im Stress belagern und bedrängen. In solchen Zeiten spüren wir unseren Körper nur, wenn er ganz vernehmlich leidet – wir spüren also nur das Resultat der Auswirkungen des Stresses.

Hier lernst du nun, jeden Tag wenigstens einmal aufmerksam in dich hineinzulauschen. So erfährst du nicht nur, wie es dir geht, sondern auch, wo in dir Handlungsbedarf besteht, z. B., um dich mehr zu bewegen, dich aufzurichten, die Schultern wieder loszulassen, den Mundraum zu entspannen und den Atem wieder zum Fließen zu bringen.

Jede Meditationslektion lädt dich ein wahrzunehmen, wo du Unterstützung brauchst, um dich in dir und mit dir wohlzufühlen. Und in jeder Lektion hast du Gelegenheit, gleich etwas davon umzusetzen, z. B., wenn du im Zustand des Beobachters deinen Geist mehr und mehr zu entspannen lernst. Und deshalb beginnen wir gleich mit der Übungspraxis!

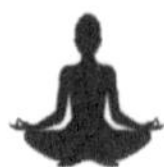

- Finde also wieder eine Sitzhaltung, in der du dich mühelos aufrichten kannst und du stabil und bequem sitzt.
- Spüre den Kontakt deines Körpers zur Erde und lass dich wirklich nieder.
- Gib ganz bewusst dein Gewicht nach unten an die Erde ab.
- Spüre das Gewicht deiner Hände und Arme. Lass sie ganz schwer im Schoß oder auf den Knien ruhen.
- Spüre wieder, wie ihr Gewicht deine Schultern in die Breite und Tiefe sinken lässt und ihnen so hilft zu entspannen.
- Verwurzle dich wieder ganz tief in der Erde und sieh deine Wurzeln.
- Lass zu, dass die Erde dich trägt und hält, und lass dich über deine Wurzeln nähren mit ihrer Stabilität und Ruhe.
- Nimm nun einige ruhige, tiefe Atemzüge und schließe die Augen.
- Werde dir bewusst, wie du dich heute fühlst. Wie geht es dir jetzt gerade? Wie erfährst du deine körperliche Befindlichkeit?
- Wandere auch heute wieder langsam und achtsam mit der Wahrnehmung - wie mit einem Scanner - von oben nach unten durch dich hindurch.
- Nimm dich in diesem »Bodyscan« sorgsam und achtsam in deinem So-Sein wahr und komm dir auf diese Weise ganz nah.
- Erspüre, wie du dich heute in den verschiedenen Räumen deines Körpers erfährst, und stärke so dein Körpergefühl und deine Selbstwahrnehmung.
- Werde dir vor allem bewusst, wo du in dir Anspannung auf-

gebaut hast. Vielleicht erinnerst du dich, wenn du in eine Anspannung hineinspürst, sogar an die Situation, die sie hervorgerufen hat.

- Werde dir auch bewusst, in welcher Geistesverfassung und in welcher Gestimmtheit du dich gerade erfährst. Sind da Ruhe und Achtsamkeit, oder spürst du vielmehr Unruhe und Anspannung in dir?
- Was immer du wahrnimmst, nimm es einfach nur zur Kenntnis, ohne es zu bewerten oder zu kommentieren, und freue dich, dass du mit diesem Dich-in-dich-Einspüren wieder eine wohlwollende und zugewandte Beziehung zu dir selbst begründest!
- Verweile deshalb noch einige Atemzüge bei dir – ganz dir zugewandt –, ohne etwas zu wollen, sogar ohne jede Absicht. Genieße es einfach, völlig absichtslos mit dir und bei dir zu sein.
- Geh nun mit der Aufmerksamkeit zu deinem Atem.
- Spüre sein natürliches und selbstverständliches Ein- und Ausströmen, das Anschwellen und Abschwellen der Wellen deines Atems.
- Spüre, wo genau er dich bewegt: Wie immer ist an einigen Stellen die Bewegung sehr deutlich, z. B. an der Bauchdecke. In anderen Bereichen, z. B. an der Wirbelsäule, ist sie nur ganz fein. Spüre, wie dein ganzer Innenraum mit dem Atem schwingt.
- Atme ganz entspannt weiter und lass den Atem einfach nur geschehen …
- Beobachte in der Atem-Achtsamkeit den ruhigen Rhythmus dieses steten Kommens, Verweilens und Gehens.
- Wenn du es immer noch hilfreich findest, den Geist ausgerichtet zu halten, dann zähle deinen Atem. Zähle in aller Ruhe mit jedem Ein- und Ausatem von 1 bis 10 …
- Wenn du nicht zählen magst, öffne dich einfach immer mehr für die Erfahrung des »Vom-Atem-durchströmt-Seins« …

- (40 Sek. Pause)
- Falls du gezählt hast, lass es nun ausklingen, und sei für eine kleine Weile einfach nur mit deinem entspannten Atem …
- (10 Sek. Pause)
- Dann vertiefe bewusst deinen Atem und nimm einige ruhige, tiefe Atemzüge.
- Beginn dich zu bewegen und öffne wieder die Augen.
- Lehn dich einen Moment zurück und werde dir bewusst, wie du dich jetzt fühlst. Bist du dir nähergekommen? Konntest du dich gut in dich einfühlen?
- Und nun danke dir ganz bewusst für die Zeit, die du dir in den letzten zehn Tagen geschenkt hast, und lobe dich dafür.

Ich hoffe, dass wir uns beim zweiten Basiskurs unseres Trainings wiedertreffen – immer mit dem Ziel, den Geist ruhiger, stabiler und klarer werden zu lassen.

Basiskurs 2: Umgang mit Hindernissen

Neben den Hindernissen, die wir durch die Unruhe und Zerstreutheit unseres Geistes erfahren, gibt es noch eine Reihe von Störfaktoren, die ihren Ursprung in unserer körperlichen Befindlichkeit haben bzw. die sich als körperliche Irritationen zeigen, wie Jucken, Einschlafen der Beine, Schmerzen oder Dösigkeit. Sie sind das Thema dieses zweiten Basiskurses – ebenso wie eine Vielzahl von Strategien, wie wir mit solchen Körpersymptomen umgehen können, um uns nicht mehr so gestört zu fühlen.

Es ist gut zu wissen, dass diese Störungen auftreten können – und wahrscheinlich sogar ziemlich sicher auftreten werden – und dass jede und jeder, die oder der beginnt zu meditieren, mit ihnen konfrontiert sein wird, da sie ganz natürlich sind. Es ist natürlich, dass uns die Beine einschlafen oder die Knie bzw. der Rücken schmerzen, wenn wir nicht gewohnt sind, (länger) auf der Erde zu sitzen. Es ist natürlich, dass wir das Jucken oder Zucken deutlicher spüren, weil uns nichts von der Wahrnehmung dieser Empfindungen ablenkt. Und es ist natürlich, dass unser Körper sein Recht auf Ruhe einfordert. Die meisten Menschen merken überhaupt erst am Beginn ihrer Meditationspraxis, wie müde und erschöpft sie eigentlich sind. Gerade in dieser Hinsicht ist das Einüben eines fürsorglichen und wohlwollenden Umgangs mit den eigenen Bedürfnissen sehr wichtig, um sich nicht von diesen Hindernissen entmutigen zu lassen.

Die Themen des zweiten Kurses zum Umgang mit Hindernissen

1. Tag: Was passiert, wenn du müde bist? Ist da Zusammensacken, Schwanken, Dösen?
2. Tag: Bei Müdigkeit Stabilität finden
3. Tag: Betonter Einatem und sanftes Dehnen bei Müdigkeit
4. Tag: Langeweile –Was will dein Geist? Warum ist ihm langweilig? Warum braucht er ständig Futter?
5. Tag: Strategien und Ablenkungsmanöver des Geistes beobachten
6. Tag: Das spannende Leben in dir beobachten (differenzierter Bodyscan)
7. Tag: Vertiefung der Innenschau und Entwicklung der inneren Sinne
8. Tag: Störende Körperempfindungen 1 (eingeschlafene Beine)
9. Tag: Störende Körperempfindungen 2 (Jucken)/Achtsamkeit einüben (»Da ist Jucken!«)
10. Tag: Störende Körperempfindungen 3 (Schmerzen)/ Achtsamkeit einüben (»Da ist Schmerz!«)

Basiskurs 2 – 1. Tag: Was passiert, wenn du müde bist?

Willkommen zurück zur ersten Lektion des zweiten Teils unserer Einführung in die Yoga-Meditation. Schön, dass du auch heute wieder Zeit für dich gefunden hast! In den zehn Lektionen des ersten Teils haben wir uns intensiv damit beschäftigt, was wir tun können, wenn unser Geist unruhig ist.

In diesem zweiten Teil werden wir uns anschauen, was wir tun können, wenn wir erschöpft sind oder uns störende Körperempfindungen wie Juckreiz oder Schmerz ablenken wollen. Die zehn Lektionen des zweiten Teils sind damit eine äußerst hilfreiche und nachhaltige Schulung deiner Körperwahrnehmung und deiner Achtsamkeit, die sich auch in vielen Situationen deines Alltags bewähren wird.

Kennst du das, dass du meditieren möchtest, dass du voll guter Absichten bist, aber eigentlich zu müde? Dass du merkst, wie du immer wieder schwankst, weil du gerade etwas eingedöst bist? Auch ich kenne dieses Problem gut und höre immer wieder von den Teilnehmer*innen meiner Seminare, wie sehr sie diese Dösigkeit stört, obwohl sie doch durchaus verständlich ist, wenn der Tag hart war und wir schon lange auf den Beinen sind oder wenn wir sehr früh aufstehen mussten.

Was kannst du also tun? Nun zunächst: Wehre dich nicht! Bau keinen inneren Widerstand auf! Und vor allem: Ärgere dich nicht über dich selbst!

Wir beginnen gleich mit der Meditation. Auch wenn du gerade heute nicht besonders müde und erschöpft bist, kannst du dich doch an solche Zustände erinnern. Lass dich also so weit wie möglich auf die angesprochenen Situationen ein – und lerne so gegebenenfalls einfach mal etwas »auf Vorrat«. Das Leben wird dir sicher bald ein geeignetes Übungs- und Anwendungsfeld schenken!

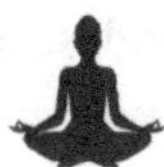

- Finde also wieder eine Sitzhaltung, in der du dich mühelos aufrichten kannst und in der du richtig stabil und bequem sitzt.
- Spüre den Kontakt deines Körpers zur Erde und lass dich ganz auf ihr nieder …
- Gib ganz bewusst dein Gewicht ab, aber achte sehr genau darauf, dass du dabei nicht in dich zusammensinkst.
- Spüre das Gewicht deiner Hände und Arme. Lass sie ganz schwer im Schoß oder auf den Knien ruhen.
- Spüre, wie ihr Gewicht deine Schultern in die Breite und Tiefe sinken lässt und ihnen so hilft loszulassen.
- Unterstütze dich in diesem Loslassen, indem du einige Male einatmend die Schultern etwas hochziehst und sie ausatmend – gerne in Verbindung mit einem Seufzer – wieder sinken lässt.
- Verwurzle dich ganz tief in der Erde und sieh deine Wurzeln in ihrer ganzen Breite und Tiefe.
- Lass zu, dass die Erde dich trägt und hält. Stell dir vor, wie sie dich über deine Wurzeln nährt mit ihrer Stabilität und Ruhe, aber auch mit der nährenden Kraft, mit der sie die Pflanzen wachsen lässt.
- Nimm nun einige ruhige, tiefe Atemzüge und schließe die Augen …
- Werde dir bewusst, wie du dich heute fühlst. Wie geht es dir jetzt gerade? Wie erfährst du deine körperliche Befindlichkeit?
- Wo erfährst du in dir Anstrengung, Müdigkeit oder sogar Erschöpfung?
- Wandere wieder langsam und achtsam mit der Wahrnehmung – wie mit einem Scanner – von oben nach unten durch dich hindurch.

- Nimm dich in diesem »Bodyscan« sorgsam und achtsam in deinem So-Sein wahr und komm dir auf diese Weise ganz nah.
- Erspüre, wie du dich heute in den verschiedenen Räumen deines Körpers erfährst, und stärke so dein Körpergefühl und deine Selbstwahrnehmung.
- Du wirst beobachten können, dass du in dir sowohl Bereiche hast, in denen du dich wach und kraftvoll erfährst, und andere, die sich angestrengt oder energielos anfühlen.
- Werde dir heute vor allem dieser Bereiche bewusst, in denen du dich erschöpft und müde fühlst. Vielleicht erinnerst du dich, wenn du in diese Erschöpfung hineinspürst, sogar an die Situation, die sie hervorgerufen hat.
- Werde dir auch bewusst, in welcher Geistesverfassung und in welcher Gestimmtheit du dich gerade erfährst. Sind da Ruhe und Achtsamkeit, oder spürst du vielmehr Müdigkeit und die damit einhergehende Unruhe und Zappeligkeit in dir?
- Was immer du wahrnimmst, nimm es einfach nur zur Kenntnis, ohne es zu bewerten oder zu kommentieren, und freue dich, dass du mit diesem Dich-in-dich-Einspüren wieder einmal die wohlwollende und zugewandte Beziehung zu dir selbst verstärkst!
- Deshalb verweile noch einige Atemzüge in dir, ganz dir zugewandt, ohne etwas zu wollen – sogar ohne jede Absicht. Genieße es einfach, völlig absichtslos mit dir und bei dir zu sein, egal, in welcher Verfassung du gerade bist.
- Geh nun mit der Aufmerksamkeit zu deinem Atem …
- Spüre, wie er natürlich und selbstverständlich ein- und ausströmt, wie er wie die Wellen am Meer kommt und geht …
- Spüre, wo genau er dich bewegt: Wie immer ist an einigen Stellen die Bewegung sehr deutlich, wie z. B. an der Bauchdecke. In anderen Bereichen, z. B. an der Wirbelsäule, ist sie nur ganz fein. Vielleicht kannst du beobachten, dass jeder Einatem dich ein wenig aufrichtet und jeder Ausatem dich wieder etwas in dich sinken lässt.

- Atme entspannt weiter und lass den Atem einfach nur geschehen …
- Beobachte in der Atem-Achtsamkeit den ruhigen Rhythmus dieses steten Kommens, Verweilens und Gehens.
- Das Zählen der Atemzüge hilft nicht nur, den Geist ausgerichtet zu halten, sondern wirkt auch gegen Müdigkeit und Wegdösen. Zähle nun deshalb in aller Ruhe mit jedem Ein- und Ausatem von 1 bis 10 …
- Wenn du merkst, dass du wirklich sehr müde bist, betone bewusst den Einatem und verweile immer wieder einen Moment in der Atemfülle. Das hebt minimal den Blutdruck und wird dir innerlich das Gefühl von Halt und Stabilität geben …
- (40 Sek. Pause)
- Lass nun das Zählen wieder ausklingen und sei für eine kleine Weile einfach nur da mit deinem entspannten Atem …
- (10 Sek. Pause)
- Dann vertiefe bewusst deinen Atem und nimm einige ruhige, tiefe Atemzüge.
- Beginn dich zu bewegen und öffne wieder die Augen.
- Lehn dich einen Moment zurück und werde dir bewusst, wie du dich jetzt fühlst. Fühlst du dich vielleicht etwas frischer und wacher?
- Und nun danke dir für die Zeit, die du dir heute wieder geschenkt hast, und lobe dich dafür.

Basiskurs 2 – 2. Tag: Bei Müdigkeit Stabilität finden

Bitte lege dir heute ein paar Kissen bereit und setze dich gleich an eine Wand!

Willkommen zurück zu unserem Meditationstraining. Gestern haben wir uns angeschaut, was du tun kannst, wenn du merkst, dass Körper und Geist eigentlich zu müde sind für die Meditation. Vielleicht warst du gestern gar nicht müde und vielleicht fühlst du dich auch heute frisch und ausgeruht, wenn wir uns dieses Problem noch einmal unter einem anderen Aspekt anschauen.

Das macht aber nichts, denn es kommen ganz sicher Tage, an denen du dich erschöpft und bleischwer fühlen und dich trotzdem – bewundernswerterweise! – auf deinem Meditationskissen niederlassen wirst, weil du weißt, dass es dir wie immer guttun wird. Die jahrhundertelange Erfahrung hat gezeigt, dass Meditation selbst dann noch wirksam ist, wenn wir sie fast verschlafen. Man sieht es immer wieder z. B. bei den Mönchen in tibetischen Klöstern oder Ashrams in Sri Lanka: Sie sitzen stundenlang in langen Reihen, murmeln heilige Texte, einige wach, andere offensichtlich weggedöst. Untersucht man sie nach Jahren, dann stellt man jedoch fest, dass sich bei allen das Gehirn zum Positiven verändert hat! Dieser Zwischenzustand zwischen Wachsein und Schlaf ist wie ein weiter, offener Raum. Da wir in diesen Momenten nicht aktiv wahrnehmen oder denken, schaltet das Gehirn auf seinen Erholungsmodus um. Und deshalb wirkt das Verweilen in diesem dämmrigen, dösigen Zustand dann durchaus auch wie ein kurzer Powernap!

Das einzig wirklich Störende ist, wenn wir merken, dass wir schwanken, vielleicht sogar umzufallen drohen. Dafür gebe ich dir heute ein paar Tipps.

Wenn also so ein Tag kommt, an dem du weißt oder spürst, dass das aufrechte stille Sitzen eine Herausforderung für dich sein wird, wirst du wissen, wie du dich gut darin unterstützen kannst, deine Meditationspraxis trotzdem beizubehalten. Und bitte erinnere dich an das, was ich dir gestern geraten habe:

Wehre dich nicht! Bau keinen inneren Widerstand auf! Und vor allem: Ärgere dich nicht!

Such dir jetzt eine Stelle an der Wand, an der du dich gut anlehnen kannst. Nimm dir ein Kissen in den Rücken (weil fast jede Wand auf die Dauer recht kalt ist) und platziere es so, dass es dich gut im unteren Rücken stützt. Stopfe die anderen Kissen oder Decken um dich herum, bis du in einer Art Nest sitzt. Das gibt dir Stabilität und Halt im Sitz.

Falls du sehr müde bist, strecke die Beine nach vorne aus, lehn dich mit dem Rücken an und unterstütze das Becken an den Seiten mit Kissen oder Decken. Stütze eventuell auch deine Arme ab. Alternativ könntest du dich auch auf einen bequemen Stuhl mit Armlehnen setzen oder in einen Sessel, sofern er dir erlaubt, aufrecht zu sitzen.

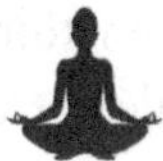

- Wenn du dich nun gut im Sitz eingerichtet hast, schließe die Augen.
- Spüre den Kontakt deines Körpers zur Erde oder zur Sitzfläche und lass dich ganz auf ihr nieder.
- Gib ganz bewusst dein Gewicht ab, aber achte sehr genau darauf, dass du dabei nicht in dich zusammensinkst. Spüre vielmehr, wie die Kissen deine Aufrichtung unterstützen.
- Spüre das Gewicht deiner Hände und Arme. Lass sie ganz schwer im Schoß oder auf den Knien ruhen.
- Spüre, wie ihr Gewicht deine Schultern in die Breite und Tiefe sinken lässt und ihnen so hilft, Anspannung loszulassen.
- Verwurzle dich ganz tief in der Erde und sieh deine Wurzeln in ihrer ganzen Breite und Tiefe.
- Mach dir bewusst, dass die Erde dich ganz sicher trägt und hält. Gleichzeitig nährt sie dich über deine Wurzeln und schenkt dir neue Kraft.
- Nimm nun einige ruhige, tiefe Atemzüge und zieh dich ganz in dich zurück.
- Werde dir bewusst, wie du dich heute fühlst. Wie geht es dir jetzt gerade? Wie erfährst du deine körperliche Befindlich-

keit? Wo erfährst du in dir Anstrengung, Müdigkeit oder sogar Erschöpfung?

- Wandere nun wieder langsam und achtsam mit der Wahrnehmung von oben nach unten durch dich hindurch.
- Nimm dich in diesem »Bodyscan« sorgsam und achtsam in deinem So-Sein – also auch in deiner Müdigkeit und Schwere – wahr und komm dir auf diese Weise ganz nah.
- Erspüre, wie du dich heute in den verschiedenen Räumen deines Körpers erfährst. Indem du jedes Mal aufs Neue offen und achtsam in dich hineinspürst, stärkst du dein Körpergefühl und deine Selbstwahrnehmung.
- Wieder wirst du beobachten können, dass einige Bereiche in dir angestrengt sind, vielleicht auch müde und in der Erschöpfung angespannt, dass es aber auch andere Bereiche gibt, nämlich die, in denen du dich frisch und wach fühlst und in denen es dir gut geht.
- Werde dir nun bewusst, in welcher Geistesverfassung und in welcher Gestimmtheit du dich gerade erfährst. Sind da Ruhe und Achtsamkeit, oder spürst du vielmehr Müdigkeit und eine gewisse Schwere und Dösigkeit?
- Was immer du wahrnimmst, nimm es einfach nur zur Kenntnis, ohne es zu bewerten oder zu kommentieren.
- Mach dir bewusst, dass du mit diesem Dich-in-dich-Einspüren auch heute wieder die wohlwollende und zugewandte Beziehung zu dir selbst verstärkst!
- Und verweile so noch einige Atemzüge in dir – ganz dir zugewandt, ohne etwas zu wollen, absichtslos und friedlich.
- Genieße es, einfach so friedlich und absichtslos mit dir und bei dir zu sein, egal, in welcher Verfassung du gerade bist!
- Geh nun mit der Aufmerksamkeit zu deinem Atem.
- Spüre sein natürliches, selbstverständliches Kommen und Gehen.
- Spüre wieder, wo genau er dich bewegt: An einigen Stellen wird die Bewegung sehr deutlich sein, vielleicht im Brust-

korb oder an der Bauchdecke. In anderen Bereichen, z. B. an der Wirbelsäule, ist sie meist nur ganz fein.

- Spüre oder stell dir vor, wie jeder Einatem dich aufrichtet und jeder Ausatem dich wieder etwas in dich sinken lässt.
- Atme entspannt weiter und lass den Atem einfach nur geschehen.
- Beobachte in der Atem-Achtsamkeit den ruhigen Rhythmus des Ein- und Ausatmens.
- Beginne dann in aller Ruhe mit dem Zählen des Ein- und Ausatems von 1 bis 10 …
- Auch heute wird das Zählen der Atemzüge dir helfen, den Geist ausgerichtet zu halten und der Müdigkeit und dem Wegdösen etwas entgegenzusetzen.
- Wenn du merkst, dass du wirklich sehr müde bist, betone bewusst und aktiv den Einatem und verweile immer wieder einen Moment in der Atemfülle. Und spüre dann auch, wie sich das in dir auswirkt …
- (40 Sek. Pause)
- Lass nun das Zählen wieder ausklingen und sei für eine kleine Weile einfach nur da mit deinem entspannten Atem …
- (10 Sek. Pause)
- Dann vertiefe bewusst den Atem und nimm einige ruhige, tiefe Atemzüge.
- Beginn dich zu bewegen und öffne wieder die Augen.
- Lehn dich einen Moment zurück und werde dir bewusst, wie du dich jetzt fühlst. Wie war es für dich, so angelehnt und gestützt zu sitzen? War es hilfreich? Hast du dich stabiler gefühlt?
- Und dann danke dir wieder für die Zeit, die du dir heute geschenkt hast, und lobe dich dafür.

Basiskurs 2 – 3. Tag: Betonter Einatem und sanftes Dehnen bei Müdigkeit

Willkommen zurück zu unserem Meditationstraining. Sicher hast du in den letzten beiden Tagen einiges entdecken können, was dir hilft, wenn du dich müde und erschöpft fühlst. Vielleicht konntest du auch bewusst erfahren, dass selbst dann, wenn du das Gefühl hattest, die ganze Zeit mehr oder weniger zu dösen, das Sitzen in der Meditation dich dennoch erfrischt hat.

Es ist zwar außerordentlich wichtig, sich immer wieder klarzumachen, dass es sich bei solchen Dämmerzuständen des Geistes in keiner Weise um Meditation handelt, gleichzeitig aber müssen wir uns zugestehen, dass es immer wieder Tage geben wird, an denen wir uns in genau diesen dämmrigen Zuständen erleben.

Ich kann gar nicht genug betonen, dass es uns nicht hilft, wenn wir uns ärgern oder gar denken, dass wir gerade nur die Zeit verschwenden und vielleicht doch besser joggen gegangen wären oder zwölf »knackige« Sonnengrüße hingelegt hätten.

Du wirst selber gut genug wissen, warum dein Körper, dein Geist oder vielleicht auch beide zusammen so angestrengt sind – nicht wahr? Ich selber habe oft genug erlebt, dass sich Körper und Geist – vermittelt über das vegetative Nervensystem – ganz schnell wieder erholten, wenn ich ihnen voller Verständnis und Wohlwollen die Momente der Ruhe gönnte, die wir in der Meditation leider eher als Dösigkeit erleben.

Sicher hast du gemerkt, dass es gestern schon eine sehr große Hilfe war, dass du gut gestützt und damit stabil sitzen konntest. Heute lade ich dich ein, noch etwas mehr mit deinem Atem zu experimentieren. Unser vegetatives Nervensystem reagiert ganz fein auf jeden Atemzug. Jeder Einatem spricht den anregenden Ast, den Sympathikus, an, und jeder Ausatem spricht den beruhigenden Ast, den Parasympathikus, an. Mit jedem Einatem steigt ganz wenig, aber doch messbar, die Puls- und Herzschlagfrequenz und damit auch der Blutdruck und geht mit jedem Ausatem wieder runter.

Wenn wir also bewusst tief einatmen und eventuell für einen Moment in der Atemfülle bleiben, dann können wir uns damit immer etwas aktivieren – genauso, wie wir uns mit der Hilfe der Betonung der Ausatmung beruhigen können, wenn wir wieder einmal unter Strom stehen.

Noch ein kleiner Tipp: Manche von uns werden ganz zappelig, wenn sie müde sind. Wenn du das bei dir bemerken solltest, versuch doch einmal, dich in deiner Meditationshaltung ganz dezent zu dehnen:

- Spreize die Finger.
- Zieh die Schultern aktiv in die Breite.
- Heb aktiv das Brustbein nach vorne und oben.
- Streck den Nacken nach oben.
- Dehne dich also, wo immer du magst, ohne jedoch die Meditationshaltung aufzulösen. Probiere es am besten gleich aus!

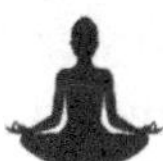

- Richte dich also zunächst erst einmal wieder ein in einem aufrechten und bequemen Sitz deiner Wahl. Wenn alles stimmt, nichts drückt und du dich ggf. an den richtigen Stellen abgestützt hast, dann schließe die Augen.
- Spüre den Kontakt deines Körpers zur Erde oder zur Sitzfläche und lass dich ganz auf ihr nieder.
- Gib ganz bewusst dein Gewicht ab, aber achte sehr genau da-

rauf, dass du dabei nicht in dich zusammensinkst. Spüre, wie vielmehr die Wand hinter dir oder die Kissen deine Aufrichtung unterstützen.

- Spüre das Gewicht deiner Hände und Arme. Lass sie ganz schwer im Schoß oder auf den Knien ruhen.
- Spüre, wie ihr Gewicht deine Schultern in die Breite und Tiefe sinken lässt und ihnen so hilft, all die Anspannung loszulassen, die uns oft so erschöpft.
- Verwurzle dich ganz tief in der Erde und sieh deine Wurzeln in ihrer ganzen Breite und Tiefe.
- Mach dir bewusst, dass die Erde dich ganz sicher trägt und hält. Und sie nährt dich über deine Wurzeln und schenkt dir neue Kraft. Spüre, wie ihre ruhige, tiefe Kraft in dich hineinströmt.
- Nimm nun einige ruhige, tiefe Atemzüge und zieh dich ganz in dich zurück.
- Werde dir bewusst, wie du dich heute fühlst. Wie geht es dir jetzt gerade? Wie erfährst du deine körperliche Befindlichkeit? Wo in dir spürst du Anstrengung, Müdigkeit oder eine daraus resultierende Unruhe oder Zappeligkeit?
- Um dich noch genauer in dich einzufühlen, wandere nun wieder langsam und achtsam mit der Wahrnehmung von oben nach unten durch dich hindurch.
- Erfahre dich in diesem »Bodyscan« in deinem So-Sein und komm dir auf diese Weise ganz nah.
- Nimm dich wahr, ohne zu werten, ohne etwas zu kommentieren und ohne etwas zu verändern.
- Auch heute wirst du wieder beobachten können, dass einige Bereiche in dir angestrengt sind oder müde oder angespannt. Und du wirst beobachten können, dass es auch Bereiche gibt, in denen es dir gut geht, wo alles »im grünen Bereich ist«.
- Mach dir auch bewusst, in welcher Geistesverfassung und in welcher Gestimmtheit du dich jetzt erfährst. Ist dein Geist eher ruhig oder unruhig, eher wach oder eher müde? Ist er zentriert oder eher zerstreut?

- Was immer du wahrnimmst, nimm es einfach nur zur Kenntnis, ohne es zu bewerten oder zu kommentieren.
- Mach dir bewusst, dass du mit diesem Dich-in-dich-Einspüren auch heute wieder die wohlwollende und zugewandte Beziehung zu dir selbst stärkst.
- Verweile deshalb noch einige Atemzüge in dir – ganz dir zugewandt, ohne etwas zu wollen, sogar ohne jede Absicht.
- Genieße es einfach, völlig absichtslos mit dir und bei dir zu sein, egal, in welcher Verfassung du gerade bist!
- Geh nun mit der Achtsamkeit zu deinem Atem.
- Spüre, wie er kommt und geht, ganz natürlich, ganz selbstverständlich.
- Werde dir bewusst, wie tief der Atem ist. Wenn wir unbewusst atmen, ist er oft ganz flach.
- Probiere heute einmal aus, was in dir geschieht, wenn du ganz bewusst einatmest – nicht besonders tief oder besonders kraftvoll –, einfach nur bewusst einatmest und entspannt wieder ausatmest …
- (20 Sek. Pause)
- Vielleicht kannst du die leichte Anregung spüren, die mit dieser Betonung der Einatmung einhergeht …
- (20 Sek. Pause)
- Probiere nun auch aus, was geschieht, wenn du nach jedem Einatem für eine kleine Weile in der Atemfülle bleibst – und dann entspannt wieder ausatmest. Wie fühlt sich das an? Macht es dich wacher und klarer? …
- (20 Sek. Pause)
- Probiere auch die kleinen, kaum sichtbaren, aber gut fühlbaren Dehnungen aus, die ich dir vorgeschlagen habe:
  - das Spreizen der Finger,
  - das aktive In-die-Breite-Ziehen der Schultern,
  - das aktive Heben des Brustbeins nach vorne und oben oder
  - das Strecken des Nackens nach oben …
- (20 Sek. Pause)

- Dann lass alles das wieder bleiben und sei für eine kleine Weile einfach nur da mit deinem entspannten Atem …
- (10 Sek. Pause)
- Vertiefe dann wieder bewusst deinen Atem und nimm einige ruhige, tiefe Atemzüge.
- Beginn dich zu bewegen und öffne wieder die Augen.
- Lehn dich einen Moment zurück und werde dir bewusst, wie du dich jetzt fühlst. Was hast du erfahren durch die Aktivierung der Einatmung oder das bewusste, aber nicht sichtbare Dehnen? War es hilfreich für dich?
- Und nun danke dir wieder für die Offenheit, mit der du für dich experimentiert hast, danke dir für die Zeit, die du dir heute geschenkt hast, und lobe dich vor allem.

Basiskurs 2 – 4. Tag: Langeweile – was will dein Geist?

Willkommen zurück zu unserem Meditationstraining. Ab heute werden wir uns einem anderen Thema widmen, das auch immer wieder als Hindernis auftauchen kann, wenn du meditieren möchtest. Es ist das Gefühl der Langeweile!

Unser Geist ist heutzutage so daran gewöhnt, während der Zeit, in der wir wach sind, ununterbrochen »Futter« zu bekommen, dass er sofort beginnt zu meckern, wenn auch nur kurz der gewohnte Input ausbleibt.

Du kennst das sicher auch von dir, dass du, kaum dass sich im Tag eine kleine Pause auftut, gleich versucht bist, dein Smartphone hervorzuholen und Mails und Chats zu checken. Das nicht zu tun, fühlt sich heutzutage fast schon wie ein Verzicht an, der dem Fasten gleichkommt. Dieses Füllen einer jeden Pause mit irgendetwas ist uns zwar unmerklich zu einer Gewohnheit geworden, aber zu einer, die wir mit einiger Übung gut verändern können. Wir können diese Gewohnheit schwächen, indem wir uns immer wieder entscheiden, den Impulsen und Reflexen, uns mit neuem Input zu versorgen, nicht nachzugeben – und uns stattdessen Momente der Ruhe zu schenken.

Vielleicht gehörst du aber zu den Menschen, die mit einem Geist durch ihr Leben laufen, der immer extrem »hungrig« und aufnahmebereit ist. Wenn das deinem Naturell entspricht, dann ist die Erfahrung, dass für eine kleine Weile einmal »nichts los ist«, für dich wahrscheinlich eine richtige Herausforderung! Wenn du diese Empfindungen schon bei dir beobachten konntest, dann wirst du auch wissen, dass dein Geist schon die Lösung parat hält. Er beginnt nämlich sofort, sich selber Input und damit »Nahrung« zu erschaffen, indem er über alles Mögliche – und Unmögliche – nachdenkt, Projekte plant, seine To-do-Listen im Geiste checkt und ergänzt usw., usf.

Diese Prägung unterscheidet sich von der normalen Unruhe des Geistes dadurch, dass sie zunächst immer mit dem Gefühl einhergeht, dass ein äußeres Ruhigwerden unangenehm ist. Die Ruhe fühlt sich dann irgendwie leer an – wie eine Leere, die dringend mit irgendetwas gefüllt werden muss. Es ist sogar möglich, dass dir die Ruhe der Meditation richtig körperlich unangenehm ist. Wenn du das von dir kennst, brauchst du jedoch die Phasen der Stille und des Nichtstuns ganz besonders, um auf Dauer gesund zu bleiben. Und du brauchst viel mehr Geduld und Übung, um mit der Herausforderung der gefühlten Leere klarzukommen und zu lernen, sie ertragen zu können, ohne zu leiden.

In den kommenden Tagen werde ich deinem Geist einige Aufgaben geben, die dir helfen werden, dich besser mit dem Gefühl von Langeweile und Leere zu arrangieren. Heute dient die Zeit der Meditation vor allem dazu, dir selber auf die Spur zu kommen. Beobachte deinen Geist! Was will er? Was meint er zu brauchen? Was macht ihn unruhig und ungeduldig? Und deshalb beginnen wir jetzt gleich mit der Meditation!

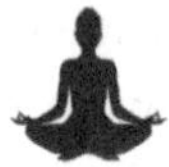

- Richte dich also zunächst erst einmal wieder ein in einem aufrechten und bequemen Sitz deiner Wahl. Wenn alles stimmt, nichts drückt oder stört, schließe die Augen.
- Spüre den Kontakt deines Körpers zur Erde oder zur Sitzfläche und lass dich ganz auf ihr nieder.
- Gib ganz bewusst dein Gewicht ab, aber achte sehr genau darauf, von innen her aufgerichtet zu bleiben.
- Spüre das Gewicht deiner Hände und Arme. Lass sie ganz schwer im Schoß oder auf den Knien ruhen.
- Spüre, wie ihr Gewicht deinen Schultern hilft, in die Breite und Tiefe zu sinken und Anspannung loszulassen.
- Verwurzle dich ganz tief in der Erde und sieh deine Wurzeln in ihrer ganzen Breite und Tiefe.
- Mach dir bewusst, dass die Erde dich ganz sicher trägt und hält. Und sie nährt dich über deine Wurzeln und schenkt dir neue Kraft. Spüre, wie ihre Kraft in dich hineinströmt. Es ist die Kraft der Ruhe, eine tiefe und machtvolle Kraft.
- Nimm nun einige ruhige, tiefe Atemzüge und zieh dich ganz in dich zurück.
- Werde dir bewusst, wie du dich heute fühlst. Wie geht es dir jetzt gerade? Wie erfährst du deine körperliche Befindlichkeit? Wo in dir spürst du Anstrengung, Müdigkeit, Unruhe oder Wohlbefinden?
- Um dich noch genauer in dich einzufühlen, wandere nun wie gewohnt langsam und achtsam mit der Wahrnehmung von oben nach unten durch dich hindurch.
- Erfahre dich in diesem »Bodyscan« in deinem So-Sein zu diesem Moment und erkenne so mehr und mehr, wie sich dein Leben in deinem Körper widerspiegelt.
- Nimm dich wahr, ohne zu werten, ohne dich zu kommentieren und ohne etwas verändern zu wollen.

- Auch heute wirst du beobachten können, dass die innere Wahrnehmung deiner selbst einer Art Flickenteppich gleicht, denn es gibt immer sowohl Bereiche in dir, wo du dich angestrengt, müde oder angespannt fühlst, und andere, in denen es dir einfach gut geht, wo alles »im grünen Bereich ist«.
- Mach dir auch bewusst, in welcher Geistesverfassung und in welcher Gestimmtheit du dich jetzt erfährst. Ist dein Geist eher ruhig oder unruhig, eher wach oder eher müde? Ist er zentriert oder eher zerstreut?
- Vielleicht beginnt dein Geist auch schon darauf zu reagieren, dass die äußeren Reize – und damit der ihm gewohnte Input – nachlassen. Wie geht es dir damit?
- Kommt Unruhe auf? Bist du vielleicht genervt? Oder fühlst du dich so ganz auf dich selbst ausgerichtet unwohl?
- Was immer du wahrnimmst, nimm es einfach nur zur Kenntnis, ohne es zu bewerten oder zu kommentieren.
- Es ist egal, ob du das, was du in dir erfährst, magst oder nicht! Nichts ist in dir ohne Grund. Alle Empfindungen, Gefühle und Gedanken haben in dir einen Nährgrund, in dem sie über Jahre ganz still wachsen.
- Sei eine kleine Weile ganz still in dir und lausche in dich hinein. Was erfährst du in dir? Wie erfährst du dich? …
- (15 Sek. Pause)
- Geh nun mit der Achtsamkeit zu deinem Atem.
- Spüre, wie er kommt und geht, ganz natürlich, ganz selbstverständlich.
- Werde dir bewusst, wie tief der Atem ist. Wenn wir unbewusst atmen, ist er oft eher flach.
- Probiere heute einmal aus, was in dir geschieht, wenn du ganz bewusst atmest – nicht besonders tief oder besonders kraftvoll –, sondern einfach nur bewusst einatmest und entspannt wieder ausatmest.
- Verweile in der Atem-Achtsamkeit. Wie geht es deinem Geist damit? …

- (30 Sek. Pause)
- Vielleicht kommt Langeweile, Unruhe oder ein leichtes Unbehagen auf. Nimm auch das einfach nur zur Kenntnis …
- (40 Sek. Pause)
- Dann zieh dich langsam wieder von der Atem-Achtsamkeit zurück und sei für eine kleine Weile einfach nur da mit deinem entspannten Atem …
- (20 Sek. Pause)
- Vertiefe dann wieder bewusst deinen Atem und nimm einige ruhige, tiefe Atemzüge.
- Beginn dich zu bewegen und öffne wieder die Augen.
- Lehn dich einen Moment zurück und werde dir bewusst, wie du dich jetzt fühlst. Was hast du erfahren durch diese Beobachtung? War es hilfreich für dich? Konntest du etwas über dich erfahren?
- Und nun danke dir wieder für die Offenheit, mit der du dir selbst begegnet bist. Danke dir für die Ruhe, die du dir heute geschenkt hast, und lobe dich.

Wir treffen uns morgen wieder, dann zur fünften Lektion.

Basiskurs 2 – 5. Tag: Strategien und Ablenkungsmanöver des Geistes beobachten

Schön, dass du auch heute wieder Zeit für unser Meditationstraining gefunden hast! Sicher hast du gestern gemerkt, wie spannend es ist, wenn wir unserem eigenen Geist bei allen seinen Strategien zuschauen, mit denen er versucht, seine Gewohnheiten und seine immer gleichen Denkmuster aufrechtzuerhalten.

Da ich selber auch so einen ewig hungrigen Geist habe, weiß ich sehr gut, dass er stets versucht, mit allen Tricks den Phasen der Ruhe und Stille auszuweichen.

Da mein Geist besonders gut weiß, wie ich so »ticke«, weiß er auch, dass ich schnell zu begeistern bin, wenn er mir Ideen zu irgendwelchen neuen Projekten präsentiert. In dieser Hinsicht ist er unglaublich kreativ und erfinderisch, und ich habe lange gebraucht, um meine Neugier so im Zaum zu halten, dass ich auf diese Ideen nicht genauso anspringe wie ein Hund auf ein Stöckchen oder ein Leckerli. Ich habe alles Mögliche probiert, um meinen Geist zu bändigen, der gerne aufgeregt herumhüpft, um der Langweile zu entkommen.

Zwei Strategien haben sich dabei schließlich bei mir besonders gut bewährt:

- immer wieder Zurückkehren in den Zustand des Beobachters und
- eine klare Ansage machen an meinen Geist, die lautet: *»Nicht jetzt!«*

Als Beobachterin wird es mir möglich, mich nicht von der Umtriebigkeit meines Geistes mitreißen zu lassen.

Mit dem »Nicht jetzt!« signalisiere ich meinem Geist: »Ich sehe dich! Ich sehe, wie du dich anstrengst, mir etwas Spannendes zu präsentieren! Aber *jetzt* ist *nicht* der richtige Zeitpunkt! Ich werde später auf dich zurückkommen. *Jetzt* brauche ich Ruhe und Stille. Deshalb: *»Nicht jetzt!«*

Während ich das denke, spüre ich meine eigene Bestimmtheit. Dadurch kann ich das Vertrauen entwickeln, dass mein eigener Geist mich nicht wieder und wieder austricksen kann. Denn nur dann kann ich lernen, mich wirklich auf die Ruhe und Stille einzulassen – und sie in ihrer ganzen Fülle und Lebendigkeit mit offenem und wachem Bewusstsein zu empfangen und zu erfahren.

Beobachte also auch heute deinen Geist. Und wenn er dich zu sehr bedrängt, sag ihm klar und deutlich: *»Nicht jetzt!«* Sag es, ohne ärgerlich oder abweisend zu sein. Bleib vielmehr mitfühlend und verständnisvoll – und zwar sowohl für dich als auch für die Triebkräfte deines Geistes.

Bedenke: Er soll jetzt etwas ganz Neues und Ungewohntes lernen. Sei deshalb geduldig und nachsichtig mit dir und mit ihm! Lass uns das heute einmal ausprobieren!

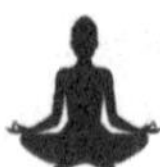

- Richte dich wie immer also zunächst einmal ein in einem aufrechten und bequemen Sitz deiner Wahl. Wenn du spürst, dass alles stimmt, schließe die Augen.
- Spüre dann den Kontakt deines Körpers zur Erde oder zur Sitzfläche und lass dich ganz auf ihr nieder.
- Dies ist immer der erste Schritt hinein in den meditativen Zustand, denn er hilft dir, umzuschalten vom Denken auf das Fühlen. Und mit dem Spüren und Fühlen bist du immer im Jetzt!
- Gib also ganz bewusst dein Gewicht ab, achte sehr genau darauf, dabei von innen her aufgerichtet zu bleiben. Spüre deinen inneren Halt.
- Spüre das Gewicht deiner Hände und Arme. Lass sie ganz schwer im Schoß oder auf den Knien ruhen.
- Ihr Gewicht lädt deine Schultern ein, in die Breite und Tiefe zu sinken und Anspannung loszulassen.
- Verwurzle dich ganz tief in der Erde und sieh deine Wurzeln in ihrer ganzen Breite und Tiefe.
- Spüre die ruhige, stille Kraft der Erde, ihre tiefe Stabilität und Ruhe.
- Das ist ihre Natur, das ist ihr wahres Sein, selbst wenn sie ab und zu mal bebt.
- Öffne dich für diese ruhige Kraft und lass sie über die Wurzeln in dich hineinströmen.
- Nimm nun einige ruhige, tiefe Atemzüge und zieh dich ganz in dich zurück.

- Werde dir bewusst, wie du dich heute fühlst. Wie geht es dir jetzt gerade? Wie erfährst du deine körperliche Befindlichkeit?
- Werde dir bewusst, wie sich heute die Bereiche in dir verteilen, in denen du Anstrengung, Müdigkeit, Unruhe oder auch Wohlbefinden spürst.
- Um dich noch differenzierter in dich einzufühlen, wandere nun wie gewohnt langsam und achtsam mit der Wahrnehmung von oben nach unten durch dich hindurch.
- Erfahre dich ganz tief und achtsam in diesem »Bodyscan« in deiner Befindlichkeit und sei ganz offen für alles, was dein Körper dir zu sagen hat.
- Nimm dich wahr, ohne zu werten, ohne dich zu kommentieren und ohne etwas verändern zu wollen.
- In welcher Geistesverfassung und in welcher Gestimmtheit nimmst du dich wahr? Erfährst du deinen Geist eher als ruhig oder eher unruhig? Ist er eher wach oder eher müde? Ist er zentriert, oder springt er eifrig von Gedanken zu Gedanken, von Projekt zu Projekt?
- Reagiert dein Geist auch schon auf das Nachlassen der äußeren Reize. Wie geht es dir damit?
- Wird dein Geist unruhig? Versucht er, dich abzulenken und für seine Ideen zu begeistern?
- Was immer du wahrnimmst, nimm es einfach nur zur Kenntnis, ohne es zu bewerten oder zu kommentieren. Werde dir aber auch bewusst, wie geschickt dein Geist ist, seine Köder auszulegen. Er kennt dich einfach so gut wie niemand sonst auf der Welt und weiß ganz genau, wo und wie er dich kriegt. Beobachte seine Strategien und lass ihn wissen: »Nicht jetzt!«
- Spüre, wie mit jedem »Nicht jetzt!« deine Selbstbestimmtheit wächst und du beginnst, Kontrolle über die Macht der Ablenkung zu gewinnen.
- Sei dann eine kleine Weile ganz still in und mit dir und lausche in dich hinein.

- Was erfährst du in dir? Wie erfährst du dich? …
- (20 Sek. Pause)
- Geh nun mit der Achtsamkeit zu deinem Atem.
- Spüre, wie er kommt und geht – ganz natürlich, ganz selbstverständlich.
- Verweile in der Atem-Achtsamkeit. Wie geht es deinem Geist damit? Bleibe ganz achtsam, damit du erkennen kannst, wann irgendein Gedanke versucht, dich von der Erfahrung deines Atems abzulenken …
- (30 Sek. Pause)
- Was immer auch in deinem Geist erscheint, nimm es einfach nur zur Kenntnis …
- (40 Sek. Pause)
- Dann zieh dich langsam zurück von deiner Atem-Achtsamkeit und sei für eine kleine Weile einfach nur mit dir und mit deinem entspannten Atem …
- (20 Sek. Pause)
- Vertiefe dann wieder bewusst deinen Atem und nimm einige ruhige, tiefe Atemzüge.
- Beginn dich zu bewegen und öffne wieder die Augen.
- Lehn dich einen Moment zurück und werde dir bewusst, wie du dich jetzt fühlst. Was hast du erfahren durch diese Beobachtung? War es hilfreich für dich?
- Bist du dir selbst nähergekommen, weil du mehr und mehr erkennen kannst, wie dein Geist funktioniert?
- Danke dir nun wieder für die Offenheit – ja, und auch für die Neugier, mit der du dir selbst begegnet bist. Danke dir für die Achtsamkeit, die du heute entfaltet hast, und lobe dich.

Basiskurs 2 – 6. Tag: Das spannende Leben in dir beobachten (differenzierter Bodyscan)

Schön, dass du auch heute wieder Zeit für unser Meditationstraining gefunden hast! Die Meditation lädt uns immer wieder ein, in uns selbst hineinzuschauen, damit wir verstehen können, wie unser inneres Leben funktioniert. Dabei wird deutlich, dass wir zwar ganz viel über das äußere Leben wissen, aber kaum etwas über uns selbst. Wir haben natürlich eine Reihe von Konzepten, wie unser Körper und unsere Psyche aufgebaut sind. Und wir haben auch viele Ideen und Vermutungen, wie wir auf die vielen Impulse, die uns das Leben anbietet, in unserem Inneren reagieren. Im Grunde heißt das aber nur, dass wir viele Ideen über uns haben, aber nur wenig Wissen. Etwas wirklich zu wissen heißt, etwas tief zu erfahren und es vollkommen zu verinnerlichen. Wissen heißt im Yoga *Vidya* und gilt dort als eine Seinsqualität, denn nur wenn wir etwas wirklich erkannt haben und es dann wissen, verändert es nachhaltig unser Denken, unser Verhalten und damit die Qualität unseres Seins. Wir haben dann nicht mehr nur die Vorstellung und die Idee, dass wir leben, sondern spüren in jeder Zelle unsere Teilhabe am Lebendigen. Wir wissen, dass wir selber das Leben sind – ein Teil dieses großen Netzwerkes des Lebens, in das wir alle eingebunden sind.

Heute möchte ich dich einladen, dich für diese Erfahrung in deinem inneren Raum zu öffnen. Du wirst merken, dass es in dir viel zu beobachten und zu erspüren gibt. Da sind die verschiedenen Rhythmen von Atem und Herzschlag. Da sind die Geräusche des Atems und oft auch der Verdauung.

Du kannst lernen zu spüren, wie sich im Kommen und Gehen des Atems dein Zwerchfell absenkt und wieder nach oben bewegt. Du kannst sogar lernen, in dir zu erfahren, wie die Zellen deines Körpers in der inneren Atmung – der Zellatmung – ganz fein pulsieren. Dein ganzer Körper ist voller Lebendigkeit. Wenn du dich dieser Erfahrung öffnest, wird dein Geist keine Langeweile mehr erfahren, denn du wirst merken, dass es in dir unglaublich viel zu entdecken gibt. Probiere es doch gleich einmal aus! Viel Spaß auf der Entdeckungsreise in deine innere Welt!

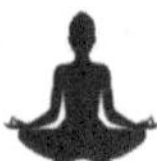

- Richte dich also wieder ein in einem aufrechten und bequemen Sitz, den du als stabil und angenehm empfindest. Wenn du spürst, dass alles stimmt und nichts drückt oder stört, schließe die Augen.
- Spüre den Kontakt deines Körpers zur Erde oder zur Sitzfläche und lass dich ganz auf ihr nieder.
- Dies ist immer der erste Schritt hinein in den meditativen Zustand, denn er hilft dir, umzuschalten vom Denken auf das Fühlen. Und mit dem Spüren und Fühlen eröffnet sich dir die Erfahrung deiner inneren Welt.
- Gib also ganz bewusst und spürbar dein Gewicht ab, achte sehr genau darauf, dass du dabei von innen her aufgerichtet bleibst. Spüre deinen inneren Halt.
- Spüre das Gewicht deiner Hände und Arme. Lass sie ganz schwer im Schoß oder auf den Knien ruhen.
- Nutze ihr Gewicht, um deine Schultern in die Breite und Tiefe sinken zu lassen und die Anspannung, die sich immer wieder im Alltag ansammelt, abzugeben.
- Verwurzle dich ganz tief in der Erde und spüre deine Wurzeln in ihrer ganzen Breite und Tiefe.
- Spüre, wie sie dich mit der ruhigen, stillen Kraft der Erde verbinden, mit ihrer Stabilität und Ruhe.
- Öffne dich dieser ruhigen Kraft und lass sie über die Wurzeln in dich hineinströmen.

- Nimm nun einige ruhige, tiefe Atemzüge und zieh dich ganz in dich zurück, um dein inneres Sein zu erkunden.
- Werde dir bewusst, wie du dich heute fühlst. Wie erfährst du deine körperliche Befindlichkeit? Versuche, dich so genau wie möglich zu erkunden.
- Werde dir bewusst, wie alles, was du in dir wahrnimmst, dich ganz konkret erfahren lässt, dass du nicht nur lebst, sondern vielmehr mit jeder Zelle deines Körpers lebendig bist.
- Spüre die verschiedenen Rhythmen, die Rhythmen des Herzschlags und der Atmung, die dich am Leben erhalten.
- Spüre das feine Pulsieren. Es ist der Rhythmus des Lebens an sich.
- Wandere nun wie gewohnt langsam und achtsam mit der Wahrnehmung von oben nach unten durch dich hindurch. Nimm dir Zeit, sehr genau in dich hineinzuspüren …
- (20 Sek. Pause)
- Erfahre dich ganz tief und achtsam in diesem »Bodyscan« in den unterschiedlichen Räumen deines Körpers. Jeder dieser Räume schwingt auf seine ganz eigene Weise, ist auf eine ganz eigene Weise lebendig.
- Während du so in dich hineinlauschst, sei ganz offen für alles, was dein Körper dir zu sagen hat. Und bitte denke daran, dich wahrzunehmen, ohne zu werten, ohne dich zu kommentieren und ohne etwas verändern zu wollen …
- (20 Sek. Pause)
- Geh nun mit der Achtsamkeit zu deinem Atem.
- Spüre, wie er kommt und geht, ganz natürlich, ganz selbstverständlich. Spüre seinen Rhythmus, sein regelmäßiges Anschwellen und Abschwellen …
- Verweile in der Atem-Achtsamkeit. Jeder Atemzug lässt dich erfahren, dass du eingebunden bist in das große Netzwerk des Lebens, denn jeder Atemzug ist das Leben an sich – das ewige, rhythmische und sich immer wieder durchsetzende Pulsieren des Lebens …

- (30 Sek. Pause)
- Verweile in der Erfahrung deines Atmens, in der tiefen Empfindung seines Pulsierens und Strömens, und lass dich tragen von diesem Strom des Lebens.
- Was immer dabei in deinem Geist erscheint, nimm es einfach nur zur Kenntnis, lass es einfach da sein und widme dich dann wieder der Erfahrung des Lebens in dir …
- (40 Sek. Pause)
- Zieh dich dann langsam zurück von deinem Atem und all diesen Empfindungen und sei für eine kleine Weile einfach nur mit dir. Lass deinen Geist ruhen und lass alles das, was du in dir erfahren hast, noch einen Moment in dir nachwirken …
- (20 Sek. Pause)
- Vertiefe dann wieder bewusst deinen Atem und nimm einige ruhige, tiefe Atemzüge.
- Beginn dich zu bewegen und öffne wieder die Augen.
- Lehn dich einen Moment zurück und werde dir bewusst, wie du dich jetzt fühlst. Was hast du erfahren durch diese Beobachtung? Bist du dir selbst nähergekommen? Hast du gemerkt, wie spannend es ist, nicht nur rein intellektuell zu wissen, dass du lebst, sondern es ganz tief und wahrhaftig in dir zu erfahren?
- Danke dir nun wieder für die Offenheit – ja, und auch für die Neugier, mit der du dir selbst begegnet bist.
- Lobe dich für die Achtsamkeit, die du heute entfaltet hast, und versuche, diese Achtsamkeit für dein inneres Sein auch immer wieder einmal kurz im Alltag aufleuchten zu lassen.

Wir treffen uns morgen wieder – zur siebten Lektion.

Basiskurs 2 – 7. Tag: Vertiefung der Innenschau und Entwicklung der inneren Sinne

Willkommen zurück zu unserem Meditationstraining! Auch heute möchte ich dich wieder einladen, deinen inneren Raum und dein inneres Leben weiter zu erforschen. Tief in unserem Gehirn liegt ein Bereich, der »Inselregion« oder »Insula« genannt wird. Dieser Teil unseres Gehirns ist eine wichtige Schaltstelle zwischen Körper und psychischer Befindlichkeit. Die Insula ist der Ort der Selbstbeobachtung und der darauffolgenden emotionalen Bewertung des Erfahrenen. Von dort aus empfängt unser Bewusstsein Informationen darüber, wie es uns gerade jetzt in unserem Körper geht – und zwar sowohl in körperlicher als auch in emotionaler Hinsicht.

Wir können diesen Bereich trainieren, indem wir mit Offenheit und Neugier in uns hineinspüren. Das hilft uns zu lernen, unsere Befindlichkeit achtsamer, genauer und feinfühliger zu erforschen – und in der Folge dann auch achtsamer und angemessener mit uns selbst umzugehen.

Die Insula liegt zwischen zwei Gehirnbereichen mit ganz unterschiedlichen Aufgaben:

- dem limbischen System, das sich ungefähr in der Mitte des Gehirns befindet. Es ist zuständig für unsere Gefühle und für unser Erinnern, also dafür, dass wir uns merken, in welchem Zusammenhang welche Gefühle auftreten, und
- dem Stirnhirn, das sich – wie der Name schon sagt – hinter unserer Stirn befindet. Es ist zuständig dafür, alles Wahrgenommene zu verarbeiten, und zwar sowohl die Impulse aus der äußeren Welt als auch Impulse aus unserem inneren Sein. Das Stirnhirn hat damit auch die Aufgabe, einzuschätzen und zu bewerten, was wir zum einen mit äußeren Reizen, aber

auch mit unseren Gefühlen und Gedanken machen wollen. Folglich sortiert es alles, was wir außen und in uns wahrnehmen, hinsichtlich der Bedeutung für unser Handeln – also unser Aktivwerden oder unser Zulassen und Geschehenlassen.

Die Inselregion ist somit eine wichtige Schaltstelle für die bewusste Verarbeitung unserer Gedanken (Stirnhirn) und unserer Emotionen (limbisches System), denn es liefert uns Informationen darüber, wie es uns als Körper geht mit all unseren Gedanken und Gefühlen.

Indem wir lernen, immer wieder und immer genauer in uns hineinzuspüren, können wir lernen zu erkennen, was unsere mentalen Aktivitäten für unser körperliches Sein bewirken, also ob sie uns guttun (z. B. mit Gedanken der Güte, der Dankbarkeit oder der Freude) oder ob wir uns mit ihnen schaden (z. B. mit feindseligen Gedanken, Ärger oder »nagenden« Zweifeln).

Wenn du genau hinspürst, wirst du merken können, wie jeder Gedanke und jedes Gefühl dich in deinem inneren Raum etwas weiter werden lassen – oder eben auch enger. Wenn du immer wieder merkst, dass heilsame und förderliche Gedanken dir das Gefühl innerer Weite schenken – einer Weite, in der dein ganzes inneres Leben sich entfalten kann –, dann wird dich das motivieren, eben solche Gedanken und Gefühle zu kultivieren. Denn du spürst ganz direkt und konkret, wie wohl sie dir tun. Und so machen wir uns heute auf die Reise nach innen und begeben uns auf diese nie endende Entdeckungstour der inneren Welt!

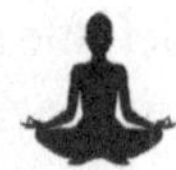

- Richte dich also wieder ein in einem aufrechten und bequemen Sitz, den du als stabil und angenehm empfindest. Wenn du spürst, dass alles stimmt und nichts drückt oder stört, schließe die Augen.

- Spüre den Kontakt deines Körpers zur Erde oder zur Sitzfläche und lass dich ganz auf ihr nieder.
- Öffne dich ganz der Erfahrung des Spürens, denn es hilft dir, umzuschalten vom umherschweifenden Denken auf das Spüren im ganz konkreten Hier und Jetzt.
- Gib also ganz bewusst und spürbar dein Gewicht ab und achte sehr genau darauf, dabei von innen her aufgerichtet zu bleiben. Spüre, wo du in dir Ausrichtung und Halt findest.
- Spüre das Gewicht deiner Hände und Arme. Lass sie mit ihrem ganzen Gewicht in deinem Schoß oder auf den Knien ruhen.
- Nutze ihr Gewicht, um deine Schultern in die Breite und Tiefe sinken zu lassen und Anspannung abzugeben.
- Verwurzle dich ganz tief in der Erde und spüre deine Wurzeln in ihrer ganzen Breite und Tiefe.
- Spüre, wie diese Wurzeln dich mit der ruhigen, stillen Kraft der Erde verbinden, mit ihrer Stabilität und Ruhe. Öffne dich dieser ruhigen Kraft und lass sie über die Wurzeln in dich hineinströmen. Spüre dieses »In-Verbindung-Treten«.
- Nimm nun einige ruhige, tiefe Atemzüge und zieh dich ganz in dich zurück, um dein inneres Sein zu erkunden.
- Werde dir bewusst, wie du dich heute fühlst. Wie erfährst du deine körperliche Befindlichkeit? Versuche, dich so genau wie möglich zu erkunden …
- Werde dir bewusst, wie alles das, was du in dir wahrnimmst, dir ganz konkret hilft zu erfahren, wie sich dein Denken und Fühlen in deinem Körper widerspiegelt.
- Spüre die Bereiche von Weite oder Enge in deinem inneren Raum.
- Werde dir bewusst, welche Gefühle in diesen Räumen wirken. Was macht dich innerlich weit? Was macht dich eng?
- Wandere nun wie gewohnt langsam und achtsam mit der Wahrnehmung von oben nach unten durch dich hindurch. Nimm dir Zeit, sehr genau in dich hineinzuspüren …

- (20 Sek. Pause)
- Erfahre dich ganz tief und achtsam in diesem »Bodyscan« in den unterschiedlichen Räumen deines Körpers. Jeder dieser Räume schwingt auf seine ganz eigene Weise und reagiert auf seine ganz eigene Weise auf jede Aktivität deines Geistes.
- Während du so in dich hineinlauschst, sei ganz offen für alles, was dein Körper dir zu sagen hat.
- Wieder denke daran, dich wahrzunehmen, ohne zu werten, ohne dich zu kommentieren und ohne etwas verändern zu wollen …
- (20 Sek. Pause)
- Geh nun mit der Achtsamkeit zu deinem Atem.
- Spüre, wie er kommt und geht – ganz natürlich, ganz selbstverständlich.
- Spüre seinen Rhythmus, sein regelmäßiges Anschwellen und Abschwellen.
- Verweile in der Atem-Achtsamkeit. Auch jeder Atemzug reagiert auf dein Denken und Fühlen, reagiert darauf, ob du innerlich weiter oder enger wirst.
- Und jeder deiner Atemzüge reagiert darauf, wenn du innerlich ganz offen bist, alles, was da ist, einfach nur zur Kenntnis zu nehmen.
- Beobachte: Je mehr du in der Achtsamkeit – also im nichtwertenden Wahrnehmen – gegründet bist, desto entspannter wird dein Atem sein …
- (30 Sek. Pause)
- Verweile in der Erfahrung deines Atems, in der tiefen Empfindung seines Pulsierens und Strömens, und lass dich tragen von diesem Strom des Lebens.
- Was immer dabei in deinem Geist erscheint, nimm es einfach nur zur Kenntnis, lass es einfach da sein und widme dich dann wieder den ganz subtil wechselnden Empfindungen des Lebens in dir …

- (40 Sek. Pause)
- Zieh dich dann langsam zurück von deinem Atem und all diesen Empfindungen und sei für eine kleine Weile einfach nur mit dir. Lass deinen Geist ruhen und lass alles das, was du in dir beobachten konntest, noch einen Moment in dir nachwirken …
- (20 Sek. Pause)
- Vertiefe dann wieder bewusst deinen Atem und nimm einige ruhige, tiefe Atemzüge.
- Was hast du erfahren durch diese Beobachtung? Bist du dir selbst nähergekommen? Hast du gemerkt, wie spannend es ist zu ergründen, was jeder Gedanke und jedes Gefühl für dein inneres Sein bewirkt?
- Danke dir nun wieder für die Offenheit – ja, und auch für die Neugier, mit der du dir selbst begegnet bist.
- Lobe dich für die Achtsamkeit, die du heute entfaltet hast, und versuche, diese Achtsamkeit für das Wirken deines Geistes auf dein inneres Sein doch auch immer wieder kurz im Alltag aufleuchten zu lassen.

Bis morgen, zur achten Lektion.

Basiskurs 2 – 8. Tag: Störende Körperempfindungen 1 (eingeschlafene Beine)

Wie schön, dass du auch heute wieder Zeit für unser Meditationstraining gefunden hast! Ich hoffe, du konntest merken, dass du in der Zeit der Ruhe deinen Geist auf eine förderliche Weise beschäftigen konntest. Wenn wir ihn in Achtsamkeit schulen – und zwar besonders auch in der Achtsamkeit auf unsere innere Welt –, dann wird er allmählich stabiler werden und empfindet dann die Erfahrung von Müdigkeit, Unruhe, Langeweile oder das Gefühl der Leere beim Nichtstun als nicht mehr so unangenehm.

Jetzt werden wir uns noch einige Hindernisse anschauen, die oft besonders am Beginn der Meditationspraxis als störend empfunden werden. Da wäre z. B. das Einschlafen der Beine.

Diese Empfindung, die meist mit einem sehr lästigen Kribbeln einhergeht, entsteht dadurch, dass bei längerem Sitzen die Beine nicht mehr so gut durchblutet werden. Besonders Anfänger*innen leiden darunter und berichten oft, dass dieses Kribbeln und die damit verbundenen Taubheitsgefühle ihre ganze Aufmerksamkeit fordern und eine große innere Unruhe hervorbringen. Leider legt sich dieses Problem nicht irgendwann von alleine, denn auch Menschen, die schon sehr lange meditieren, sind davor nicht gefeit. Sie lernen nur, anders mit dieser Störung umzugehen – und mit diesem speziellen Training wollen wir heute beginnen.

Die Yogis wussten schon immer, dass es einen Unterschied macht, ob ich mir innerlich sage: »Mein Bein ist eingeschlafen!« – in Klammern: »Wie blöd!« –, oder ob ich mir sage: »Da ist die Empfindung eines eingeschlafenen Beins«. Diese Formulierung klingt zwar etwas gestelzt, aber sie hilft uns, uns nicht mit dem, was wir gerade fühlen, zu identifizieren. Durch diese Formulierung gehen wir zurück in den Zustand des Beobachters und damit gewissermaßen innerlich etwas auf Distanz zu dem, was wir da gerade empfinden. Außerdem ist es hilfreich, dass diese Art der Formulierung – nämlich das reine Benennen des Erfahrenen – vollkommen neutral ist, also ohne Wertung und ohne den Beigeschmack eines angenehmen oder hier wohl eher unangenehmen Gefühls. Und damit stärkt sie unsere Fähigkeit zu achtsamer Wahrnehmung, die immer nicht-wertend ist. Das ist gut, denn das hilft unserem Geist, auch in einer unangenehmen Erfahrung ruhig zu bleiben und sich nicht aufzuregen.

Erinnere dich: In der Entfaltung von Achtsamkeit geht es vor allem darum einzuüben, jede Empfindung oder Erfahrung zunächst einmal so zu nehmen, wie sie ist, und nicht - wie gewohnt - sofort eine Meinung dazu zu haben, die natürlich sofort Gefühle hervorruft und den Geist beschäftigt. Diese Art des Benennens von Empfindungen kommt ursprünglich aus der buddhistischen Achtsamkeitsmeditation, dem *Vipassana*. Sie wurde über Jahre hinweg in ihren Wirkungen erforscht, und es zeigte sich, dass sie langfristig wirklich sehr gut half, den Geisteszustand des inneren Beobachters zu stärken und uns dadurch davon zu erlösen, immer zwanghaft auf alles Wahrgenommene in der äußeren und inneren Welt reagieren zu müssen. Lass es uns gleich ausprobieren!

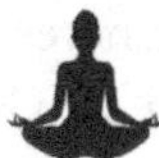

- Finde also auch heute wieder einen aufrechten und bequemen Sitz, in dem du dich stabil fühlst und der dir angenehm ist. Sobald du spürst, dass alles stimmt und nichts drückt oder stört, schließe die Augen.
- Mach dir bewusst, dass du immer dann, wenn du merkst, dass der Sitz unbequem wird oder dass ein Bein beginnt einzuschlafen, du selbstverständlich in aller Ruhe und Gelassenheit deine Sitzhaltung verändern kannst! Achte nur darauf, dass du nicht einfach nur reflexhaft dem ersten Impuls folgst, sondern gib dir Zeit - und damit den Raum -, das Benennen auszuprobieren, und lass dich davon überraschen, wie es wirkt.
- Spüre nun den Kontakt deines Körpers zur Erde oder zur Sitzfläche und lass dich ganz auf ihr nieder.
- Gib ganz bewusst und spürbar dein Gewicht ab und achte sehr genau darauf, dabei von innen her aufgerichtet zu bleiben. Spüre, wo du in dir Ausrichtung und Halt findest.
- Spüre das Gewicht deiner Hände und Arme. Lass sie mit ih-

rem ganzen Gewicht in deinem Schoß oder auf den Knien ruhen.

- Nutze ihr Gewicht, um deine Schultern in die Breite und Tiefe sinken zu lassen und Anspannung abzugeben.
- Verwurzle dich ganz tief in der Erde und spüre deine Wurzeln in ihrer ganzen Breite und Tiefe.
- Spüre, wie diese Wurzeln dich mit der ruhigen, stillen Kraft der Erde verbinden, mit ihrer Stabilität und Ruhe. Diese Ruhe unterstützt dich darin, alles, was in deine Empfindung oder Wahrnehmung tritt, wirklich einfach nur zur Kenntnis zu nehmen – und dann für dich zu formulieren: »Da ist …« – also immer das, was da jetzt gerade auftaucht.
- Nimm nun einige ruhige, tiefe Atemzüge und zieh dich ganz in dich zurück, um dein inneres Sein zu erkunden.
- Werde dir bewusst, wie du dich heute fühlst. Wie erfährst du deine körperliche Befindlichkeit?
- Versuche einmal, alles, was du in dir beobachten kannst, einfach nur zu Übungszwecken in einer achtsamen Weise zu benennen. Sag dir also nicht wie gewohnt: »Hier fühle ich mich angespannt!«, sondern probiere es einmal mit: »Da ist Anspannung« – einfach nur das.
- Wandere dabei wie gewohnt langsam und achtsam mit der Wahrnehmung von oben nach unten durch dich hindurch.
- Nimm dir Zeit, sehr genau in dich hineinzuspüren, und benenne ruhig und gelassen alles, was du in dir wahrnehmen kannst …
- (30 Sek. Pause)
- Während du so in dich hineinlauschst, sei ganz offen für alles, was dein Körper dir zu sagen hat.
- Es geht dabei immer nur darum, dich wahrzunehmen, ohne zu werten, etwas zu kommentieren und ohne etwas verändern zu wollen …
- (30 Sek. Pause)
- Geh nun mit der Achtsamkeit zu deinem Atem.

- Spüre sein ganz natürliches, ganz selbstverständliches Kommen und Gehen. Spüre seinen Rhythmus, sein regelmäßiges Einströmen und Ausströmen, wie die Wellen am Meer.
- Verweile in der Atem-Achtsamkeit …
- (30 Sek. Pause)
- Wenn du merkst, dass das Sitzen etwas unbequem wird oder vielleicht ein Bein schon etwas einschläft, nimm es einfach zur Kenntnis und benenne es kurz. Nur wenn du es wirklich als *sehr* störend empfindest, verändere achtsam deine Sitzhaltung …
- (40 Sek. Pause)
- Dann zieh dich langsam zurück von deinem Atem und all diesen Empfindungen und sei für eine kleine Weile einfach nur mit dir. Lass deinen Geist ruhen und lass alles das, was du in dir beobachten konntest, noch einen Moment in dir nachwirken …
- (20 Sek. Pause)
- Vertiefe dann wieder bewusst deinen Atem und nimm einige ruhige, tiefe Atemzüge.
- Was hast du erfahren durch diese Beobachtung und das Benennen? Bist du vielleicht ruhiger geblieben? Hast du merken können, was das Beobachten und Benennen in deinem Geist bewirken?
- Danke dir nun wieder für die Offenheit, mit der du dir selbst begegnet bist.

Lobe dich für die Achtsamkeit, die du heute entfaltet hast, und versuche, diese Achtsamkeit für das Wirken deines Geistes auf dein inneres Sein auch immer wieder kurz im Alltag aufleuchten zu lassen.

Basiskurs 2 – 9. Tag: Störende Körperempfindungen 2 (Jucken)

Herzlich willkommen zu unserem heutigen Meditationstraining! Gestern haben wir uns das leidige Problem mit dem Einschlafen der Beine angeschaut, das uns immer wieder aus unserer inneren Ruhe zu bringen droht. Heute werden wir uns einen weiteren Störfaktor ansehen: den Juckreiz!

Jede und jeder, die oder der meditieren lernt, kennt dieses Phänomen: Man setzt sich stabil und bequem hin, lässt sich nieder, schließt die Augen und hofft, dass es nun ruhig werden wird. Ruhig und friedlich! Und was passiert? Plötzlich beginnt die Nase zu jucken! Oder der Arm! Oder das Knie! Oder alles gleichzeitig! Und schon scheint die Ruhe dahin.

Was passiert, wenn wir dem Jucken nachgeben und uns kratzen? Wir haben kurz Ruhe, und dann geht es wieder los. Wieder und wieder – und je öfter und je mehr wir kratzen, desto schlimmer wird es. Was also können wir tun? Uns abkoppeln und genau wie gestern: beobachten und benennen.

Also immer dann, wenn es juckt, es zur Kenntnis nehmen, bewusst in den Zustand des nicht-wertenden Beobachters hinüberwechseln und innerlich sagen: »Da ist Jucken!« Und dann absichtslos und so gelassen wie möglich beobachten, was geschieht. Selbstverständlich hört das Jucken nicht auf der Stelle auf! Aber wir haben den Impuls gebannt, uns sofort kratzen zu müssen. Und wir haben – sollte das Jucken wiederkehren – damit den Impuls geschwächt, uns dadurch gestört zu fühlen und uns zu ärgern, weil wir merken, dass wir gerade ganz woanders sind, statt – wie erhofft – auf dem Weg in die Meditation. Es braucht eine Weile des Trainings der Achtsamkeit, damit die fest verdrahteten Nervenbahnen für Jucken und das darauf unwillkürlich folgende Kratzen in unserem Gehirn nicht mehr sofort »anspringen«.

Achtsamkeit hilft uns, just in dem Augenblick, wenn sich der Impuls des Kratzens seinen Weg bahnen will, uns selbst »*Stopp!*« zu sagen und innezuhalten.

Und dann kommt das Benennen! Mit der Feststellung »Da ist Jucken!« nehmen wir zur Kenntnis, dass da dieser Störfaktor ist. Aber die Energie des Impulses, der sonst immer zwingend in eine Reaktion mündete, ist durch das Benennen unterbrochen.

Wenn wir das immer wieder probieren, bilden sich neue Nervennetzwerke, die durch den Gebrauch immer stärker werden. Wer länger damit experimentiert hat, weiß, dass es irgendwann wirklich klappt. Es juckt! Man sagt sich: »Da ist Jucken!« Der Geist hat sich vom Reagierenmüssen abgekoppelt – und allein dadurch klingt das Jucken dann in den meisten Fällen ab.

Und so haben wir wieder ein Stück Selbstbestimmung und Freiheit gewonnen.

Lass uns also wieder zur Tat schreiten. Wahrscheinlich wirst du nun gerade heute kein Jucken spüren – so wie dir sehr wahrscheinlich gestern auch nicht die Beine einschliefen –, aber es taucht garantiert irgendeine Empfindung auf, die versucht, dich zu stören. Und dann weißt du, wie es geht: Achtsam beobachten – innerlich »Stopp!« sagen und benennen, was da ist. Fertig!

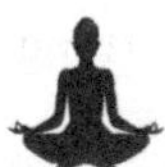

- Richte dich wieder ein in einem aufrechten und bequemen Sitz, in dem du dich stabil fühlst und der dir angenehm ist. Sobald du bereit bist, schließe die Augen.
- Lass dich wieder ein auf den Kontakt deines Körpers zur Erde oder zur Sitzfläche und lass dich ganz nieder.
- Spüre dein Gewicht und gib es ganz bewusst ab.

- Achte darauf, von innen her aufgerichtet zu bleiben. Vergegenwärtige dir, wo du in dir Ausrichtung und Halt findest.
- Spüre das Gewicht deiner Hände und Arme. Lass sie mit ihrem ganzen Gewicht in deinem Schoß oder auf den Knien ruhen.
- Nutze wie immer ihr Gewicht, damit deine Schultern in die Breite und Tiefe sinken und sie Anspannung abgeben können.
- Verwurzle dich ganz tief in der Erde und spüre deine Wurzeln in ihrer ganzen Breite und Tiefe.
- Öffne dich über diese Wurzeln für die ruhige, stille Kraft der Erde und verbinde dich mit ihrer Stabilität und Ruhe. Diese Ruhe unterstützt dich darin, alles, was in deine Empfindung oder Wahrnehmung tritt, wirklich einfach nur zur Kenntnis zu nehmen – und dann für dich zu formulieren: »Da ist …« – nämlich das, was da jetzt gerade auftaucht.
- Nimm nun einige ruhige, tiefe Atemzüge und zieh dich ganz in dich zurück, um dein inneres Sein zu erkunden.
- Werde dir bewusst, wie du dich heute fühlst. Wie erfährst du deine körperliche Befindlichkeit?
- Versuche wieder, alles, was dich in dir stören oder irritieren könnte, in einer ruhigen und achtsamen – also nicht-wertenden – Weise zu benennen.
- Wandere dann wie gewohnt langsam und achtsam mit der Wahrnehmung von oben nach unten durch dich hindurch.
- Nimm dir Zeit, sehr genau in dich hineinzuspüren, und – wenn du magst – benenne ruhig und gelassen alles, was du in dir wahrnehmen kannst …
- (30 Sek. Pause)
- Während du so in dich hineinlauschst, sei ganz offen für alles, was dein Körper dir zu sagen hat.
- Denke wieder daran, dich wahrzunehmen, ohne zu werten, ohne dich zu kommentieren und ohne etwas ändern zu wollen.
- Beobachte, wie das gleichmütige und ruhige Benennen aller

Empfindungen, die du als störend erfährst, allmählich dazu führt, dass die Identifikation mit den Empfindungen und das unbewusste reflexhafte Reagieren darauf sich langsam abschwächen …

- (30 Sek. Pause)
- Geh nun mit der Achtsamkeit zu deinem Atem.
- Spüre sein ganz natürliches, ganz selbstverständliches Kommen und Gehen. Spüre seinen Rhythmus, sein regelmäßiges Einströmen und Ausströmen, wie die Wellen am Meer …
- Verweile in der Atem-Achtsamkeit …
- (30 Sek. Pause)
- Wenn du etwas als störend empfindest, benenne diese Empfindungen:
  - vielleicht ein Kitzeln in der Nase = »Da ist Kitzeln in der Nase«
  - oder ein Gefühl der Trockenheit = »Da ist das Gefühl von Trockenheit«
  - oder ein Gefühl von Enge = »Da ist das Gefühl von Enge«.
- Was auch immer es sein mag: Beobachte es achtsam, sag innerlich »Stopp!«, und benenne, was da ist …
- (40 Sek. Pause)
- Zieh dich dann langsam zurück von deinem Atem, all diesen Empfindungen und dem Beobachten und sei für eine kleine Weile einfach nur mit dir.
- Lass deinen Geist ruhen und lass alles das, was du in dir als Auswirkungen dieses neuen Verhaltens wahrnehmen konntest, noch einen Moment in dir nachwirken …
- (20 Sek. Pause)
- Vertiefe dann wieder bewusst deinen Atem und nimm einige ruhige, tiefe Atemzüge.
- Was hast du heute erfahren durch die Wiederholung des Beobachtens und des Benennens? Hast du merken können, was das Beobachten und Benennen für dich bewirken? Hilft es dir, gleichmütiger zu bleiben?

- Danke dir nun wieder für die Zeit, die du dir gewidmet hast. Und lobe dich für die Achtsamkeit, die du entfaltet hast. Da auch im Alltag immer wieder Störfaktoren auftauchen, versuche, diese Achtsamkeit mit in dein tägliches Leben zu nehmen.

Basiskurs 2 – 10. Tag: Störende Körperempfindungen 3 (Schmerzen)

Herzlich willkommen zu unserem Meditationstraining! Auch heute werden wir uns wieder eine körperliche Empfindung anschauen, die uns durchaus in der Aufrechterhaltung unserer inneren Ruhe irritieren kann, genau wie das Jucken, das wir gestern thematisiert haben.

Es handelt sich um Schmerzen! Zum einen tauchen Schmerzen in der Zeit der Meditation nicht selten an den Knien, Füßen oder Hüftgelenken auf, weil wir westliche Menschen es nicht gewohnt sind, auf dem Boden zu sitzen. Im Gegensatz zu den meisten Asiat*innen können wir uns nicht mühelos in den Lotussitz – oder wenigstens den halben Lotussitz – begeben, u. a., weil die Stellung der Knochen in den Gelenken das nicht so ohne Weiteres zulässt. Deswegen entstehen in den Gelenkkapseln, den Bändern und Sehnen sehr schnell unangenehme Spannungen, die sich als Schmerz äußern.

Auch eine andere Quelle von Schmerz hat viel mit unserer Sitzkultur (die man eigentlich besser Stuhlsitz-Kultur nennen sollte) zu tun. Es sind Rückenschmerzen, die auftauchen, weil unsere Rückenmuskeln überfordert sind und deshalb beginnen, sich zu verspannen. Sie sind überfordert, weil die langen Phasen des Sitzens auf Stühlen sie schwächen, wenn wir z. B. am Computer arbeiten. Überforderte Muskeln spannen sich nun einmal an, und diese Anspannungen oder Verspannungen verursachen uns dann Schmerzen.

Was ist zu tun? Zunächst einmal ist es sinnvoll, sich bewusst dem Schmerz zuzuwenden und zu erkunden, um welchen Typ von Schmerz es sich handelt.

Ist er einfach nur ein bisschen unangenehm? Wenn das der Fall ist, können wir ihn einfach sich selbst überlassen und uns ein paarmal sagen: »Da ist Schmerz!« Wahrscheinlich geht schon allein dadurch die Schmerzwahrnehmung allmählich zurück.

Oder ist er stechend, bohrend oder pochend? Wenn das der Fall ist, sollten wir unbedingt unsere Sitzhaltung verändern. Wenn solche Schmerzen an den Gelenken oder im Rücken immer wieder auftreten, sollten wir Konsequenzen ziehen. Sie könnten darin bestehen, dass wir uns zum Meditieren auf einen Stuhl setzen oder ein hohes Sitzbänkchen ausprobieren. Im Fall von Rückenschmerzen hilft es oft, sich anzulehnen und sich mit Polstern oder Kissen gut im Rücken abzustützen.

Wenn wir im Fall von bohrenden, stechenden oder pochenden Schmerzen nicht auf unseren Körper hören, können wir uns Schaden zufügen, z. B., weil wir im Sitz mit gekreuzten Beinen die Bänder der Außenknöchel überdehnen, die Menisken ungünstig unter Zug und Druck setzen oder unsere Rückenmuskeln so überanstrengen, dass sie länger andauernde Verhärtungen aufbauen, die oft einen Hexenschuss hervorrufen.

Dieses genaue Erforschen der Qualität des Schmerzes sowie das achtsame Bedenken der sich daraus ergebenden Konsequenzen ist wichtig, denn es gibt auch noch einen dritten Typ von Schmerz. Er ist meistens unspezifisch und tritt z. B. als Druck im Kopf oder Unwohlsein im Brust- oder Bauchraum auf. Diese Sorte Schmerz taucht interessanterweise oft gerade dann auf, wenn wir beginnen, uns innerlich wirklich auf die Spur zu kommen. Es scheint so, als ob etwas in unserem Unbewussten meint, dass es sich für das, was uns da begegnen könnte, noch nicht bereit fühlt – also z. B. unsere Erinnerungen, unsere Gefühle oder unsere tiefsten Sehnsüchte. Man könnte solche Schmerzempfindungen deswegen als »Vermeidungsschmerzen« bezeichnen, denn sie möchten uns ablenken, damit wir einen vielleicht noch viel schmerzhafteren Blick in unser eigenes Inneres vermeiden. In diesem Fall ist es hilfreich, das ruhige und gleichmütige Beobachten zu üben und alles, was in unsere Wahrnehmung tritt – egal, ob angenehm oder unangenehm –, zu benennen. Diese Achtsamkeitstechnik gibt uns nämlich die Möglichkeit, immer dann, wenn wir innerlich »Stopp« gesagt haben, zu überdenken, wie wir mit dem, was wir in uns erfahren haben, umgehen wollen. Dadurch hat dann der Schmerz – wenn es sich wirklich um einen »Vermeidungsschmerz« handelt – seine Funktion erfüllt, und in der Folge wird er dann mit großer Wahrscheinlichkeit von alleine zurückgehen.

Lass uns doch einmal sehen, was dir gerade heute so begegnet von diesen inneren Störenfrieden. Was immer auch kommen mag, du verfügst jetzt schon über eine ganze Menge guter Strategien, um in einer förderlichen Weise mit ihnen umzugehen und so deinen Geist immer wieder zu beruhigen und zu stabilisieren. Lass uns also nun zur Praxis kommen.

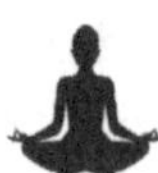

- Finde einen aufrechten und bequemen Sitz, in dem du dich stabil fühlst und der dir angenehm ist.
- Nimm dir Zeit, bis du sicher bist, dass dich im Augenblick nichts stört, nichts drückt oder schmerzt.
- Sobald du bereit bist, schließe die Augen.
- Lass dich wieder ein auf den Kontakt deines Körpers zur Erde oder zur Sitzfläche und lass dich ganz nieder.
- Spüre dein Gewicht und gib es ganz bewusst an die Erde ab. Lass dich tragen und verwurzele dich gut.
- Achte gleichzeitig darauf, von innen her aufgerichtet zu

bleiben. Vergegenwärtige dir, wo du in dir Ausrichtung und Halt findest. Wenn du Halt in deinem Inneren findest, brauchen die Rückenmuskeln nicht so viel Kraft, um dich aufrecht zu halten, und dann verspannen sie auch nicht so schnell.

- Spüre das Gewicht deiner Hände und Arme. Lass sie wieder ganz schwer in deinem Schoß oder auf den Knien ruhen.
- Nutze wie immer ihr Gewicht, damit deine Schultern in die Breite und Tiefe sinken und sie überflüssige Anspannung abgeben können.
- Verwurzle dich ganz tief in der Erde und spüre deine Wurzeln in ihrer ganzen Breite und Tiefe.
- Öffne dich über diese Wurzeln für die ruhige, stille Kraft der Erde – verbinde dich mit ihrer Stabilität und Ruhe. Diese Ruhe unterstützt dich darin, alles, was in deine Empfindung oder Wahrnehmung tritt, wirklich einfach nur zur Kenntnis zu nehmen und dann für dich zu formulieren: »Da ist …« – was immer auch da gerade auftauchen mag.
- Nimm nun einige ruhige, tiefe Atemzüge und zieh dich ganz in dich zurück, um dein inneres Sein zu erkunden.
- Werde dir bewusst, wie du dich heute fühlst. Wie erfährst du deine körperliche Befindlichkeit? Wo geht es dir gut? Wo spürst du in dir Anstrengung oder Müdigkeit?
- Achte darauf, alles, was dich in dir stören oder irritieren könnte, in einer achtsamen Weise zu benennen.
- Wandere nun wie gewohnt langsam und achtsam mit der Wahrnehmung von oben nach unten durch dich hindurch. Nimm dir Zeit, sehr genau in dich hineinzuspüren, und – wenn du magst – benenne ruhig und gelassen alles, was bewusst in deine Wahrnehmung treten möchte …
- (30 Sek. Pause)
- Während du so in dich hineinlauschst, sei ganz offen für alles, was dein Körper dir zu sagen hat. Mach dir bewusst, dass auch jeder Schmerz eine Botschaft für dich in sich birgt –

vielleicht die Botschaft, anders – besser – zu sitzen oder dich mehr zu bewegen.

- Egal, was da ist: Werde dir deiner selbst so gewahr, ohne zu werten, ohne dich zu kommentieren und ohne etwas von dir zu wollen.
- Beobachte auch heute, wie das gleichmütige und ruhige Benennen aller Empfindungen, wie z. B. irgendwelcher Schmerzen, die du als störend erfährst, allmählich dazu führt, dass die Identifikation mit der Empfindung und das daraus resultierende unbewusste reflexhafte Reagieren sich langsam abschwächen …
- (30 Sek. Pause)
- Geh nun mit der Achtsamkeit zu deinem Atem.
- Spüre sein ganz natürliches, ganz selbstverständliches Kommen und Gehen.
- Verbinde dich mit seinem ruhigen Rhythmus, seinem regelmäßigen Einströmen und Ausströmen.
- Verweile in der Atem-Achtsamkeit …
- (30 Sek. Pause)
- Benenne die Empfindungen, die du als störend empfindest:
  - vielleicht ein Gefühl von Druck an den Knien
  - oder ein Gefühl von Anspannung in den Schultern
  - oder was auch immer.
- Was auch immer es sein mag: Beobachte es achtsam, sag innerlich »Stopp« und benenne, was da ist …
- (40 Sek. Pause)
- Zieh dich dann langsam zurück von der Wahrnehmung deines Atems und all diesen Empfindungen in deinem Inneren und in deinem Geist und sei für eine kleine Weile einfach nur mit dir.
- Lass deinen Geist einfach ruhen. So kann alles das, was du in dir als Wirkung auf das Beobachten und Benennen erfahren konntest, noch einen Moment nachwirken …
- (20 Sek. Pause)

- Vertiefe dann wieder bewusst deinen Atem und nimm einige ruhige, tiefe Atemzüge.
- Was hast du heute erfahren durch die Wiederholung des Beobachtens und des Benennens? Hast du merken können, was diese Geisteshaltung des Gleichmuts, der dadurch entsteht, in dir bewirkt? Hilft es dir, ruhiger zu werden und mehr Stabilität in deinem Geist zu erfahren?
- Danke dir nun wieder für die Zeit, die du dir gewidmet hast, und lobe dich wieder für die Achtsamkeit, die du heute entfaltet hast.

Die Erfahrung von Schmerz ist etwas, das auch im Alltag immer wieder auftauchen kann. Versuche deshalb, ihm immer dann, wenn er sich einmal zeigt, mit derselben Achtsamkeit zu begegnen wie in dieser Meditation. Und dann wirst du merken, wie er sich verändert: Er wird dir weniger wehtun, und du wirst besser mit ihm leben können. Erstaunlich – aber vielfach erwiesen.

Danke, dass du nun auch den zweiten Basisblock abgeschlossen hast. Ich hoffe, wir treffen uns wieder zum Beginn des dritten Basiskurses.

Basiskurs 3: Entwicklung von Körper-Achtsamkeit

Körper-Achtsamkeit oder die Fähigkeit der Körperwahrnehmung (Propriozeption) ist den meisten modernen Menschen in den vielen Stresserfahrungen ihres Lebens verloren gegangen. Wenn uns etwas stresst, läuft unser Geist auf Hochtouren in dem Versuch, Lösungen des Problems oder für unseren Umgang mit dem Problem zu finden. Oft laufen diese beiden Prozesse parallel und brauchen so viel von unserer Bewusstseinskapazität, dass keine Signale aus unserer Körperwelt mehr in unsere Wahrnehmung durchdringen können. Wenn wir uns nicht mehr spüren, weil wir die »Stimme unseres Körpers« in all dem gedanklichen und gefühlsmäßigen Getöse nicht mehr vernehmen können, verstummt sie irgendwann. Menschen, die lange schweren Stress durchleben, berichten, dass sie ihren Körper (so gut wie) gar nicht mehr spüren können. Menschen, die unter schwerem Burn-out leiden, berichten, dass sie ihren Körper wie tot erfahren!

In den modernen Formen der Yoga-Meditation, die auf den tantrischen Traditionen gründen, ist die Entfaltung und lebenslange Verfeinerung der Körper-Achtsamkeit ein wesentlicher Bestandteil der Übungspraxis. Wenn wir uns in unserem Körper erfahren, erfahren wir immer das Lebendige und damit das Leben an sich. Die Tatsache, dass wir diese Erfahrungen machen können, ist Ausdruck unserer Bewusstheit. Deswegen finden wir in den Texten des *Tantra* immer wieder Hinweise darauf, dass sich in der bewussten Körpererfahrung Bewusstheit/Bewusstsein und Materie verschränken und durchdringen. Und das wird im Kontext der tantrischen Lehren als Gotteserfahrung angesehen. Im *Hatha-Yoga* gründen die Konzepte von *Mudra* in dieser Sichtweise, denn mit diesen ritualisierten Haltungen werden Erfahrungsräume geschaffen, in denen wir dem begegnen können, was wir – nach Ansicht des Yoga – im eigentlichen Sinn sind: ein Spirit, der sich verkörpert!

Die folgenden Meditationen laden dich ein, diesen typischen Weg des tantrischen *Hatha-Yoga* zu erkunden.

Die Themen des dritten Kurses zu Körperräumen und der Entwicklung von Körper-Achtsamkeit

1. Tag: Becken (Wurzelraum)
2. Tag: Unterbauch/unterer Rücken
3. Tag: Bauchraum
4. Tag: Brustraum und Herz
5. Tag: Halsraum
6. Tag: Kopfraum
7. Tag: Stirnraum
8. Tag: Raum in der Mitte des Schädels
9. Tag: Scheitelpunkt
10. Tag: Gesamter Innenraum des Körpers

Basiskurs 3 – 1. Tag: Becken (Wurzelraum)

Willkommen zurück zur ersten Lektion des dritten Teils unserer Einführung in die Yoga-Meditation. Schön, dass du dir auch heute wieder Zeit für dich nimmst!

In den jeweils zehn Lektionen des ersten und des zweiten Teils haben wir uns intensiv damit beschäftigt, was wir tun können, wenn in der Meditation unser Geist unruhig ist, bzw. was uns helfen kann, wenn wir erschöpft sind oder uns störende Körperempfindungen wie Juckreiz oder Schmerz ablenken.

In den zehn Lektionen des zweiten Teils habe ich dich eingeladen, deine Körperwahrnehmung und deine Achtsamkeit zu schulen. Und ich wollte dir helfen zu verstehen, wodurch dein Geist sich immer wieder ablenken und stören lässt – nicht nur in der Meditation, sondern auch in vielen Situationen deines Alltags.

Ich hoffe, du konntest inzwischen mithilfe dieser Meditationsanleitungen mehr Verständnis für dich entwickeln und auch viele gute – und vor allem ermutigende – Erfahrungen machen, Erfahrungen, die dir gezeigt haben, dass du viel mehr Einfluss auf deine geistige und körperliche Befindlichkeit nehmen kannst, als du bis jetzt dachtest.

In diesem dritten Block mit weiteren zehn Meditationen werden wir fortsetzen, womit wir am Ende des zweiten Basiskurses schon begonnen haben: mit der Erforschung deiner inneren Räume. In einer dieser Meditationen hatte ich dir den Vorschlag gemacht, dich in deinen inneren Raum zurückzuziehen und dich dem Wunder des Lebens in dir zuzuwenden, um deinen Geist in der Stille der Meditation auf eine förderliche Weise zu beschäftigen.

In diesem Kurs nun möchte ich dich einladen, jeden deiner inneren Räume besser kennenzulernen. Gemäß den Lehren des tantrischen Hatha-Yoga bewahrt jeder innere Raum ein ganz eigenes energetisches Potenzial, das sich in unseren großen Lebensthemen ausdrückt. Das bedeutet, dass wir dann, wenn wir in diese Räume in uns hineinspüren und sie erkunden, auch immer ganz viel über uns selbst erfahren. So werden diese Meditationen gleichzeitig Teil deiner Selbsterforschung sein, die im Yoga als äußerst wichtig und hilfreich angesehen wird, denn sie ermöglicht uns, immer besser zu verstehen, wie wir zu dem Menschen geworden sind, als den wir uns erfahren, und wie wir aus unserem inneren Erleben heraus unser Leben gestalten.

Die Erkundung dieser Räume geschieht immer von unten nach oben, also von unserer Basis aus aufsteigend. Heute erkunden wir unseren Basisraum oder – wie er im Yoga heißt – unseren Wurzelraum. Seine Themen beschäftigen sich mit unserer Fähigkeit, uns in unserem Leben und in unserem Körper niederzulassen – also uns ganz in dem einzufinden, was wir jetzt sind und was wir in uns entwickelt haben, und beides vorbehaltlos anzunehmen.

In der meditativen Erkundung unseres Basisraums geht es

also darum, zu erkennen und zu verstehen, worin jede und jeder von uns wurzelt und worin sie oder er sich gründet. Vor allem aber geht es darum, zu spüren, ob wir bereit sind, uns ganz auf dieses Leben und auf diesen Körper einzulassen.

Im Yoga heißt es: So wie ein Baum nicht wachsen kann, wenn er seine Wurzeln in der Tiefe der Erde nicht entfalten kann, so können wir auch nicht wachsen – und manchmal sogar über uns hinauswachsen –, wenn wir nicht gut in uns gegründet sind. Lass uns deshalb gleich beginnen!

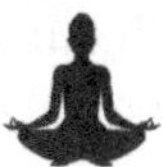

- Finde wieder eine Sitzhaltung, in der du dich mühelos aufrichten kannst und in der du richtig stabil und bequem sitzt. Wenn du gut sitzt, schließe deine Augen und zieh dich in dich zurück.
- Spüre die Auflageflächen deines Beckens, deiner Beine und Füße auf der Erde und lass dich ganz auf ihr nieder.
- Lass dich in diesem Sitz, in dieser Situation, in diesem Moment und vor allem in *dir* ankommen.
- Spüre, wie die Erde dein Gewicht trägt und wie sie dich hält.
- Stell dir nun vor, dass du Wurzeln schlägst in der Erde. Verwurzle und erde dich.
- Senke deine Wurzeln in die Tiefe und breite sie dort aus. Nimm dir Raum für deine Wurzeln. Solltest du sie nur schwach spüren, denke sie dir einfach dennoch als stark und ausgedehnt.
- Spüre die Stabilität und den ruhigen Halt, mit dem die Erde deine Wurzeln hält, und werde dir bewusst, in welchem Maße du bereit bist, dich auf diesen Kontakt und diese Beziehung zur Erde einzulassen.
- Das Element, das zu deinem Wurzelraum und damit zu dem unteren Beckenraum gehört, ist die Erde.

- Die Verbindung deiner Körperbasis mit der Erde geschieht über dein Dich-Verwurzeln, also immer dann, wenn du dich wirklich niederlässt und in dir ankommen lässt.
- Spüre dich nun ein in deinen Beckenraum.
- Leg gerne deine Hände ganz nach unten, auf deinen Unterbauch.
- Atme ganz tief in deinen Wurzelraum hinein.
- Kannst du dich darauf einlassen, ganz bei dir zu sein?
- Kannst du dich tief einlassen auf deinen Körper mit all seinen wundervollen Fähigkeiten – aber auch seinen Bedürfnissen, vor allem dem Bedürfnis, angenommen, wertgeschätzt und respektiert zu werden?
- Und in welchem Maße kannst du dich auf dein Leben einlassen, für das dein Körper der »Raum der Erfahrung«, dein »Lebensraum« ist?
- Kannst du »Ja!« sagen zu deinem Leben mit allen seinen Chancen und Herausforderungen?
- Atme tief hinein in deinen Beckenraum, lass dich bewusst ankommen in deinem Da-Sein und spüre die Ruhe und die Kraft, die dir daraus erwächst.
- Verweile so und bleibe dir ganz zugewandt …
- (90 Sek. Pause)
- Atme sanft und tief hinunter zu deiner Basis, zu deinen Wurzeln, und komme so ganz zu dir …
- (90 Sek. Pause)
- Vertiefe dann wieder bewusst deinen Atem und nimm einige ruhige, tiefe Atemzüge. Und wenn du magst, beginn dich wieder zu bewegen.
- Was hast du heute erfahren durch das Erspüren und Erforschen deines Wurzelraumes? In welchem Maße konntest du dich einlassen auf deinen Körper und dein Leben hier und jetzt?
- Öffne allmählich wieder die Augen und danke dir nun wieder für die Zeit, die du dir gewidmet hast.

Lobe dich für die Achtsamkeit, die du entfaltet hast, und versuche, etwas von diesem Gefühl, in dir gegründet zu sein, mit in dein tägliches Leben zu nehmen. Wir treffen uns morgen wieder – zur zweiten Lektion.

Basiskurs 3 – 2. Tag: Unterbauch/unterer Rücken

Willkommen zurück zur zweiten Lektion des dritten Teils unserer Einführung in die Yoga-Meditation. Wie schön, dass du bereit bist, deine inneren Räume weiter zu erforschen. Heute wenden wir uns dem Raum deines Unterbauches zu. Während wir uns im Wurzelraum als Lebewesen in dem Körper niederlassen, den wir für dieses Leben als unseren ureigensten Erfahrungsraum mitbekommen haben, gründen wir in unserem Unterbauch als der Mensch, der wir im tiefsten Inneren sind. Der untere Rücken ist der Bereich, in dem die Wirbelsäule entspringt. Der Beckenraum ist wie eine Schale geformt, in dem unser Darm mit seinen vielfältigen Funktionen arbeiten und ruhen kann. Der Unterbauch ist aber auch der Bereich, über den wir zu anderen Menschen in eine tiefe Beziehung treten und in dem neues Leben entsteht.

Wenn wir uns für diesen Raum öffnen und uns in ihm niederlassen, dann kommen wir ganz zu uns und ruhen ganz in uns selbst. Dieses Im-eigenen-Sein-angekommen-Sein erfahren wir als eine natürliche und ungezwungene Selbstsicherheit. Sie ist die Grundlage dafür, dass unser Geist stabil und klar werden kann. Denn wenn wir nicht in dieser Weise in uns ruhen, fehlt uns im wahrsten Sinne des Wortes das Fundament, auf dem wir im Leben stehen.

Du hast sicher schon gemerkt, dass sich hier die Themen des Wurzelraumes und des Unterbauches etwas überschneiden, aber sie gehören ja auch in unserer Lebenserfahrung in jeder

Hinsicht zueinander. Das Element, das zu diesem Raum unseres Körpers gehört, ist das Wasser. Es will mit dem Leben strömen und fließen, und es symbolisiert damit gleichzeitig unser tiefes Verbundensein mit dem Wunder des Lebendigseins. Sicher bist du schon gespannt, wie du diesen Raum erfährst. Deswegen lass uns gleich beginnen.

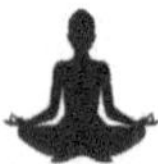

- Finde also wieder eine Sitzhaltung, in der du dich mühelos aufrichten kannst und in der du richtig stabil und bequem sitzt, und schließe die Augen.
- Spüre die Auflageflächen deines Beckens, deiner Beine und Füße auf der Erde und lass dich ganz auf ihr nieder.
- Lass dich in diesem Sitz, in dieser Situation, in diesem Moment und vor allem in *dir* ankommen.
- Verbinde dich nun zunächst wieder mit deinen Wurzeln und spüre, wie sie tief in der Erde gründen.
- Öffne dich von den Wurzeln ausgehend innerlich – öffne dich in den inneren Raum deines Beckens.
- Stell dir vor, dass die Stabilität und Ruhe der Erde über deine Wurzeln aufsteigen und wie Wasser deinen ganzen Beckenraum erfüllen kann.
- Lass dich mehr und mehr nieder in deinem Beckenraum und erfahre dich dort in deinem lebendigen Sein …
- (60 Sek. Pause)
- Spüre die feinen Bewegungen deines Atems in diesem Raum, dieses Pulsieren des Atems, das dem Kommen und Gehen der Wellen am Strand gleicht …
- (90 Sek. Pause)
- Schicke dein Lächeln in diesen Raum und spüre, wie du dich dort mehr und mehr entspannst …
- (90 Sek. Pause)

- Und dann spüre, wie du nun ganz bei dir bist und hier, in deinem Unterbauch, einen Ort in dir hast, der dich einlädt, ganz in dir selbst aufgehoben zu sein …
- (90 Sek. Pause)
- Vertiefe nun wieder bewusst deinen Atem und nimm einige ruhige, tiefe Atemzüge. Wenn du magst, dehne dich wohlig aus der Tiefe deines Beckens heraus in die Weite des Raumes.
- Was hast du heute erfahren durch das Erspüren und Erforschen deines Beckenraums? In welchem Maße konntest du dich einlassen auf diese tiefe Ebene deines Seins, auf diesen Ort, wo du ganz zu dir kommen kannst?
- Und dann öffne wieder die Augen.
- Danke dir wieder für die Zeit, die du deiner Selbsterkundung gewidmet hast, und lobe dich für die Achtsamkeit, die du entfaltet hast. Versuche ab jetzt, etwas von diesem Gefühl, ganz sicher in dir aufgehoben zu sein, mit in dein tägliches Leben zu nehmen. Du wirst dann bald merken, dass du nicht mehr so leicht anzugreifen und zu verunsichern bist.

Wir treffen uns morgen wieder – zur dritten Lektion.

Basiskurs 3 – 3. Tag: Bauchraum

Willkommen zurück zur dritten Lektion des dritten Teils unserer Einführung in die Yoga-Meditation. Wie schön, dass ich dich zu einer weiteren Erforschung deiner inneren Räume einladen kann! Heute steht dein Bauch im Mittelpunkt. Sicher hast du schon oft gespürt, wie stark dein Bauch auf deine Gefühle reagiert! Da sind die wundervollen »Schmetterlinge im Bauch«, wenn wir verliebt sind.

Da liegt uns »etwas schwer im Magen«, das wir »erst einmal

verdauen müssen«, wenn uns etwas Unangenehmes widerfahren ist oder jemand uns verletzt hat.

Wenn wir nicht so genau wissen, was los ist und wie wir uns entscheiden und handeln sollen, empfinden wir oft ein »flaues Gefühl im Bauch«, was darauf hinweist, dass unser Bauch auch irgendetwas mit unserer Intuition zu tun haben muss. Deshalb sprechen wir auch gerne von unserem »Bauchgefühl«, wenn wir uns intuitiv für etwas entschieden haben.

Im Yoga wird der Bauch in der Tat als der Bereich in unserem Körper angesehen, über den wir uns mit dem Wissen verbinden können, das in allen Zellen unseres Körpers als Erinnerung an gute und auch an nicht so gute Erfahrungen gespeichert ist. Aber kennst du diesen Raum in dir? Vielleicht verstehst du etwas mehr über deine Bauchentscheidungen, wenn du dich in ihn einspürst und in ihn hineinhorchst. Lass uns gleich damit beginnen!

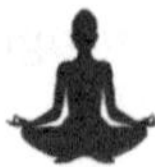

- Finde also wieder eine Sitzhaltung, in der du dich entspannt aufrichten kannst und in der du stabil und gut sitzen kannst. Wenn du gut und angenehm sitzt, schließe deine Augen und zieh dich in dich zurück.
- Spüre die Auflageflächen deines Beckens, deiner Beine und Füße auf der Erde. Lass dich ganz nieder und lass dich ganz im Sitzen ankommen.
- Verbinde dich auch heute mit deinen Wurzeln. Stell sie dir vor und spüre, wie sie tief in der Erde gründen.
- Ausgehend von deinen Wurzeln, spüre dich nun ein in den Raum deines Beckens und deines Unterbauchs. Sie sind mit ihren Lebensthemen die Basis dafür, wie wir unseren Bauch erfahren. Sind wir gut im Becken und Unterbauch gegründet, dann können wir sicher und vertrauensvoll unser Leben

»aus dem Bauch heraus« planen und finden oft zu stimmigen Entscheidungen. Fühlen wir uns jedoch noch nicht so richtig in unserem Leben, unserem Körper und unserem Wesen angekommen und zu Hause, dann strahlen diese Unsicherheiten und Zweifel immer wieder in unseren Bauch aus und erschaffen uns neben dem »flauen Gefühl« vielleicht auch öfter mal ein Druckgefühl, Magenkneifen oder Verdauungsbeschwerden.

- Spüre dich nun mehr und mehr ein in deinen Bauchraum und erfahre dich dort in deinem Sein. Werde dir bewusst, wie sich der Raum hinter deinem Nabel anfühlt. Wie erfährst du dich dort? Wie vertraut ist dir dieser Raum? …
- (60 Sek. Pause)
- Sei ganz offen und bereit für all die Bilder, Erinnerungen, Gefühle und Gedanken, die dir aus deinem Bauchraum ins Bewusstsein steigen …
- (60 Sek. Pause)
- Spüre die feinen Bewegungen deines Atems in diesem Raum, dieses Sichheben und Senken deines Zwerchfells mit dem Ausatem und dem Einatem, das einer sanften rhythmischen Massage gleicht und deinen Bauchraum immer in Bewegung hält …
- (90 Sek. Pause)
- Schicke dein Lächeln in deinen Bauchraum und spüre, wie du dich dort mehr und mehr entspannst.
- Aus dieser Entspannung heraus kann sich unser Bauchgefühl überhaupt erst entwickeln – aus diesem Bauchgefühl, das uns sicher entscheiden und entschieden handeln lässt …
- (90 Sek. Pause)
- Vertiefe nun wieder bewusst deinen Atem und nimm einige ruhige, tiefe Atemzüge. Wenn du magst, dehne dich wohlig aus dem Bauchraum heraus wie eine Katze nach dem Mittagsschlaf und öffne allmählich die Augen.
- Was konntest du erfahren durch das Erspüren und Erforschen

deines Bauchraums? Welche Kraft, Klarheit und Entschiedenheit hast du dort – in der Mitte deines Leibes – gespürt?

- Danke dir nun wieder für die Zeit, die du dir für deine Selbsterforschung gewidmet hast, und lobe dich für die Achtsamkeit, die du entfaltet hast.

Versuche, etwas von diesem Gefühl deines Bauchraums – und damit von diesem Zugang zu deinem tiefen inneren Wissen – mit in deinen Alltag zu nehmen. Das wird dir Klarheit schenken und dir so viele Entscheidungen erleichtern, vor allem dann, wenn sich dein Kopf vorher vergeblich mit ihnen herumgeschlagen hat.

Wir treffen uns morgen wieder – zur vierten Lektion.

Basiskurs 3 – 4. Tag: Brustraum und Herz

Willkommen zurück zur vierten Lektion des dritten Teils unserer Einführung in die Yoga-Meditation. Ich hoffe, dass dich die Erforschung deiner inneren Räume dir selbst schon ein wenig nähergebracht und dein Interesse geweckt hat, noch mehr von dir kennenzulernen.

Heute widmen wir uns deinem Brustraum und dort besonders deinem Herzraum!

Da er so sehr mit unseren Gefühlen verbunden ist, bringt sich dieser Raum uns immer wieder in Erinnerung. Zum Beispiel, wenn wir spüren, dass »uns weit ums Herz« oder aber auch »eng ums Herz wird«. Wir erfahren uns selbst – hoffentlich öfter – als »weitherzig« und idealerweise so gut wie nie als »hartherzig«. Wir spüren genau, ob das, was wir denken, sagen oder tun, »von Herzen kommt«, und wissen zumeist auch ganz gut, wenn »uns etwas zu Herzen geht« oder »wir uns etwas zu Herzen nehmen«.

Obwohl wir so viele Redensarten rund um unser Herz entwickelt haben, ruhen wir doch selten in unserem Brust- und Herzraum, um uns selbst nahe zu sein und zu spüren, wie es uns dort geht. Gerade dort sollten wir uns aber öfter einspüren, denn der Atem und alle Empfindungen rund um unser Herz zeigen uns immer direkt und unverstellt, »ob uns etwas atmen lässt« bzw. ob wir im Innersten – vom Herzen her – damit einverstanden sind, was wir denken, fühlen, sagen oder tun.

Alle Weisheitslehren sprechen unserem Herzen eine hohe Kompetenz zu, wenn es darum geht, unser Leben in Übereinstimmung und Harmonie mit uns selbst, unseren Mitmenschen und der Umwelt zu gestalten. Auch im Yoga heißt es, dass das Herz immer bereit ist, das Verbindende zu sehen und das, was uns zu trennen scheint, zu überbrücken. Das ist gut zu verstehen, denn das Herz ist der Ort, an dem wir ja auch tatsächlich Sympathie, Wohlwollen, Zuneigung, Freundschaft und Liebe erfahren – für alle Wesen, die uns begegnen, und idealerweise auch für uns selbst.

Yoga lädt dich ein, deinen Herzraum als einen Ort zu erfahren, an dem du ganz in deiner Fürsorge geborgen bist und in dem du dich vollkommen angenommen fühlen kannst. Das sind Vorstellungen, die vielleicht nicht immer mit dem harmonieren, was wir durch unsere Erziehung verinnerlicht haben. Aber es ist gut, wenn wir uns dafür öffnen, denn Trennendes und Abgrenzendes gibt es in der Welt aktuell schon genug. Komm deshalb gleich mit und öffne dich für die Erfahrung – und den großen Reichtum – deines Herzraums.

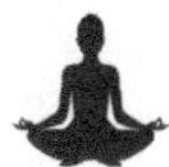

- Finde also wieder eine Sitzhaltung, in der du dich entspannt aufrichten und in der du stabil und gut sitzen kannst. Sobald du angenehm und stabil sitzt, schließe deine Augen und zieh dich in dich zurück.

- Spüre die Auflageflächen deines Beckens, deiner Beine und Füße auf der Erde. Lass dich ganz nieder und lass dich ganz im Sitz ankommen.
- Verbinde dich auch heute mit deinen Wurzeln. Stell sie dir vor und spüre, wie sie tief in der Erde gründen, denn auch dein Brust- und dein Herzraum brauchen sichere und starke Wurzeln.
- Spüre dich ausgehend von deinen Wurzeln nun ein in den Raum deines Beckens, deines Unterbauchs und deines ganzen Bauches.
- Zwischen dem Becken- und Bauchraum und dem Brustraum spannt sich wie ein Segel das kuppelförmige Zwerchfell. Mit jedem Einatem bewegt es sich nach unten, um die Lungen aufzudehnen, damit die Luft einströmen kann. Mit jedem Ausatem folgt es der Lunge nach oben, wenn die Luft wieder aus ihr herausströmt. Dieser große flächige Muskel gibt mit seinem Wechsel von Anspannung (er senkt sich ab) und Entspannung (er folgt den Lungen nach oben) deinem Atem den Rhythmus vor.
- Das Zwerchfell mag es, wenn du lächelst, denn das entspannt deinen Atem und erleichtert ihm die Arbeit.
- Mitten auf dem Zwerchfell sitzt dein Herz – gut geschützt in seinem Herzbeutel. Weil er am Zwerchfell angewachsen ist, macht dieser schützende Beutel jede Atembewegung mit. Deswegen heißt es auch: Das Herz reitet auf dem Atem wie ein Boot auf den Wellen des Meeres.
- Spüre diese schwingende Bewegung unten an der Basis deines Brustkorbs.
- Stell dir vor, wie dein Herz im Rhythmus des Atems auf und ab schwingt, und schenke ihm ein Lächeln.
- Mach dir bewusst, wie dieses Lächeln deinen ganzen Brustraum von innen heraus entspannt.
- Spüre dich allmählich immer tiefer ein in die Gesamtheit deines Brustraums und erfahre dich dort in deinem Sein.

Werde dir bewusst, wie sich der Bereich rund um dein Herz und der Raum deiner Lungen anfühlen …

- (60 Sek. Pause)
- Sei ganz offen und bereit für all die Bilder, Erinnerungen, Empfindungen, Gefühle und Gedanken, die dir aus deinem Brust- und Herzraum ins Bewusstsein steigen …
- (60 Sek. Pause)
- Spüre die feinen Bewegungen deines Atems in diesem Raum, jeder Einatem weitet ihn und jeder Ausatem entspannt ihn wieder …
- (90 Sek. Pause)
- Schicke noch immer dein Lächeln in deinen Brust- und Herzraum und entfalte dort Gefühle von Wohlwollen, Sympathie und Freundlichkeit.
- Spüre, wie du dich dadurch dort mehr und mehr entspannst …
- (90 Sek. Pause)
- Vertiefe nun wieder bewusst deinen Atem und nimm einige ruhige, tiefe Atemzüge. Wenn du magst, dehne dich wohlig aus dem Brustkorb und aus dem Herzen heraus wie eine Katze nach dem Mittagsschlaf und öffne dann wieder die Augen.
- Was konntest du erfahren durch das Erspüren und Erforschen deines Brustraums? Wie war es für dich, dich ganz bewusst für die Empfindungen von Wohlwollen, Freundlichkeit und Güte zu öffnen?
- Danke dir nun wieder für die Zeit, die du deiner Selbsterforschung gewidmet hast, und lobe dich für die Achtsamkeit, die du entfaltet hast.

Versuche, etwas von diesem Wohlwollen, dieser Freundlichkeit und Sympathie mit in deinen Alltag zu nehmen. Das wird dir vieles erleichtern, denn jeder Mensch sehnt sich danach, angelächelt und mit den Augen des Herzens betrachtet zu werden.

Basiskurs 3 – 5. Tag: Halsraum

Willkommen zurück zur fünften Lektion des dritten Teils unserer Einführung in die Yoga-Meditation. Ich hoffe, dass dir gestern in jeder Beziehung »wohl ums Herz« war und dass dieses Gefühl eine Weile in dir wirken konnte. Heute führt uns die Reise in deinen Halsraum. Er umfasst die Kehle, aber auch den Nacken und ist damit der Bereich, in dem die meisten von uns oft und andauernd Anspannung erfahren.

Im Yoga steht der Hals- und Nackenraum für Kommunikation. Und zwar zum einen für alle Formen des Sichmitteilens durch Sprache, Gesten und Körpersprache, und zum anderen steht er für die Fähigkeit aller Zellen unseres Körpers, miteinander zu kommunizieren, sodass dadurch ein einziger Organismus entsteht, in dem die einzelnen Organsysteme zumeist reibungslos miteinander arbeiten. Das gilt vor allem – sowohl bildlich wie auch konkret gesehen – für Kopf und Bauch wie auch für Kopf und Herz.

Wenn diese innere Kommunikation nicht stimmt, zeigt sich das oft als Anspannung im Kehlbereich oder im Nacken. Ist unser Kehlraum angespannt, dann spiegelt sich das in unserer Stimme wider. Ist der Nacken angespannt, sind meistens dadurch auch der Kopf oder die Schultern betroffen und machen mit Schmerzen auf sich aufmerksam. Deswegen ist es sinnvoll und auch hilfreich, wenn wir lernen, in diesen Bereich nicht nur hineinspüren zu können, sondern auch zu wissen, wie wir die dort sitzenden Anspannungen wieder lösen können. Für das erste Anliegen dient uns die Meditation, für das zweite die Übungen des Yoga. Wir beginnen heute erst einmal mit dem Spüren.

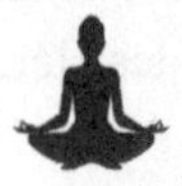

- Finde dafür wieder eine Sitzhaltung, in der du dich entspannt aufrichten und in der du stabil und gut sitzen kannst. Sobald du angenehm und stabil sitzt, schließe deine Augen und zieh dich in dich zurück.
- Spüre die Auflageflächen deines Beckens, deiner Beine und Füße auf der Erde. Lass dich ganz nieder und lass dich ganz im Sitz ankommen.
- Verbinde dich wie in den vergangenen Tagen auch heute wieder mit deinen Wurzeln. Spüre, wie dieses Dich-Verwurzeln dir Sicherheit schenkt – die Sicherheit, einen Platz ganz für dich zu haben.
- Spüre, in welchem Maße die Erfahrung deines Verwurzeltseins dir hilft, dich mehr und mehr in dir niederzulassen, und dir damit Ruhe schenkt – eine Ruhe, in der sich Anspannungen lösen können.
- Gehe nun mit der Aufmerksamkeit in den Raum deines Halses. Werde dir zunächst einmal bewusst, wie du dich dort erfährst.
- Als wie weit und entspannt erfährst du deinen Kehlraum?
- Als wie durchlässig und frei erfährst du deinen Nacken?
- In welchem Maße erfährst du deinen Hals als einen Raum, der Körper und Kopf verbindet?
- Verweile in diesem Raum und spüre dich mehr und mehr in ihn hinein. Schenke sowohl deinem Kehlraum als auch deinem Nacken ein inneres Lächeln und beobachte, wie sich dein Halsraum dadurch von innen heraus zu entspannen beginnt …
- (60 Sek. Pause)
- Sei auch wieder ganz offen und bereit für all die Bilder, Erinnerungen, Empfindungen, Gefühle und Gedanken, die dir aus deinem Kehlraum und Nackenbereich ins Bewusstsein steigen …
- (60 Sek. Pause)
- Stell dir nun vor, dass du jeden Einatem in die Mitte deines

Halses strömen lässt und dass du von dort den Ausatem in alle Richtungen verteilst …

- (60 Sek. Pause)
- Wiederhole das einige Male und spüre, wie sich der Raum deines Halses mehr und mehr entspannt …
- (90 Sek. Pause)
- Spüre nach, wie du jetzt den Raum von Kehle und Nacken erfährst, und lächle dabei immer weiter ganz sanft in dich hinein …
- (60 Sek. Pause)
- Vertiefe nun wieder bewusst deinen Atem und nimm einige ruhige, tiefe Atemzüge. Lass dich einige Male wohlig gähnen – oder tu so, als würdest du gähnen – und öffne dann wieder die Augen.
- Was konntest du für dich erfahren durch das Erspüren und Erforschen deines Halsraums? Was war es für ein Gefühl, diesen Bereich einmal ganz bewusst zu entspannen?
- Und nun danke dir wieder für die Zeit, die du dir für deine Selbsterforschung gewidmet hast, und lobe dich für die Achtsamkeit, die du entfaltet hast.

Versuche, auch heute wieder etwas von der Entspanntheit und Weite in Hals und Nacken mit in deinen Alltag zu nehmen. Lausche deiner Stimme, wenn du das nächste Mal wieder sprichst! Sicher wirst du hören können, dass sie schöner klingt …

Basiskurs 3 – 6. Tag: Kopfraum

Willkommen zurück zur sechsten Lektion des dritten Teils unserer Einführung in die Yoga-Meditation. Heute möchte ich dich einladen zu einer Erforschung deines Kopfes. Da wir in unserer westlichen Kultur »Kopf« zumeist mit »Geist« gleichsetzen, vergessen wir immer wieder, dass unser Kopf – mit dem Gehirn – ein Teil unseres Körpers ist, und zwar der Teil, der über die Nervenbahnen mit allen anderen Bereichen verbunden ist und mit ihnen kommuniziert. Diese Kommunikation ist in den letzten Jahren in vieler Hinsicht erforscht worden. Dabei stellte sich erstaunlicherweise heraus, dass der Körper über die Nerven ständig eine Vielzahl von Informationen nach oben leitet und unser Gehirn ganz oft eher zuhört. Natürlich zieht es dann aus den empfangenen Botschaften seine Rückschlüsse und antwortet darauf in angemessener Weise.

In unserem Zusammenhang kann es eine große Hilfe sein zu wissen, dass unser Kopf gar nicht so sehr der »Chef« ist und dass er die Geschicke seines Körpers nur zusammen und in steter Abstimmung mit diesem gemeinsam lenken kann. Denn mit diesem Wissen fällt es uns vielleicht leichter, still im Kopf zu werden, damit wir besser in unseren Körper hineinlauschen können.

Wenn du heute in den Raum des Kopfes hineinspüren wirst, wirst du merken, wie stark sich dort die Ebenen überschneiden und vermischen, denn im Kopf treffen unsere Körperlichkeit, unsere Sinneswahrnehmungen und die geistigen Aktivitäten der damit verbundenen Bewertungen des Erfahrenen aufeinander. Verständlich, dass uns bei so viel Vernetzung manchmal etwas wirr im Kopf ist.

Du wirst aber auch merken, dass sich im Kopf immer wieder Anspannung ansammelt. Sie entsteht bereits dann, wenn wir sehr konzentriert schauen (z. B. auf einen Bildschirm) oder wenn wir länger sehr fokussiert an einem Thema arbeiten. Wir erfahren diese Anspannungen besonders im Mundraum, an den Kiefergelenken und zwischen den Augenbrauen. Da die daraus resultierenden Verspannungen nicht nur in den Nacken, sondern insgesamt weit in den Körper hineinwirken, werde ich dich immer wieder einladen, dein Gesicht zu entspannen und in dich hineinzulächeln. Du wirst merken können, dass das auch angenehme Wirkungen auf deinen Atem hat, weil ein entspanntes, lächelndes Gesicht ihm hilft, seinerseits entspannen zu können. Lass uns das gleich ausprobieren.

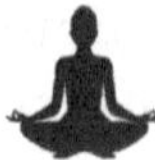

- Finde aber zunächst wieder eine Sitzhaltung, in der du dich gut aufrichten kannst und in der du stabil und entspannt sitzen kannst. Sobald du merkst, dass alles stimmt mit deinem Sitz, schließe deine Augen und zieh dich in dich zurück.
- Spüre die Auflageflächen deines Beckens, deiner Beine und Füße auf der Erde. Lass dich wieder ganz nieder und lass dich ganz in deinem Sitz ankommen.
- Verbinde dich wie in den vergangenen Tagen auch heute mit deinen Wurzeln. Dieses Sicherden und Sichverwurzeln ist äußerst hilfreich, um ganz »auf dem Boden« zu bleiben, besonders natürlich dann, wenn wir uns in die luftige Welt unseres Kopfes hineinbegeben.
- Vielleicht merkst du sogar, dass es dir viel leichter fällt, im Kopf zu entspannen, wenn du über deine Basis gut mit der ruhigen Kraft der Erde verbunden bist.
- Geh nun mit der Aufmerksamkeit in den Raum deines Kopfes. Werde dir zunächst erst einmal bewusst, wie du dich dort erfährst.
- Als wie weit und entspannt erfährst du deinen Kopf?
- Als wie durchlässig und frei erfährst du die vielen Räume des Kopfes – wie die Mundhöhle, den Rachen, die Stirnhöhle und die Nebenhöhlen links und rechts neben deiner Nase?
- Und wie erfährst du den großen Raum, in dem sich dein Gehirn befindet? Ist auch er weit und frei?
- Verändert sich etwas in der Erfahrung dieses Hirnraumes,

wenn du dir bewusst machst, dass dein Gehirn nirgendwo mit den Schädelknochen Kontakt hat, sondern gut geschützt in seinen Hirnhäuten ruht, die ständig rhythmisch von einer feinen Flüssigkeit – dem Liquor – umspült werden?

- Und was verändert sich, wenn du in den Raum deines Kopfes hineinlächelst? Bitte achte darauf, dass dieses Lächeln auch die Lachfältchen deiner Augen erreicht.
- Spüre, wie sich dein Kopfraum überall entspannt und wie in dir wieder Weite und Leichtigkeit entstehen …
- (60 Sek. Pause)
- Sei auch wieder ganz offen und bereit für all die Bilder, Erinnerungen, Empfindungen, Gefühle und Gedanken, die dir ins Bewusstsein steigen, während sich der innere Raum deines Kopfes mehr und mehr entspannt …
- (60 Sek. Pause)
- Falls Gähnen entsteht, lass es einfach zu.
- Falls Gedanken kommen, lass sie einfach in aller Ruhe kommen – und wieder gehen …
- (60 Sek. Pause)
- Spüre das feine Strömen deines Atems, der durch die Nase, die Nebenhöhlen und die Stirnhöhle hindurchstreicht, wodurch die Luft erwärmt und befeuchtet wird …
- (90 Sek. Pause)
- Stell dir vor, nun auch das Innere deines Mundes, das Innere deiner Nase, die Gehörgänge und die Augen zu entspannen, sie immer weiter ganz tief zu entspannen …
- (60 Sek. Pause)
- Vertiefe nun bewusst deinen Atem. Nimm einige ruhige, tiefe Atemzüge und öffne dann wieder die Augen.
- Was konntest du für dich erfahren durch das Erspüren und Erforschen deines Kopfraums? Was war es für ein Gefühl, diesen Bereich einmal ganz bewusst zu entspannen? War das innere Lächeln dabei hilfreich? Wenn ja, versuche es doch auch einmal im Alltag mit diesem sanften, ganz nach innen

gerichteten Lächeln. Vielleicht hilft es, wenn gerade ein Spannungskopfschmerz entstehen will.

- Und nun danke dir wieder für die Zeit, die du deiner Selbsterforschung gewidmet hast, und lobe dich für die Achtsamkeit, die du in dir entfaltet hast. Sicher wirst du inzwischen spüren, wie gut sie dir tut!

Basiskurs 3 – 7. Tag: Stirnraum

Willkommen zurück zur siebten Lektion des dritten Teils unserer Einführung in die Yoga-Meditation. Heute möchte ich dich einladen, mit dem Stirnraum einen speziellen Bereich deines Kopfes zu erforschen.

Der Yoga interessiert sich schon immer dafür, wie unser Geist funktioniert und was man machen kann, damit er ruhig und stabil wird. Denn nur in dieser Verfassung kann er uns wirklich hilfreich sein, mit den vielen Herausforderungen des Lebens klarzukommen. Dabei haben die Yogis festgestellt, dass die Erfahrung unseres Geistes sich erstaunlich unterscheidet, je nachdem, in welchem Bereich unseres Kopfes wir in Achtsamkeit verweilen. Das gilt auch für den Stirnraum, den ersten Bereich, in den wir uns heute genauer einspüren werden.

Der Stirnraum dient in uns in vieler Hinsicht wie eine Art Leinwand, auf die wir die verschiedenen und vielfältigen geistigen Aktivitäten - wie einen Film - projizieren können. Diese Vorstellung, unsere Gedanken und Gefühle oder unsere Erinnerungen auf etwas projizieren zu können, ist von großem Vorteil, denn dadurch können wir lernen, all diesen Aktivitäten als eine Beobachterin oder ein Beobachter einfach nur zuzuschauen. Das bewirkt auf die Dauer, dass wir uns nicht mehr so automatisch mit unseren Gedanken, Erinnerungen, Gefühlen oder Meinungen identifizieren. Wir können lernen, sie wirklich wie einen Film auf der Leinwand ablaufen zu lassen, und ihnen dabei in Ruhe zuschauen.

Wenn wir dann meinen, dass das, was wir sehen, ein Aktivwerden erfordert, wissen wir, dass es auf einer bewussten, klaren Entscheidung beruht und nicht nur eine Reaktion auf einen Sinnesreiz ist. Die Fähigkeit, unseren Geist und unser Gemüt beobachten zu können, ist vielleicht einer der wesentlichsten Faktoren, um mehr Gleichmut und Gelassenheit zu entwickeln. Und das ist ganz sicher ein überaus lohnendes Projekt.

Während du in deinem Stirnraum weilst, werde ich dich wieder bitten, diesen Raum zu entspannen. Wie genau das geht, kann man leider nicht wirklich erklären. Nach meiner Erfahrung bringt es aber erstaunlich viel, wenn wir uns einfach nur immer wieder vorstellen: »Ich entspanne im Stirnraum!« Vertraue darauf, dass dein Geist diese Einladung annehmen wird und sich erlaubt, wieder etwas weiter, freier und in gewisser Weise etwas »luftiger« zu werden. Lass es uns am besten gleich mal ausprobieren.

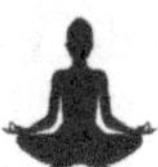

- Finde zunächst erst einmal wieder eine Sitzhaltung, in der du dich gut niederlassen kannst und in der du stabil und entspannt sitzen kannst.
- Sobald du merkst, dass du gut sitzt, schließe deine Augen und zieh dich in dich zurück.
- Spüre die Auflageflächen deines Beckens, deiner Beine und Füße auf der Erde. Lass dich wieder ganz nieder und lass dich ganz ankommen.
- Suche auch heute wieder eine gute Verwurzelung und Erdung, indem du tief in die Erde hineinspürst und dich bewusst mit ihrer Ruhe und ihrer stillen Kraft verbindest.
- Gehe dann mit der Aufmerksamkeit in den Raum deines

Kopfes. Werde dir zunächst einmal bewusst, wie du dich heute dort erfährst. Werde dir vor allem bewusst, wo du Anspannung wahrnehmen kannst.

- Schenke dir nun ein Lächeln und stell dir vor, wie es sich sanft und wohltuend in deinem Kopf ausbreitet und so beginnt, diese Anspannung aufzulösen.
- Dann geh mit deiner Aufmerksamkeit in den Raum hinter deiner Stirn. Erspüre diesen Raum in seiner ganzen Breite, Höhe und Tiefe …
- (75 Sek. Pause)
- Wie erfährst du deinen Stirnraum? Ist er eher weit oder eher eng? Ist er bewegt oder eher still? Ist er eher hell oder eher dunkel?
- (60 Sek. Pause)
- Hilf dir, deinen Stirnraum zu entspannen, indem du einige Male einatmend deine Aufmerksamkeit in der Mitte des Stirnraums sammelst und die Ausatmung sanft in die Weite dieses Raumes strömen lässt …
- Einatmen: sammeln in der Mitte der Stirn
- Ausatmen: entspannen in die Weite und, wenn du magst, in die Tiefe des Stirnraumes …
- (90 Sek. Pause)
- Spüre, wie sich dein Stirnraum überall entspannt und wie so in dir wieder Weite und Leichtigkeit entstehen …
- (60 Sek. Pause)
- Sei ganz offen und bereit für all die Bilder, Erinnerungen, Empfindungen, Gefühle und Gedanken, die dir ins Bewusstsein steigen, während sich dein Stirnraum mehr und mehr entspannt …
- (60 Sek. Pause)
- Beobachte, was geschieht, wenn du nun auch noch ganz bewusst deine Augen entspannst. Spüre, wie dir das hilft, den Raum oberhalb der Augen noch tiefer zu entspannen …

- (30 Sek. Pause)
- Vertiefe nun bewusst deinen Atem. Nimm einige ruhige, tiefe Atemzüge und öffne dann wieder die Augen.
- Was konntest du für dich erfahren durch das Erspüren und Erforschen deines Stirnraums? Wie war das Gefühl, diesen Bereich einmal ganz bewusst zu entspannen? War auch hier dein inneres Lächeln hilfreich? Wenn ja, versuche es damit doch auch im Alltag. Das innere Lächeln lässt uns freundlicher aussehen, und das verändert enorm die Beziehung zu all den anderen Menschen, die uns umgeben.
- Auch heute danke dir wieder für die Zeit, die du deiner Selbsterforschung gewidmet hast, und lobe dich für die Achtsamkeit, die du in dir entfaltet hast.

Basiskurs 3 – 8. Tag: Raum in der Mitte des Schädels

Willkommen zurück zur achten Lektion des dritten Teils unserer Einführung in die Yoga-Meditation. Heute möchte ich dich einladen, einen weiteren speziellen Bereich deines Kopfes zu erforschen, und zwar einen, der dir wahrscheinlich noch nie bewusst war. Es ist der Raum in der Mitte des Schädels. Er hat keine genaue anatomische Entsprechung, sondern befindet sich genau dort, wo du spürst, dass du in der Mitte deines Schädels bist. Es ist also ein Raum, der ganz tief in dir verborgen liegt. Deswegen bietet er sich an, uns als ein Ort des Rückzugs, der Zuflucht, aber auch der Erholung zu dienen. Ich nenne ihn deshalb »den Ruheraum des Geistes«.

Wenn ich dich dorthin führen werde, wird sich dir dieser Raum auf seine Weise zeigen: deutlich oder auch undeutlich, groß oder klein, hell oder eher dunkel. Er wird vielleicht die Form einer Höhle haben oder aber wie eine Kuhle aussehen.

Es gibt etwas in dir, das weiß, wie ein Raum aussehen sollte, der deinem Geist dient, sich von den ständigen Anforderungen des Alltags zurückzuziehen und zur Ruhe zu finden. Mein inneres Wissen z. B. hat mir diesen Raum als eine Art großes Gewächshaus gezeigt mit vielen grünen Pflanzen, einer Quelle und einem Schaukelbett. Sobald ich mich dahin zurückziehe, legt sich mein Geist nieder und schaukelt ganz sanft – und das entspannt ihn immer sofort.

Fühle dich also frei, auch deinem inneren Wissen für die Ausgestaltung dieses Raumes alle Vollmachten zu geben. Du wirst merken, dass es immer etwas wählt, was sich in jeder Hinsicht stimmig anfühlt. Und so wirst du dir auch in deinem Inneren einen Raum der Ruhe erschaffen können, in dem dein Geist sich tief erholen kann. Dieser Raum im Inneren deines Kopfes kann dir außerdem dazu dienen, von dort aus auf deine Gefühle und Gedanken zu schauen, wenn du aufgewühlt und unruhig bist, denn er ist der perfekte Standort für den Beobachter, den Zeugen oder Seher in dir. Und nun komm mit auf eine Entdeckungstour zu diesem Ort ganz tief in dir!

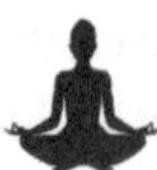

- Finde dafür auch heute wieder eine Sitzhaltung, in der du dich gut niederlassen kannst und in der du stabil und entspannt sitzen kannst. Sobald du merkst, dass du gut sitzt, schließe deine Augen und zieh dich in dich zurück.
- Spüre die Auflageflächen deines Beckens, deiner Beine und Füße auf der Erde. Lass dich ganz nieder und lass dich in dir ankommen.
- Verwurzele und erde dich gut, indem du wieder tief in die Erde hineinspürst und dich bewusst mit ihrer Ruhe und ihrer stillen Kraft verbindest.
- Geh dann mit der Aufmerksamkeit in den Raum deines Kopfes. Werde dir bewusst, wie du dich heute dort erfährst …

- (60 Sek. Pause)
- Dann gehe mit deiner Aufmerksamkeit in deinen Stirnraum. Schicke dein inneres Lächeln in diesen Raum und entspanne ihn in seiner ganzen Breite, Höhe und Tiefe …
- (60 Sek. Pause)
- Richte nun deine Aufmerksamkeit auf die Mitte der Stirn. Von dort aus wandere achtsam in deiner Vorstellung nach innen und ganz leicht nach unten in deinen Schädel hinein. Sei sehr achtsam, um spüren zu können, wo du in dir den Ort der Mitte deines Schädels erfährst …
- (30 Sek. Pause)
- Wenn sich die Mitte dir nicht sofort zeigt, wandere ganz entspannt, offen und aufmerksam durch das Innere deines Kopfes. Du kannst sicher sein, dass sich die Mitte dir irgendwann zeigen wird …
- (60 Sek. Pause)
- Verweile in dem Bereich, den du als Mitte oder als mittig erfährst, und schicke jetzt dein inneres Lächeln dorthin. Entspanne diesen Raum …
- (60 Sek. Pause)
- Sei wieder ganz offen für all die Bilder, die dir ins Bewusstsein steigen. Vielleicht möchte dein Geist gleich die Einladung annehmen, sich selber einen Raum zu gestalten, in dem er gut und sicher zur Ruhe finden kann. Lass alles geschehen und versuche, wirklich nichts zu wollen und nichts zu machen.
- Lass, was immer in deine Wahrnehmung tritt, einfach nur zu, während sich der Raum tief im Inneren deines Kopfes mehr und mehr entspannt …
- (90 Sek. Pause)
- Komm nun mit deiner Wahrnehmung zurück in deinen Stirnraum. Verweile dort noch einige Atemzüge …
- Dann vertiefe wieder bewusst deinen Atem, nimm einige ruhige, tiefe Atemzüge und komm dadurch auch wieder zurück in die Gesamtheit deines Körpers …

- Wenn du bereit bist, öffne die Augen.
- Was konntest du für dich erfahren durch das Erspüren und Erforschen dieses inneren Raumes? Hat dein Geist sich dort wohlgefühlt? Kannst du dir vorstellen, dir dort einen Ruheraum einzurichten?
- Bitte steuere heute vor dem Einschlafen diesen Ort noch einmal ganz bewusst an und versuche, etwas dort zu verweilen. Vielleicht hilft dir das, leichter und schneller einzuschlafen.
- Jetzt aber danke dir erst einmal für die Zeit, die du dir heute für diese spezielle Selbsterforschung geschenkt hast, und lobe dich für die Achtsamkeit, mit der du dich dieser Erforschung gewidmet hast.

Basiskurs 3 – 9. Tag: Scheitelpunkt

Willkommen zurück zur neunten – und damit schon vorletzten – Lektion des dritten Teils unserer Einführung in die Yoga-Meditation. Ich vermute, dass es ziemlich spannend für dich war, in den letzten Tagen die Räume deines Kopfes zu erforschen. All diese Räume sind natürlich nur in unserer Vorstellung vorhanden. Da unser Gehirn aber nicht in der Lage ist, zu unterscheiden, was wirklich da ist und was nur in unserer Vorstellung existiert, sind diese inneren Räume doch auf ihre Weise sehr konkret. Und sie werden sogar immer noch konkreter erfahrbar, je öfter wir sie aufsuchen und uns in ihnen aufhalten, weil wir dadurch eine Nervenzellenverknüpfung in unserem Gehirn aufbauen, durch die sie fortan repräsentiert werden. Man könnte auch sagen, dass sich dadurch unsere Vorstellung von ihnen nach und nach materialisiert!

Das ist gut so, denn wenn wir im alltäglichen Stress einen Ort brauchen, um die Aktivitäten unseres Geistes beobachten zu können und ihm einen Ruheraum zu erschaffen, dann brauchen wir eine sichere Erfahrung, um auf diese Orte zurückgreifen zu können. Es lohnt sich also, sie bei passender Gelegenheit immer mal wieder im Laufe des Tages aufzusuchen, damit wir uns mit ihnen vertraut machen und uns sowohl im Stirnraum als auch im Raum in der Mitte unseres Schädels aufgehoben und wohlfühlen.

Heute möchte ich dich einladen, dich in einen weiteren Bereich deines Kopfes einzuspüren: den Scheitelpunkt. Sicher weißt du, dass in diesem Bereich noch einige Zeit nach der Geburt die Schädelknochen nicht zusammengewachsen sind. Und auch wenn wir älter werden, bleibt dieser Bereich spürbar durchlässiger. Deshalb sehen die Yogis unseren Scheitel als eine Pforte nach oben – als eine Verbindung mit der Weite und Klarheit des Himmelsraumes. Das bewirkt, dass wir oft, wenn wir zum Scheitel hinspüren, merken können, dass die Energie noch über den Scheitel hinaus aufsteigen will und sich gleichzeitig ein Gefühl von Leichtigkeit einstellt. Du wirst auch merken, dass durch die zum Scheitel ausgerichtete Konzentration der Atem feiner und subtiler wird, was sich natürlich auch auf unsere Geistes- und Gemütsverfassung auswirkt. Vielleicht wirst du sogar feststellen, dass das Entspannen des Scheitelpunktes dir eine besondere Form von Ruhe und Klarheit schenkt. Lass es uns doch am besten gleich ausprobieren!

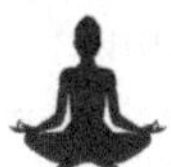

- Finde also auch heute wieder eine Sitzhaltung, in der du dich gut niederlassen kannst und in der du stabil und entspannt sitzen kannst. Sobald du merkst, dass du gut sitzt, schließe deine Augen und zieh dich in dich zurück.
- Spüre die Auflageflächen deines Beckens, deiner Beine und Füße auf der Erde. Lass dich ganz nieder und lass dich in dir ankommen.

- Verwurzele dich gut. Spüre tief in die Erde hinein und verbinde dich wieder bewusst mit ihrer Ruhe und ihrer stillen Kraft.
- Geh dann mit der Aufmerksamkeit in den Raum deines Kopfes. Wie erfährst du dich heute in diesem Raum? Erfährst du ihn als ruhig oder eher unruhig? Als weit oder eher als angespannt und eng? …
- (60 Sek. Pause)
- Geh nun mit deiner Aufmerksamkeit in deinen Stirnraum. Schicke dein inneres Lächeln in diesen Raum und entspanne ihn in seiner ganzen Breite, Höhe und Tiefe …
- (60 Sek. Pause)
- Und dann lenke deine Aufmerksamkeit nach oben – zum Scheitel. Werde dir bewusst, wie du dich dort wahrnimmst …
- (30 Sek. Pause)
- Es ist gut möglich, dass sich dein innerer Blick durch diese Ausrichtung deiner Wahrnehmung auch nach oben wendet. Sollte es so sein, lass es einfach zu …
- (30 Sek. Pause)
- Wie fühlt sich dein Scheitel an? Vielleicht kannst du spüren, dass er wirklich etwas durchlässiger ist, verglichen mit anderen Bereichen deines Schädels …
- (60 Sek. Pause)
- Schicke dein Lächeln bis hoch zum Scheitel und stell dir vor, die ganze Schädeldecke rund um deinen Scheitel mithilfe dieses Lächelns zu entspannen … (60 Sek. Pause)
- Sei auch heute wieder ganz offen für all die Bilder, die dir ins Bewusstsein steigen, während du im Bereich des Scheitels verweilst und dich dort mehr und mehr entspannst.
- (90 Sek. Pause)
- Komm nun mit deiner Wahrnehmung zurück in deinen Stirnraum. Verweile dort noch einige Atemzüge …
- Dann vertiefe wieder bewusst deinen Atem, nimm einige ruhige, tiefe Atemzüge und komm dadurch auch wieder zurück in die Gesamtheit deines Körpers.

- Wenn du bereit bist, öffne die Augen.
- Was konntest du für dich erfahren durch das Erspüren und Erforschen dieses Bereichs? Konntest du dort ein Gefühl von Leichtigkeit erfahren? Konntest du spüren, wie sich über dir die Weite und das Licht des Himmels öffnen? Vielleicht ist dein Scheitel ein guter Ort zum Verweilen, wenn du dich müde und schwer fühlst? Wenn du magst, probiere es doch einmal aus …
- Und jetzt danke dir für die Zeit, die du dir auch heute für diese weitere spannende Selbsterforschung geschenkt hast, und lobe dich für die Achtsamkeit, mit der du dabei warst.

Basiskurs 3 – 10. Tag: Gesamter Innenraum des Körpers

Willkommen zurück zur zehnten und damit letzten Lektion des dritten Teils unserer Einführung in die Yoga-Meditation. Schön, dass du bis jetzt dabeigeblieben bist! Sicher konntest du in den letzten Tagen viel über dich erfahren und bist dir, so hoffe ich, etwas nähergekommen. Unsere innere Welt ist ein Bereich, den wir wahrscheinlich im Laufe unseres Lebens nie in seiner Ganzheit werden erforschen können. Dazu ist unser Körper - in seiner Durchdringung von Materie, Energie und Bewusstsein - viel zu komplex und im wahrsten Sinne des Wortes unergründlich. Man könnte auch sagen, dass er uns unergründlich bleiben muss, denn er ist der Ort, an dem sich das Mysterium des Lebens immer wieder aufs Neue verwirklicht.

Selbst wenn wir eines Tages in der Lage sein sollten, das Leben aus wissenschaftlicher Sicht zu enträtseln, wird es doch immer ein Wunder bleiben – man denke nur daran, wie wundersam die Entstehung eines Menschen aus ursprünglich nur zwei winzigen Zellen ist. Oder wie in uns über 3 Billionen (!) Zellen, aus denen unser Körper besteht, in aller Regel reibungslos und perfekt miteinander arbeiten – und das alles ohne einen Superkoordinator. Unsere unfassbar vielen Zellen regeln alles untereinander und erhalten uns so fast immer gesund – und das nur aus ihrer eigenen, ihnen innewohnenden Intelligenz heraus!

Nachdem du in den letzten Tagen gezielt in einzelne Bereiche dieses Wunderwerks Körper hineingespürt hast, möchte ich dich heute einladen, deine Wahrnehmung und dein Bewusstsein in die Gesamtheit deines inneren Raumes auszudehnen – und damit gewissermaßen alle Bereiche deines Körpers miteinander zu verbinden. Diese Zusammenschau ist sehr wichtig, denn sie hilft uns, uns in unserer Ganzheitlichkeit zu erfahren und nicht – wie im Alltag – als »Kopf und Bauch«, die oft genug nicht miteinander »reden«.

Für unser Gehirn entsteht durch solch eine Zusammenschau die Erfahrung von Kohärenz, d.h. von Zusammenhang und Zusammenhalt. Solch eine Kohärenzerfahrung vermittelt uns nicht nur ein gutes Gefühl, sondern auch die Empfindung, in der Gesamtheit unseres inneren Raumes aufgehoben und geborgen zu sein – und damit Sicherheit und Vertrauen.

Das alles geschieht natürlich nicht, wenn wir uns nur einmal oder nur ab und zu in die Gesamtheit unseres inneren Raumes einfühlen. Wenn wir uns aber angewöhnen, regelmäßig unser Bewusstsein in uns auszudehnen und uns in uns einzuspüren, dann wird dadurch die Verbindung zwischen unserem Bewusstsein und unserem Körper enorm gestärkt. Und das wird sich auch in unserem Gehirn zeigen, sodass es uns besser darin unterstützen kann, achtsamer und fürsorglicher mit diesem Körper umzugehen, den uns das Leben anvertraut hat. Und nun lass uns mit der spannenden Reise ins Innere beginnen.

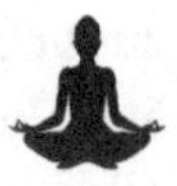

- Finde also auch heute wieder eine Sitzhaltung, in der du dich gut niederlassen kannst und in der du stabil und entspannt sitzen kannst. Sobald du merkst, dass du gut sitzt, schließe deine Augen und zieh dich in dich zurück.
- Spüre die Auflageflächen deines Beckens, deiner Beine und Füße auf der Erde. Lass dich ganz nieder und lass dich in dir ankommen.
- Verwurzele dich gut. Spüre tief in die Erde hinein und verbinde dich wieder bewusst mit ihrer Ruhe und ihrer stillen Kraft.
- Verweile mit der Aufmerksamkeit in deinem Wurzelraum. Wie erfährst du dich heute in diesem Raum? Entspanne diesen Raum und schicke ihm ein inneres Lächeln.
- Sei ganz offen für alle Bilder und Gefühle, die dir aus deinem Wurzelraum ins Bewusstsein steigen …
- (40 Sek. Pause)
- Atme ein im Wurzelraum und begib dich ausatmend mit der Aufmerksamkeit in deinen Unterbauch.
- Spüre dich ein in diesen Raum, der dir hilft, dich in deinem natürlichen, unverfälschten Sein zu erfahren – als der Mensch, der du wirklich bist. Entspanne diesen Raum und schicke auch ihm ein inneres Lächeln.
- Öffne dich auch hier für alle Bilder und Gefühle, die dir aus deinem Unterbauch ins Bewusstsein steigen …
- (40 Sek. Pause)
- Atme ein im Unterbauch und begib dich ausatmend mit der Aufmerksamkeit in den Raum hinter deinem Nabel.
- Spüre dich ein in diesen Raum. Er ist tief verbunden mit allem, was uns nährt: unseren Einstellungen, unseren Absichten, unseren Entscheidungen und unserem Handeln.
- Wie erfährst du dich in diesem Raum? Wie erfährst du die Kraft deines Bauches? Entspanne diesen Raum und lass auch in ihm dein inneres Lächeln erstrahlen.
- Öffne dich wieder für alle Bilder und Gefühle, die dir aus

deinem Nabelbereich und Oberbauch ins Bewusstsein steigen …

- (40 Sek. Pause)
- Atme dann ein im Nabelbereich und begib dich ausatmend mit der Aufmerksamkeit in deinen Brust- und Herzraum.
- Spüre dich ein in diesen Raum, der so tief mit unseren Gefühlen verbunden ist.
- Wie erfährst du dich dort? Als wie weit, offen und warm erfährst du diesen Raum? Entspanne auch diesen Raum und schicke deinem Herzen und dem ganzen Brustraum dein inneres Lächeln.
- Auch hier sei offen für alle Bilder und Gefühle, die dir aus deinem Brust- und Herzraum ins Bewusstsein steigen …
- (40 Sek. Pause)
- Atme nun ein im Brustraum und begib dich ausatmend mit der Aufmerksamkeit in den Bereich von Hals und Nacken.
- Spüre dich ein in diesen Raum, der oft so angespannt ist.
- Wie erfährst du dich dort? Als wie weit und vor allem als wie durchlässig erfährst du den Bereich der Kehle und des Nackens? Schicke ein Lächeln zur Kehle, lass es sich ausdehnen bis in den Nacken und spüre, wie dadurch dein ganzer Hals eingeladen wird zu entspannen.
- Und sei auch hier wieder bereit, alle Bilder und Gefühle zu empfangen, die dir aus Hals und Nacken ins Bewusstsein steigen …
- (40 Sek. Pause)
- Atme nun ein im Halsraum und begib dich ausatmend mit der Aufmerksamkeit in deinen Kopf.
- Spüre dich ein in diesen Raum, der im Alltag über die Sinneskanäle immer zur Welt hin geöffnet ist und der dadurch oft angestrengt und unruhig ist.
- Wie erfährst du dich dort? Wie weit kannst du den ganzen inneren Raum deines Kopfes mit all seinen Höhlen entspan-

nen, damit er wieder weit und frei wird? Spüre, inwieweit dich dein inneres Lächeln dabei unterstützen kann, mentale Anspannung loszulassen.

- Sei auch hier wieder bereit, alle Bilder und Gefühle zu empfangen, die dir aus der Gesamtheit deines Kopfraumes ins Bewusstsein steigen …
- (40 Sek. Pause)
- Atme nun ein im Kopfraum und begib dich ausatmend mit der Aufmerksamkeit in deinen Stirnraum.
- Spüre dich ein in diesen Raum, der uns gleich einer Leinwand dazu dient, uns des ständigen »Films« unserer Gedanken gewahr werden zu können …
- Wie erfährst du dich dort? Wie weit kannst du diesen Raum deines Kopfes entspannen, damit auch er wieder weit und frei wird? Was geschieht, wenn dein Lächeln sich überall in deinem Stirnraum ausbreiten darf?
- Sei auch hier wieder bereit, alle Bilder und Gefühle zu empfangen, die dir aus deinem Stirnraum ins Bewusstsein steigen …
- (40 Sek. Pause)
- Atme dann ein im Stirnraum und begib dich ausatmend mit der Aufmerksamkeit in den kleinen Raum in der Mitte deines Schädels.
- Spüre dich ein in diesen Raum, der dir zu einem Ruheraum deines Geistes werden kann.
- Wie erfährst du dich dort? Mag dein Geist das Angebot annehmen, dort zur Ruhe zu kommen und in sich zu ruhen, um sich zu erholen und zu erfrischen? Fühlst du dich wohl in diesem Raum? Schenke auch ihm ein Lächeln.
- Sei auch hier wieder bereit, alle Bilder und Gefühle zu empfangen, die dir aus dem Raum in der Mitte deines Schädels ins Bewusstsein steigen …
- (40 Sek. Pause)
- Atme nun ein in der Mitte deines Schädels und steige ausat-

mend mit der Aufmerksamkeit geradewegs nach oben auf zu deinem Scheitelpunkt.

- Spüre dich ein in deinen Scheitelraum, der uns einlädt, uns über ihn mit dem Licht und der Weite des Himmels zu verbinden.
- Wie erfährst du dich dort? Kannst du ihn als eine Pforte erfahren, über die du dich mit allem verbinden kannst, was weiter, größer und umfassender ist als du in deinem individuellen Sein? Was geschieht, wenn du zum Scheitel hin lächelst?
- Sei auch hier wieder bereit, alle Bilder und Gefühle zu empfangen, die dir aus dem Bereich deines Scheitels ins Bewusstsein steigen …
- (40 Sek. Pause)
- Und schließlich atme ein am Scheitelpunkt und fülle mit deinem Ausatem ganz achtsam die Gesamtheit deines inneren Raumes von oben nach unten mit deiner Bewusstheit.
- Spüre dich ein in den ganzen großen Raum deines Körpers. Er ist dein Lebensraum, der einzige Raum, in dem du wirklich zu Hause bist und der ganz zu dir gehört.
- Wie erfährst du dich zwischen deinem Scheitel und dem Wurzelbereich? Als wie lebendig, bewusst und durchlässig erfährst du die Gesamtheit deines inneren Raumes? Schenke in deiner Vorstellung nun jeder Zelle deines Körpers dein inneres Lächeln …
- Öffne dich noch einmal bewusst für all die Bilder und Gefühle, die dir aus deinem Leibraum ins Bewusstsein steigen …
- (40 Sek. Pause)
- Dann vertiefe wieder bewusst deinen Atem, nimm einige ruhige, tiefe Atemzüge und komm dadurch langsam wieder zurück in die äußere Welt.
- Sobald du bereit bist, öffne die Augen.
- Was konntest du für dich erfahren durch das Erspüren und Erforschen der verschiedenen Räume? Sicher konntest du

spüren, dass jeder Raum auf seine Weise dem Leben verbunden ist. Vielleicht hast du sogar erfahren können, dass jeder Raum auf seine Weise schwingt – manche eher dichter, andere eher feiner.

- Vielleicht konntest du auch spüren, dass jeder Bereich Anspannung zu lösen vermag, wenn du ihn mit dem inneren Lächeln unterstützt.
- Und jetzt danke dir wieder für die Zeit, die du dir in den letzten zehn Tagen geschenkt hast, um dich zu erforschen und dir nahezukommen. Und lobe dich für die Achtsamkeit, mit der du dabei warst.

Ich freue mich, wenn wir uns wieder treffen zum vierten Teil unserer Einführung in die Yoga-Meditation.

Basiskurs 4: Achtsamkeit für die innere Befindlichkeit

Wenn wir beginnen, uns selbst zu erkunden, gewinnen wir fast immer die bestürzende Einsicht, dass wir uns selbst kaum oder sogar gar nicht kennen. Das ist verständlich, denn keiner – weder im Elternhaus noch in der Schule – hat uns wirklich gelehrt, wie man sich selbst erforscht. Das heißt, dass wir weder Methoden haben noch Konzepte, mit denen wir das, was uns in unserem Inneren begegnet, dann auch einordnen und benennen können. Deshalb bleibt das Erleben unserer Geistes- und Gemütszustände zwangsläufig immer etwas diffus und nicht richtig greifbar. Was wir jedoch mehrmals am Tag sehr konkret erfahren, ist, dass sich unsere Stimmung verändert, oft sogar schlagartig. Ungünstig ist, dass wir diese Veränderungen gewissermaßen nur als Resultat eines Prozesses erfahren, den wir jedoch nicht bewusst mitbekommen haben.

Hier ist Selbsterforschung vonnöten. Sie kann uns in einem ersten Schritt helfen zu erkennen, auf welche Trigger wir reagieren und welche Prozesse sie in uns auslösen. Um dem auf die Spur zu kommen, bietet der Yoga uns an, zum Beobachter/zur Beobachterin zu werden, also ein »Zeugenbewusstsein« zu entwickeln. Gemeint ist damit ein Geisteszustand, der durch achtsames, nicht wertendes Gewahrsein gekennzeichnet ist.

Meditieren ist natürlich besonders geeignet, diese Fähigkeit zu schulen, unsere eigene Beobachterin oder unser Zeuge zu sein. Und eine regelmäßige Meditationspraxis hilft uns, dieses Zeugenbewusstsein immer weiter zu kultivieren, da in ihr alles darauf angelegt ist, unsere Wahrnehmung nach innen zu richten. Wenn wir nach und nach lernen, uns in unserer Innenschau nicht ablenken zu lassen, dann trainieren wir dadurch die Sinne, die uns die Erfahrung unseres Körpers, unseres Geistes und des Zusammenspiels von Geist und Körper ermöglichen.

Für die Körperwahrnehmung (Propriozeption) ist vor allem eine Ansammlung von Nervenzellen im Gehirn zuständig, die »Inselregion« oder kurz »Insula« genannt wird. Ihre neuronalen Netzwerke erlauben uns, in der gesamten Bandbreite wahrzunehmen, wie unsere aktuelle körperliche Befindlichkeit ist. Untrainiert lässt die Insula uns z. B. erfahren, ob uns kalt oder warm ist oder wir hungrig oder durstig sind, ob wir in der *Asana*-Praxis gerade zu weit gehen oder uns so zurücknehmen, dass wir gar nichts spüren. Wenn wir diesen »Sinn der Selbstwahrnehmung« regelmäßig nutzen und schulen (indem wir mit Interesse und Offenheit in uns hineinlauschen), dann verfeinert er sich allmählich und macht uns fähig, unsere inneren Zustände und Befindlichkeiten differenzierter und feiner zu erkennen und zu benennen.

Auf diese Weise entwickeln wir noch einen anderen – noch viel feineren – inneren Sinn: den der Neurozeption. Mittels der

Neurozeption sind wir zunehmend in der Lage, die feinen, oft unterschwelligen Signale unseres Körpers auf das wahrzunehmen, was in uns und um uns herum geschieht. Es ist charakteristisch für diesen inneren Sinn, dass wir das, was wir durch ihn erfahren und empfinden, nicht zu verbalisieren vermögen. Er hat sehr viel zu tun mit unserem »Bauchgefühl«, mit dem, was wir Intuition nennen, mit der »inneren Stimme« (die sich uns übrigens auch meistens eher wortlos mitteilt) und mit unserem emotionalen Erfahrungsgedächtnis, dessen Erlebnisse in den »somatischen Markern« (oder Erinnerungsmarkierungen im Körper) gespeichert werden. Sie bewirken, dass wir Situationen und Begegnungen auf einer unbewussten Ebene »abscannen« und uns – ebenfalls unbewusst – entsprechend dazu verhalten.

In der Meditation verbringen wir sehr viel Zeit mit uns. Viele Menschen verbringen diese Zeit, indem sie sich von ihren Gedanken wegtragen lassen oder gegen die Aktivitäten ihres Geistes kämpfen. Beides ist ungünstig, denn es verhindert die im Yoga als unverzichtbar angesehene Selbsterforschung. Wenn wir die Meditation jedoch bewusst zur Innenschau nutzen, anstatt mit unserem Geist zu kämpfen, dann geben wir unserem Geist etwas zu tun. Wir können ihn motivieren, dass er seine Wahrnehmungsfähigkeiten und seine Neugier nutzt, um unsere innere »Terra incognita« zu erkunden. So kommen wir uns näher, denn unser innerer Raum ist ja unser eigentlicher und einziger »Lebensraum«.

Die Meditationen über unsere inneren Gemütszustände bieten dazu einen Rahmen. Sie geben uns Fragestellungen, die uns helfen, uns selbst zu erforschen und dadurch besser zu verstehen.

Dabei werden im Yoga ganz bewusst sowohl angenehme als auch unangenehme Geistes- und Gemütszustände betrachtet, denn beide gehören untrennbar wie Licht und Schatten zu unserem Leben. Wir können in diesen Meditationen lernen, bewusst in die Erfahrung dieser Gemütszustände und Gefühle zu gehen, um zu verstehen, wie sie in uns wirken. Gleichzeitig können Sie dabei aber auch wie von außen – als Beobachter*in – betrachten, was unsere Fähigkeit zum Gleichmut stärken kann.

Die Themen des vierten Kurses zur Achtsamkeit für die innere Befindlichkeit

1. Tag: Wohlbefinden
2. Tag: Lebendigkeit
3. Tag: Ruhe
4. Tag: Unruhe
5. Tag: Kummer, Trauer und Leid
6. Tag: Zufriedenheit
7. Tag: Glück
8. Tag: Sicherheit und Vertrauen
9. Tag: Weite und Leichtigkeit
10. Tag: Fülle

Basiskurs 4 – 1. Tag: Wohlbefinden

Willkommen zurück zur ersten Lektion des vierten Teils unserer Einführung in die Yoga-Meditation. Schön, dass du dir auch heute wieder Zeit für dich nimmst!

In den jeweils zehn Lektionen des ersten und des zweiten Teils haben wir uns intensiv damit beschäftigt, was wir tun können, wenn in der Meditation unser Geist unruhig ist, bzw. was uns helfen kann, wenn wir erschöpft sind oder uns störende Körperempfindungen wie Juckreiz oder Schmerz ablenken. In den zehn Lektionen des dritten Teils habe ich dich eingeladen, deine Körperwahrnehmung und deine Achtsamkeit zu schulen. Und ich wollte dir helfen zu verstehen, wodurch dein Geist sich immer wieder ablenken und stören lässt – nicht nur in der Meditation, sondern auch in vielen Situationen deines Alltags.

Ich hoffe, du konntest inzwischen mithilfe dieser Meditationsanleitungen mehr Verständnis für dich entwickeln und auch viele gute – und vor allem ermutigende – Erfahrungen machen, Erfahrungen, die dir gezeigt haben, dass du viel mehr Einfluss auf deine geistige und körperliche Befindlichkeit nehmen kannst, als du bis jetzt dachtest. Im dritten Block haben wir fortgesetzt, womit wir am Ende des zweiten Basiskurses schon begonnen hatten: mit der Erforschung deiner inneren Räume.

Unsere inneren Räume sind der einzige Ort, an dem wir unser Leben erfahren können. Sie sind unsere eigentlichen Lebens- und Bewusstseinsräume, in denen wir nicht nur erkunden können, wie es uns geht, sondern auch, wie sich die verschiedenen Erlebnisse und inneren Zustände, die dieses Erleben in uns hervorruft, auf unser inneres Sein auswirken. Viele unserer inneren Zustände erfahren wir nur über die Gestimmtheit bzw. die Stimmungen, in die sie uns versetzen. Es lohnt sich aber, die inneren Zustände selber zu erforschen, denn sie können machtvolle Resonanzräume erschaffen – also Schwingungsräume, in deren Atmosphäre wir selber leben, ja leben müssen, und die unseren Energiekörper und damit unsere Ausstrahlung färben. Und deshalb werden wir uns nun im vierten Block unserer Einführung in die Yoga-Meditation der Erkundung dieser inneren Zustände widmen.

Im Yoga geht es darum, zu lernen, jeden dieser inneren Zustände anzunehmen und mit ihm – und damit mit uns selber – in Frieden leben zu können. Das gilt gleichermaßen für die freudvollen wie die leidvollen Zustände. Wenn wir lernen, sie – und uns – in Ruhe auszuhalten, kann sich allmählich wahrer Gleichmut entwickeln. Gleichmut ist der Geistes- und Gemütszustand, den alle Yoga-Traditionen seit jeher als förderlich und heilsam erachten.

Heute werden wir uns zunächst der Erfahrung des Wohlbefindens zuwenden.

Dabei wirst du wahrscheinlich feststellen, dass du wenig Übung darin hast, dich in deinem Wohlbefinden zu erfahren und die Qualitäten dieser Befindlichkeit zu benennen. Das ist leider ganz normal. Die Neurowissenschaften zeigten in den letzten Jahren, dass sich unser Gehirn viel mehr für all das interessiert, was stört und uns – wie wir so passend sagen – »nervt«. Wenn wir uns jedoch immer wieder bewusst für die Erfahrung unseres Wohlbefindens öffnen, verstärken wir es dadurch und können es auch schneller und sicherer in uns wiedererkennen. Lass uns also gleich damit beginnen!

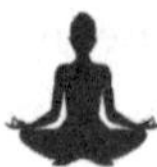

- Finde wieder eine Sitzhaltung, in der du dich mühelos aufrichten kannst und in der du richtig stabil und bequem sitzt. Wenn du gut sitzt, schließe deine Augen und zieh dich in dich zurück.
- Spüre die Auflageflächen deines Beckens, deiner Beine und Füße auf der Erde und lass dich ganz auf ihr nieder.
- Lass dich in diesem Sitz, in dieser Situation, in diesem Moment und vor allem in *dir* ankommen.
- Spüre dich ein in deinen inneren Raum.
- Werde dir bewusst, wie es dir gerade jetzt geht.
- Wo in dir geht es dir gut? Wo fühlst du dich in dir wohl? …
- (20 bis 30 Sek. Pause)
- Wie fühlt sich dieses Wohlgefühl an?
- Erfährst du es in deinem Körper? …
- (20 bis 30 Sek. Pause)
- Drückt es sich auch in der Art aus, wie du atmest? …
- (20 bis 30 Sek. Pause)
- Färbt die Erfahrung von Wohlgefühl deine Gedanken und deine Gefühle?

- Wie würdest du seine Qualitäten benennen? …
- (30 Sek. Pause)
- Nimm diese Erfahrung mit in dein Leben. Und wenn du dich das nächste Mal angespannt oder unwohl fühlst, spüre in dich hinein – und ganz sicher wirst du auch dann in dir Bereiche finden, in denen es dir einfach nur gut geht und die sich gut anfühlen. Und das ist gut zu wissen.
- (20 Sek. Pause)
- Vertiefe nun allmählich deinen Atem.
- Folge allen Bewegungsimpulsen, die sich zeigen, und dehne dich wohlig durch.
- Öffne langsam wieder die Augen und danke dir für die Zeit, die du dir gewidmet hast.

Lobe dich für die Achtsamkeit, die du entfaltet hast, und versuche, etwas von diesem Wohlgefühl, das du in dir erfahren hast, mit in dein tägliches Leben zu nehmen.

Wir treffen uns morgen wieder – zur zweiten Lektion.

Basiskurs 4 – 2. Tag: Lebendigkeit

Willkommen zurück zu unserem Meditationskurs. Auch heute möchte ich dich wieder einladen, einen deiner inneren Zustände zu erkunden, und zwar den der Lebendigkeit. Zunächst erscheint es uns vielleicht erst einmal selbstverständlich, dass wir uns lebendig fühlen – denn schließlich leben wir ja (und sind nicht tot).

Tatsächlich aber sind wir uns nur sehr selten unserer Lebendigkeit bewusst, gerade weil sie uns so selbstverständlich scheint. Ohne besondere Schulung bemerken wir sie nur, wenn wir uns ganz besonders lebendig fühlen, z. B., weil wir verliebt sind, im Meer schwimmen oder die frische Luft des Waldes oder in den Bergen atmen. Oder wir merken, wenn sich das

Lebendige in uns verhüllt, weil wir unter Schock stehen oder großen Kummer haben.

Wenn wir lernen, auch unter normalen Umständen – also im Alltag – unsere Lebendigkeit zu spüren, dann leben wir bewusster. Wir sind uns dann selbst nahe und werden dadurch vermutlich auch achtsamer mit uns umgehen wollen.

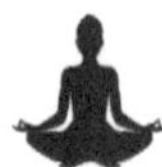

- Finde also wieder eine Sitzhaltung, in der du dich mühelos aufrichten kannst und in der du richtig stabil und bequem sitzt. Wenn du gut sitzt, schließe deine Augen und zieh dich in dich zurück.
- Spüre die Auflageflächen deines Beckens, deiner Beine und Füße auf der Erde und lass dich ganz auf ihr nieder.
- Lass dich in diesem Sitz, in dieser Situation, in diesem Moment und vor allem in *dir* ankommen.
- Spüre dich ein in deinen inneren Raum.
- Werde dir bewusst, wie es dir gerade jetzt geht.
- Als wie lebendig erfährst du dich jetzt?
- Wie fühlt sich Lebendigkeit für dich an? …
- (20 bis 30 Sek. Pause)
- Was vermittelt dir das Gefühl, lebendig zu sein?
- Was bewirkt es in dir, in deinem Körper? …
- (20 bis 30 Sek. Pause)
- Spürst du den Grad deiner Lebendigkeit auch in deiner Atmung? …
- (20 bis 30 Sek. Pause)
- Und was bewirkt sein Dasein – oder Fehlen – für dein Denken und Fühlen?
- Was kannst du tun – oder auch lassen –, um dich lebendig bzw. lebendiger zu fühlen? …
- (30 bis 40 Sek. Pause)

- Vertiefe nun allmählich wieder deinen Atem.
- Folge allen Bewegungsimpulsen, die sich zeigen, und dehne dich wohlig durch.
- Öffne langsam die Augen und danke dir für die Zeit, die du dir gewidmet hast.

Lobe dich wie immer für die Achtsamkeit, die du entfaltet hast, und versuche, etwas von diesem Gefühl der Lebendigkeit, die du in dir erfahren konntest, mit in dein tägliches Leben zu nehmen.

Wir treffen uns morgen wieder – zur dritten Lektion.

Basiskurs 4 – 3. Tag: Ruhe

Willkommen zurück zu unserem Meditationskurs. Auch heute möchte ich dich wieder zur Erkundung eines inneren Zustandes einladen. Heute werden wir uns dem Zustand der Ruhe widmen. Wir alle wünschen uns von Zeit zu Zeit Ruhe von all dem, was das Leben ständig an uns heranträgt. Es geht hier aber weniger darum, uns ab und zu auszuruhen oder – wie man es heute gerne nennt – zu »chillen«, sondern es geht um Ruhe als eine mentale Grundeinstellung.

Die Quellentexte des Yoga beschreiben von alters her, dass unser menschlicher Geist von seiner natürlichen Tendenz her leicht abzulenken und daher in der Regel meistens mehr oder weniger unruhig ist. Die Texte lassen keinen Zweifel daran, dass all die Ablenkungen, Irritationen und Beunruhigungen sehr viel damit zu tun haben, dass wir nie gelernt haben, unsere Sinne zu regulieren. Unsere Reaktionen auf Sinneseindrücke geschehen naturgegeben so schnell, dass wir gar nicht mitbekommen, was uns reagieren lässt. Um klar erkennen zu können, was in uns vorgeht und was – wie wir so treffend sagen – »uns beschäftigt«, brauchen wir Ruhe.

Die Yoga-Meister erkannten schon vor langer Zeit, dass wir außerdem Ruhe brauchen, um klar zu werden. Dasselbe gilt für Achtsamkeit und Selbsterkenntnis. Die Selbstreflexion und der innere Dialog, die notwendig sind, damit wir bewusst und bedacht handeln können, gedeihen nur in einer inneren Grundhaltung, die gekennzeichnet ist durch eine gewisse geistige und emotionale Ruhe. Diese Grundhaltung wird im Yoga als Gleichmut oder Gelassenheit bezeichnet. Sie gilt als eine große Qualität. Gleichmut oder Gelassenheit können wir einüben, damit sie mehr und mehr zu unserer zweiten Natur werden. So können wir der Welt und den Menschen mit Ruhe und Klarheit begegnen. Das ist – zugegebenermaßen – ein Langzeitprojekt.

Was du heute tun kannst, ist, dir bewusst zu machen, wie du Zugang zu dieser wundervollen Ressource bekommen kannst, und bewusst zu spüren, wie du sie in deinem inneren Sein erfährst. Lass uns also in aller Ruhe mit der Erforschung des Zustands der Ruhe beginnen!

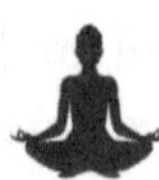

- Finde also wieder eine Sitzhaltung, in der du dich mühelos aufrichten kannst und in der du richtig stabil und bequem sitzt. Wenn du gut sitzt, schließe deine Augen und zieh dich in dich zurück.
- Spüre die Auflageflächen deines Beckens, deiner Beine und Füße auf der Erde und lass dich ganz auf ihr nieder.
- Lass dich in diesem Sitz, in dieser Situation, in diesem Moment und vor allem in *dir* ankommen.
- Das allein – dieses Spüren von dem, was *jetzt* gerade ist, wie du sitzt und dich erfährst – kann dir schon als Pforte in die

Ruhe dienen. Denn durch das Erspüren deines Kontakts zur Erde verbindet sich dein Nervensystem ganz automatisch mit der Schwingung der Erde – und die ist in aller Regel sehr ruhig und stabil.

- Spüre dich auch wieder ein in deinen inneren Raum.
- Werde dir bewusst, wie es dir gerade jetzt geht …
- (20 bis 30 Sek. Pause)
- Versuche zu spüren, wie langsam der innere Rhythmus deines Körpers ist – verglichen mit dem des Geistes.
- Dein Organismus ist Teil der Natur, und die Natur macht grundsätzlich alles in ihrer Zeit. Sie eilt nicht, sie hastet und hetzt nicht, denn wir können z. B. nicht »eben mal schnell verdauen« …
- (30 Sek. Pause)
- Spüre die Ruhe deines Atems, der in seinem Rhythmus kommt und geht …
- (30 Sek. Pause)
- Lass dich noch mehr auf dich ein und spüre, wie du die Ruhe erfährst, mit der all die natürlichen Prozesse in dir ablaufen.
- Wie erfährst du diesen ruhigen Rhythmus bzw. dieses ruhige Da-Sein in deinem Körper? Und wie wirkt sich die Erfahrung aus auf deinen Geistes- und Gemütszustand? …
- (40 Sek. Pause)
- Wie fühlst du dich, wenn du dich auf diese natürliche Ruhe in dir einlässt?
- Vielleicht kannst du spüren, dass du immer dann, wenn du dich einlässt auf dein »Körper-Sein«, in dir selbst Ruhe finden kannst …
- (40 Sek. Pause)
- Mach dir aber auch bewusst, was dir in der äußeren Welt hilft, in die Ruhe zu finden. Vielleicht ist es eine bestimmte Art zu atmen? Oder eine bestimmte Art, dich zu bewegen wie spazieren gehen oder schwimmen oder tanzen. Oder vielleicht findest du Ruhe, wenn du in den Garten, den Wald oder in die

Natur gehst? Oder wenn du eine warme Tasse Tee, einen besonderen Duft oder eine bestimmte Musik genießt? …

- (20 Sek. Pause)
- Werde dir – während du für dich darüber nachdenkst – bewusst, dass du schon ganz viele Möglichkeiten kennst, dich zu beruhigen und dir selbst zu helfen, in der Ruhe zu verweilen …
- (40 Sek. Pause)
- Vertiefe nun allmählich wieder deinen Atem.
- Folge allen Bewegungsimpulsen, die sich zeigen, und dehne dich wohlig durch.
- Öffne langsam die Augen und danke dir für die Zeit, die du dir gewidmet hast.

Lobe dich wie immer für die Achtsamkeit, die du entfaltet hast, und versuche, etwas von diesem Gefühl der Ruhe, die du in dir erfahren konntest, mit in dein tägliches Leben zu nehmen.

Wir treffen uns morgen wieder – zur vierten Lektion. Da werden wir in aller Ruhe den inneren Zustand der Unruhe betrachten. Bis dahin wünsche ich dir eine ruhige Zeit.

Basiskurs 4 – 4. Tag: Unruhe

Willkommen zurück zu unserem Meditationskurs. Wieder geht es um das Erkunden unserer inneren Zustände. Wie gestern schon angekündigt, werden wir uns gleich den Zustand innerer Unruhe genauer betrachten. Und wie ich bereits sagte, ist die Unruhe des Geistes in der Regel unser Normalzustand. Das hat damit zu tun, dass die Evolution uns unser Gehirn als ein »Problemlösungsorgan« erschaffen hat – deshalb liebt unser Gehirn Probleme. Also stürzt unser Gehirn sich sofort auf alle Sinneseindrücke, die uns ins Bewusstsein steigen, und überprüft erst einmal, ob sie in sich ein »Problem-Potenzial«

tragen, indem es den Sinneseindruck als angenehm bzw. unangenehm bewertet. Diese Bewertung geschieht in Bruchteilen von Sekunden, also zumeist viel schneller, als es uns bewusst ist. Und da im Alltag permanent Sinneseindrücke auf uns einprasseln, ist das Gehirn gewissermaßen nonstop mit dem Bewerten beschäftigt.

Im *Yoga-Sutra* wird diese Daueraktivität des Geistes mit dem Begriff *Chitta Vritti* bezeichnet. Und dort steht auch, dass der Zustand des Yoga genau dann eintritt, wenn wir diese *Vrittis* sich beruhigen lernen. Das tun sie allerdings nicht von alleine, denn unser Hirn liebt es nun einmal, wann immer möglich »vor sich hin zu hirnen«, d.h., Erinnerungen zu betrachten, Pläne zu machen oder Probleme zu wälzen.

Das *Yoga-Sutra* weist uns darauf hin, dass dieses Unruhigsein uns immer auch unklar macht – und allein schon deswegen ist es sinnvoll, die Ursachen und die Auswirkungen dieser Unruhe genauer zu erkunden.

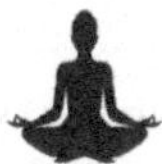

- Finde also wie immer eine Sitzhaltung, in der du dich mühelos aufrichten kannst und in der du richtig stabil und bequem sitzt. Sobald du gut sitzt, schließe deine Augen und zieh dich in dich zurück.
- Spüre die Auflageflächen deines Beckens, deiner Beine und Füße auf der Erde und lass dich ganz auf ihr nieder.
- Lass dich in diesem Sitz, in dieser Situation, in diesem Moment und vor allem in *dir* ankommen.
- Spüre dich ein in deinen inneren Raum …
- (20 bis 30 Sek. Pause)
- Ist Unruhe in dir? Beschäftigt dich gerade etwas? Was hat dich beunruhigt oder irritiert? …
- (20 bis 30 Sek. Pause)

- Beobachte, wie dein Geist dich permanent in deinem Dasein »scannt« und wie er dich ständig »anpikt«, etwas zu verändern. Du spürst dann plötzlich, dass du die Sitzhaltung ändern möchtest, dass dich etwas juckt oder zwickt, dass du dich bewegen möchtest, schlucken musst usw.
- Beobachte in aller Ruhe, wie dein Geist sich auf diese Weise ständig mit sich selbst beschäftigt und kaum einen Moment Ruhe gibt …
- (40 Sek. Pause)
- Wahrscheinlich wirst du bald erkennen können, dass das, was den Geist so beschäftigt und in der Unruhe hält, meist gar nichts Besonderes ist, sondern vielmehr eine unendliche Abfolge kleiner alltäglicher Störfaktoren, wie z. B. ein Jucken, ein irritierender Gedanke oder ein unangenehmes Gefühl.
- Werde dir bewusst, wie du diese ständige latente Unruhe in deinem Körper erfährst.
- Wie fühlst du dich damit? …
- (20 bis 30 Sek. Pause)
- Und wie reagiert dein Atem? Spiegelt er dir spürbar in irgendeiner Weise die Unruhe wider? …
- (20 bis 30 Sek. Pause)
- Und wie geht es dir mental mit dieser Unruhe?
- Kannst du sie vielleicht einfach da sein lassen, ohne Widerstand aufzubauen, ohne dich über sie – oder sogar über dich – zu ärgern? …
- (20 Sek. Pause)
- Wie wäre es, wenn du deinen Geist mit seinem dauernden Bewerten, seinem Meinen und Wollen, einfach sich selbst überlässt – und du dich mit der Ruhe verbindest, die du in der letzten Lektion in dir erfahren konntest? …
- Wie fühlt sich das an?
- Wofür könnte es gut sein, der natürlichen Unruhe des Geistes mit Ruhe zu begegnen? …

- (40 Sek. Pause)
- Vertiefe nun allmählich wieder deinen Atem.
- Folge allen Bewegungsimpulsen, die sich zeigen, und dehne dich wohlig durch.
- Öffne langsam die Augen und danke dir für die Zeit, die du dir gewidmet hast.

Lobe dich wie immer für die Achtsamkeit, die du entfaltet hast. Denke bitte daran, dass unter aller Unruhe immer die natürliche Ruhe deines Körper-Seins zu finden ist. Du brauchst dich ihr nur spürend zuzuwenden, und dann kann sie dir auch in unruhigen Zeiten zunehmend verfügbarer werden.

Wir treffen uns morgen wieder – zur fünften Lektion.

Basiskurs 4 – 5. Tag: Kummer, Trauer und Leid

Willkommen zurück zu unserem Meditationskurs. Gestern haben wir uns mit der Unruhe als einem inneren Zustand beschäftigt, die schnell zu einem Dauerzustand wird, wenn wir nicht wissen, wie stark wir über unsere Sinne abzulenken und zu stören sind. Ein weiterer Grund für innere Unruhe liegt darin, dass wir unbewusst ständig voller Erwartungen sind, was die Geschehnisse in der Außenwelt angeht und die Art, wie wir damit klarkommen sollten. Leider entspricht die Realität ja meist tatsächlich bei Weitem nicht immer unseren Erwartungen. Dieses Nicht-Entsprechen zwischen dem Erwarteten und der Realität erzeugt in uns eine mehr oder weniger deutliche Anspannung (je nachdem, wie groß der Abstand zwischen dem Erwarteten und der Realität ist), die uns irritiert und beunruhigt. Wie schon angedeutet, möchte Yoga uns helfen, mit diesen Unruhefaktoren entspannter umzugehen, sodass wir das

Leben insgesamt etwas gelassener und gleichmütiger angehen können.

Neben diesen kleinen alltäglichen Störungen werden wir im Laufe unseres Lebens aber auch immer wieder mit Situationen konfrontiert werden, die uns in die Erfahrung von Kummer, Trauer und Leid führen. Diese Erfahrungen gehören zu jedem Leben dazu, und sie sind – nach Ansicht der Yoga-Meister und der Lehren der modernen Psychologie – wichtig. Wenn wir sie bewusst durchleben und lernen, uns in unserem Leid selbst auszuhalten, geben diese Gefühle uns die Möglichkeit, auch die tiefen Täler unserer Seele zu ergründen und unsere Schattenseiten kennenzulernen. Wenn wir unserem Kummer, unserer Trauer oder unserem Leiden mit Verständnis begegnen und sie als Teil unseres Lebens annehmen, dann werden wir dazu keinen Widerstand aufbauen und müssen – in allem Leid – nicht auch noch zusätzlich unsere innere Anspannung ertragen. Wenn wir uns für unsere Gefühle von Kummer, Trauer und Leid öffnen, können wir in Ruhe lernen zu ergründen, warum wir eine Situation als so leidvoll erfahren. Dabei können wir viel über uns lernen und uns selbst näherkommen – und vielleicht sogar allmählich Selbstmitgefühl und Selbstliebe entwickeln. Wir können lernen, uns auf diese unangenehmen inneren Zustände einzulassen und auch sie in ihrem Kommen, Bleiben und Gehen zu beobachten. Diese Beobachtung zeigt uns, dass kein Zustand ewig dauert, auch nicht das tiefste Leid – solange wir es nicht willentlich immer wieder wachrufen. Das Leben möchte, dass wir nach einer Zeit des Bedrücktseins auch wieder Erleichterung erfahren, denn nur so können wir aktiv, bestimmt und achtsam am Leben teilhaben und es so gestalten, dass wir nicht immer wieder aufs Neue Kummer und Leid erfahren müssen.

Ich lade dich also heute ein, einmal genau in dich hineinzuspüren und dich ganz bewusst mit all dem zu verbinden, was in dir die Erfahrung von Leid bewirkt. Wenn du erkennst, was in dir Leid erschafft, kannst du achtsamer werden und die Auslöser solcher Erfahrungen klarer und schneller erkennen. Trau dich und öffne dich für das in dir, was sonst eher im Dunkeln bleibt. In den kommenden Tagen werden wir uns dann den vielen lichtvollen Zuständen zuwenden, die uns das Leben in gleicher Großzügigkeit beschert.

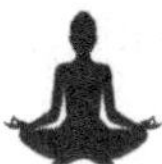

- Finde also wie immer eine Sitzhaltung, in der du dich mühelos aufrichten kannst und in der du richtig stabil und bequem sitzt. Sobald du gut sitzt, schließe deine Augen und zieh dich in dich zurück.
- Wie immer spüre zunächst einmal die Auflageflächen deines Beckens, deiner Beine und Füße auf der Erde und lass dich ganz auf ihr nieder.
- Lass dich in diesem Sitz, in dieser Situation, in diesem Moment und vor allem in *dir* ankommen …
- (20 bis 30 Sek. Pause)
- Spüre dich ein in deinen inneren Raum. Er speichert in seinen Geweben alle Erfahrungen und Gefühle, die wir bis jetzt in unserem Leben gemacht haben. So erschaffen wir uns ein differenziertes emotionales Erfahrungsgedächtnis, in dem alles Glück und alles Leid der Vergangenheit ruht.
- Aufgrund dieses Körpergedächtnisses weiß deine Körperintelligenz genau, was dir Kummer und Leid bereitet hat und auch heute noch bereitet.
- Öffne dich zunächst einmal diesem tiefen Wissen in dir und versuche dem, was in deine Bewusstheit tritt, mit nicht-wertender Achtsamkeit zu begegnen …
- (40 Sek. Pause)
- Werde dir bewusst, wie du dich in deinem Körper-Sein erfährst, wenn du von Kummer oder Leid berührt wirst. Wo ziehst du dich zusammen? Wo wirst du fest? …

- (20 bis 30 Sek. Pause)
- Werde dir bewusst, wie deine Atmung reagiert. Kann dein Atem noch fließen, oder ist er eher stockend und angespannt? …
- (20 bis 30 Sek. Pause)
- Und wie erfährst du dich in deinem Geist und deinem Gemüt? Welche Gedanken sind jetzt in dir?
- Welche Gefühle zeigen sich? …
- (20 bis 30 Sek. Pause)
- Versuche, all das, was sich zeigt, einfach da sein zu lassen. Betrachte und spüre ohne Widerstand …
- (30 Sek. Pause)
- Versuche vielmehr, all dem, was da ist, mit Akzeptanz zu begegnen, und betrachte dich selbst in deinem Kummer mit Güte und Mitgefühl.
- Kannst du dich nun etwas besser der Empfindung und Erfahrung von Kummer, Trauer und Leid überlassen – als einem Teil deines Seins? …
- (30 Sek. Pause)
- Und dann lass alle diese Gefühle auch wieder hinter dir.
- Vertiefe allmählich wieder deinen Atem.
- Folge allen Bewegungsimpulsen, die sich zeigen, und dehne dich wohlig durch, sodass du wieder Weite und Leichtigkeit erfahren kannst.
- Öffne langsam die Augen und danke dir für die Zeit, die du dir gewidmet hast, und für den Mut, mit dem du dem Schweren und Dunklen in dir begegnet bist.

Vielleicht magst du dir auch so begegnen, wenn du das nächste Mal im Alltag etwas erfährst, was dich bekümmert und bedrückt.

Wir treffen uns morgen wieder zur sechsten Lektion, in der wir uns dem Zustand der Zufriedenheit widmen werden.

Basiskurs 4 – 6. Tag: Zufriedenheit

Willkommen zurück zu unserem Meditationskurs. Gestern hast du dich mit deinen Reflexionen über Leid einem Thema zugewandt, das niemand von uns wirklich gerne anschaut. Vielleicht konntest du aber merken, dass du ruhiger und friedlicher wirst, wenn du im Frieden damit bist, dass das Leben dich eben auch immer wieder einmal Kummer, Trauer und Leid erfahren lässt. Denn nur durch diese Erfahrungen können wir überhaupt merken, was uns Zufriedenheit und Glück bedeuten.

Heute möchte ich dich einladen, alles das in dir zu entdecken, was dich zufrieden macht. Meist denken wir, dass es die äußeren Umstände sind, in denen wir leben und in denen wir uns sicher und gut versorgt wissen, durch die wir zufrieden sind. Unsere Lebenserfahrung zeigt uns aber, dass alles in dieser äußeren Welt unweigerlich dem Wandel und der Vergänglichkeit unterliegt. Das ist der Grund, weswegen wir uns im Yoga viel mehr mit der Entdeckung und Kultivierung eines Zustands von Zufriedenheit beschäftigen, der in unserem Inneren gründet.

Was wir auch bedenken sollten: Während wir auf die Umstände der Außenwelt in der Regel nur sehr wenig Einfluss nehmen können, haben wir hinsichtlich unserer inneren Einstellungen einen großen Gestaltungsspielraum. Jede und jeder von uns kann sich entscheiden, sich mit Achtsamkeit auf das auszurichten, was gelingt, was gut läuft und womit wir in uns und mit uns zufrieden sein können. Martin Seligman, einer der wichtigsten Vertreter der »Positiven Psychologie«, nennt dies »das Stärken unserer Stärken«. Bei diesen Stärken handelt es sich sowohl um unsere Charakterstärken (z. B. zuverlässig zu sein) als auch um unsere Fähigkeiten (z. B. gut zuhören zu können).

Wenn wir lernen, unsere Stärken zu erkennen, und dadurch mit uns selbst zufrieden sind, dann sind wir auch »in Frieden« mit uns und geben der inneren Kritikerin oder dem inneren Kritiker nicht mehr so viel Raum. Und gerade dieser kritischen und zweifelnden Stimme in uns, die uns so gut kennt und die uns unbewusst fast immer am Gängelband der Unzufriedenheit hält, sollten wir lernen etwas entgegenzusetzen! Denn sie macht uns klein und trübt unsere Sicht auf das, womit wir in uns und in unserem Leben wirklich und ehrlich zufrieden sein können. Und das bewusst zu erfahren ist eine echte innere Kraftquelle!

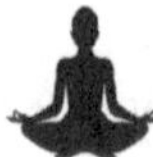

- Finde also wie immer eine Sitzhaltung, in der du dich mühelos aufrichten kannst und in der du richtig stabil und bequem sitzt.
- Schließe deine Augen und zieh dich in dich zurück.
- Auch heute spüre zunächst einmal die Auflageflächen deines Beckens, deiner Beine und Füße auf der Erde und lass dich ganz auf ihr nieder.
- Lass dich in diesem Sitz, in dieser Situation, in diesem Moment und vor allem in *dir* ankommen.
- Mach dir bewusst, dass du wirklich zufrieden sein kannst, weil du Interesse, Gelegenheit und auch Zeit hast, dich der Selbsterforschung in der Meditation zu widmen.
- Spüre dich ein in deinen inneren Raum …
- (30 Sek. Pause)
- Wie geht es dir, wenn du deine Wahrnehmung auf das ausrichtest, was dich zufrieden macht? …
- (20 Sek. Pause)
- Wie erfährst du dieses Gefühl in deinem Körper? …
- (20 Sek. Pause)

- Spiegelt es sich auch in der Art und Weise wider, wie du atmest?
- Und wenn du merkst, dass es dich innerlich entspannt und dir guttut: Was könntest du für dich tun – bzw. was könntest du lassen –, um dich mit Zufriedenheit zu erfüllen?
- Sei ganz ehrlich mit dir: Es ist durchaus möglich, dass dir das Gefühl der Zufriedenheit nicht ganz geheuer ist! Vielleicht fürchtest du, dass es dich träge machen könnte und dir den Wind aus den Segeln nimmt.
- Schließlich werden wir so erzogen, dass wir nie ganz zufrieden sein sollen! Stattdessen sollen wir uns lebenslang selbst optimieren und unsere Lebensumstände ständig weiter verbessern. Wichtig ist dabei nur, dass wir erkennen, wie weit wir uns von dieser Sichtweise beherrschen lassen, und lernen, sie in unserer Achtsamkeit zu halten, damit sie nicht zu einem nie pausierenden inneren Antreiber wird.
- Spüre, wie dann, wenn du dich ganz bewusst und aktiv zufriedengibst, sich etwas in dir entspannt. Wie du vielleicht endlich einmal wieder ganz frei durchatmen kannst und dann in aller Ruhe schauen kannst, was alles schon gut genug ist …
- (30 Sek. Pause)
- Achte dabei besonders darauf, dass du im guten Sinne des Wortes »selbstzufrieden« wirst. Spüre, wie sich das für dich anfühlt …
- (20 Sek. Pause)
- Werde dir bewusst, was du alles schon geleistet und geschafft hast.
- Vor allem aber werde dir bewusst, wie gut du bis jetzt dein Leben gelebt hast. Es muss ein gutes Leben sein, wenn du die Möglichkeit hattest, Yoga und Meditation zu entdecken, und du so etwas für dich und deine innere Entwicklung tun kannst …
- (30 Sek. Pause)
- Mach dir bewusst, wo du dich bereits zu deiner Zufrieden-

heit entwickelt hast – und in welcher Hinsicht du sogar stolz auf dich bist. Verweile etwas in diesem Gefühl … Spüre, wie es dich nährt …

- (40 Sek. Pause)
- Vertiefe dann allmählich wieder deinen Atem.
- Folge den Bewegungsimpulsen, die sich zeigen.
- Dehne dich wohlig durch, lobe dich und zeige dir so deine Zufriedenheit dafür, dass du dir auch heute wieder Zeit für dich genommen hast
- Öffne dann langsam die Augen.

Wir treffen uns morgen wieder – zur siebten Lektion.

Basiskurs 4 – 7. Tag: Glück

Willkommen zurück zu unserem Meditationskurs. Heute werde ich dich einladen, dich einem inneren Zustand zu widmen, den du sicherlich sehr gerne magst – nämlich dem Gefühl, glücklich zu sein. Der Dalai Lama sagt, dass jeder – wirklich jeder – Mensch sich danach sehnt, glücklich zu sein, und er betont auch wieder und wieder, dass jeder Mensch sogar ein Recht darauf hat, glücklich zu sein. Im Alltag merken wir aber schnell, dass wir diesen Aussagen zwar sofort und uneingeschränkt zustimmen können, aber uns doch meistens alles andere als glücklich fühlen – und das selbst dann, wenn in unserem Leben eigentlich alles mehr oder weniger im »grünen Bereich« ist. Das hängt damit zusammen, dass unser Geist über viele Jahre dazu erzogen wurde – und nun daran gewöhnt ist –, vor allem dem Bedeutung zu geben, was nicht klappt und was gerade nicht im »grünen Bereich« ist. Die Forschung der letzten Jahre im Zusammenhang mit Achtsamkeit und Coaching musste feststellen, dass wir uns im Alltag zu ca. 80 Prozent mit

Gedanken beschäftigen, die eine negative Ausrichtung haben. Wenn wir das hören, könnten wir der Meinung sein, dass damit vielleicht einfach nicht genug Platz im Geist übrig bleibt, um unser Glücklichsein zu erfahren.

Aber so ist es nicht! Es hat uns nur leider niemand beigebracht, wie das geht, Glück zu erfahren. Und so haben die meisten Menschen die Gewohnheit entwickelt, sich von ihrem Problemdenken vereinnahmen zu lassen. Die aktuellen Forschungen zum Thema Glück machen aber deutlich, dass wir unser Gehirn nur richtig schulen müssen, um das Gelingende, das Unbeschwerte, das Gute – also unseren »grünen Bereich« – zu erkennen. Und wenn wir das Glückliche in unserem Leben erkannt haben, müssen wir es bestärken, indem wir es uns wieder und wieder vergegenwärtigen. Nur so kann es in unserer Wahrnehmung Bestand bekommen, sodass wir eines Tages voller Überzeugung sagen können: »Ich bin glücklich!« Und wir dann auch wissen, warum. Nämlich deshalb, weil wir uns dem Glück zuwenden und es nähren! Dabei möchte dich diese Meditation gerne unterstützen. Lass uns gleich damit beginnen.

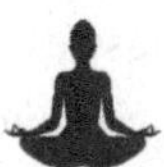

- Finde also wie immer eine Sitzhaltung, in der du dich mühelos aufrichten kannst und in der du bequem sitzt und frei atmen kannst.
- Sobald du gut sitzt, schließe deine Augen und zieh dich in dich zurück.
- Spüre auch heute zunächst einmal die Auflageflächen deines Beckens, deiner Beine und Füße auf der Erde und lass dich ganz auf ihr nieder.
- Lass dich in diesem Sitz, in dieser Situation, in diesem Moment und vor allem in *dir* ankommen.

- Spüre dich ein in deinen inneren Raum.
- Werde dir bewusst, dass er von Leben erfüllt ist. Du lebst, und zwar als Mensch! Das allein – unser Menschsein – gilt im Yoga als ein sehr, sehr großes Glück, denn nur in dieser Gestalt, ausgestattet mit einem menschlichen Bewusstsein, können wir unser Leben mehr oder weniger selbstbestimmt gestalten …
- (30 Sek. Pause)
- Werde dir deines Körpers bewusst … und mach dir bewusst, dass er zumeist doch wundervoll funktioniert: Das Herz schlägt, das Blut strömt, die Lungen atmen, das Essen wird verdaut. Du kannst wach und aktiv sein, du kannst ruhen und schlafen, du kannst Lust empfinden. So vielen Menschen ist etwas davon verwehrt – und du hast das Glück, in deinem Körper zu sein, dem es gut geht …
- Mach dir bewusst, dass du als Mensch mit einem Gehirn ausgestattet bist, das ein Leben lang formbar bleibt und das sich immer wieder neu ausrichten kann, z. B. auf das Gute, das Gelingende und das Schöne …
- (30 Sek. Pause)
- Werde dir bewusst, was dich heute schon alles beglückt hat. Sicher wirst du merken, dass es oft vor allem die Kleinigkeiten sind: ein nettes Wort, ein Lächeln, ein Sonnenstrahl, der erste Schluck Kaffee oder Tee am Morgen, das Dich-Einkuscheln in dein eigenes Bett und vieles mehr …
- (30 Sek. Pause)
- Wahrscheinlich ist dir heute auch schon das eine oder andere gut gelungen: vielleicht deine Yoga-Praxis oder eine Arbeit, die getan werden musste, ein Gespräch, eine Überlegung … und sicher – wenn du nur genügend nachdenkst – noch sehr viel mehr.
- Verweile noch ein bisschen mit diesem inneren Glückssensor und schau, was er dir noch alles offenbart, wodurch sich dein Glück ausdrückt …

- (40 Sek. Pause)
- Was immer in deinen Gedanken und Gefühlen an Beglückendem auftaucht: Versuch es zu nähren, indem du dich noch einmal ganz in die Erfahrung hineinbegibst und sie so gewissermaßen noch einmal richtig auskostest.
- Verfahre genauso, wenn du Vorfreude auf etwas empfindest. Koste sie aus, genieße das Gefühl, dass dir etwas Schönes und Beglückendes bevorsteht.
- Spüre, wie dein Körper darauf reagiert, wenn du dich dem Glücklichsein zuwendest …
- (40 Sek. Pause)
- Wie erfährst du dein Atmen, wenn du glücklich bist?
- Und wie erfährst du deine Geistes- und Gemütsverfassung?
- Wie erfährst du dich insgesamt, wenn du das Glück als einen inneren Zustand in dir zulässt und dich für diese Erfahrung ganz öffnest? …
- (30 Sek. Pause)
- Vertiefe dann allmählich wieder deinen Atem.
- Folge den Bewegungsimpulsen, die sich zeigen. Dehne dich wohlig durch und gib damit noch einmal deinem Glücklichsein Ausdruck.
- Öffne nun langsam die Augen und danke dir dafür, dass du dir die Zeit genommen hast, um glücklich zu sein und diesen inneren Zustand zu würdigen.

Wir treffen uns morgen wieder – zur achten Lektion.

Basiskurs 4 – 8. Tag: Sicherheit und Vertrauen

Willkommen zurück zu unserem Meditationskurs. Heute werde ich dich einladen, dich einem weiteren inneren Zustand zu widmen, den du sicher gerne erforschen möchtest: dem der Sicherheit. Im Yoga gilt das Gefühl, in sich sicher zu ruhen, als Gegenpol für Unsicherheit und vor allem als Gegenpol für Angst.

Im *Yoga-Sutra* heißt es, dass Unsicherheit und Angst jedem Menschen – und im Grunde jedem lebenden Wesen – innewohnt, denn wir sind alle verletzlich und verwundbar. Vor allem aber wissen wir um die durch nichts aus der Welt zu schaffende Tatsache, dass alles dem Wandel unterworfen ist und dass wir eines Tages sterben werden. Wenn wir dies recht bedenken, bedeutet es, dass das Leben an sich eine äußerst unsichere Angelegenheit ist und dass wir nie wissen können, was der nächste Tag für uns bereithält. Deswegen interessiert sich Yoga verständlicherweise auch kaum dafür, wie wir Sicherheit im Äußeren schaffen, sondern vielmehr dafür, wie wir zu innerer Sicherheit finden können.

Wir fühlen uns in uns sicher, wenn wir vertrauen können – vertrauen darauf, dass das Leben, das uns erschaffen hat, auch für uns sorgen wird. Es ist auch das Vertrauen darauf, dass wir all das, was das Leben uns aufträgt, auch schaffen können, und vor allem das Vertrauen in unsere Gestaltungs- und Schaffenskraft. Dadurch können wir auch Vertrauen in uns selbst entwickeln – also Selbstvertrauen! Wenn wir in uns selbst vertrauen, dann gehen wir davon aus, dass in uns bereits offen – oder noch verborgen – alle Fähigkeiten angelegt sind, um unser Leben auf eine sinnvolle und erfüllende Weise zu gestalten. Und wir gehen dann auch davon aus, dass wir in der Lage sind, die Herausforderungen des Lebens anzunehmen, und uns immer irgendwie mit ihnen arrangieren können.

Vertrauen ist – ebenso wie das Gefühl, in sich sicher zu sein – also viel mehr als eine Überlegung; beides zeigt sich eher als ein Gefühl bzw. ein innerer Zustand.

Wir spüren, ob wir sicher und vertrauensvoll in uns ruhen, und diesen Zustand spüren auch die Menschen um uns herum.

Im *Yoga-Sutra* heißt es, dass Unsicherheit und Angst – vor

allem die Angst vor dem Tod – natürlicherweise in uns angelegt sind und dass wir diese Gefühle deshalb nie vollständig loswerden. Aber wenn wir wissen, was uns unsicher und was uns in uns sicher macht, dann beherrscht die Unsicherheit nicht mehr so oft unser Denken und Handeln. Und wenn wir unseren Ängsten ein wachsendes Vertrauen in uns selbst und in das Leben an die Seite stellen, dann können wir dieses Leben entspannter und gelassener angehen. Das ist gut für unsere Gesundheit, unseren Seelenfrieden und angenehm für unsere Umwelt. Lass uns deswegen heute erforschen, was dein Gefühl der Sicherheit und dein Vertrauen fördern kann – und womit du beides aber auch manchmal sabotierst.

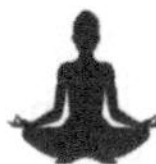

- Finde also wie immer eine Sitzhaltung, in der du dich mühelos aufrichten kannst und in der du stabil und bequem sitzt. Schließe deine Augen und zieh dich in dich zurück.
- Auch heute spüre zunächst einmal die Auflageflächen deines Beckens, deiner Beine und Füße auf der Erde und lass dich ganz auf ihr nieder.
- Spüre, wie gut und sicher die Erde dich trägt und dir Halt gibt.
- Und lass dich wieder in dieser Situation, in diesem Moment und vor allem in *dir* ankommen.
- Spüre dich ein in deinen inneren Raum.
- Erinnere dich, dass du dich über deinen Beckenraum sicher und tief in der Erde verwurzeln kannst … und dass deine innere Achse dir in dir immer Halt gibt …
- (20 Sek. Pause)
- Im normalen Alltag, wenn du gesund und bei Kräften bist, ist dein Körper also ein sicherer Ort. Dein Körper kann gut im Leben stehen und kann – so anpassungsfähig und robust

wie die Natur ihn erschaffen hat – mit fast allem im Leben klarkommen. Mach dir das immer wieder bewusst …

- (30 Sek. Pause)
- Mach dir bewusst, in welcher Hinsicht du auf dich vertrauen kannst.
- Spüre die Sicherheit, die du dir damit selbst gibst.
- Erinnere dich daran, wie gut und sicher du schon viele herausfordernde Situationen gemeistert hast. Sicher wird dir das auch in Zukunft immer wieder gut gelingen – also vertrau dir …
- (30 Sek. Pause)
- Werde dir bewusst, wie du dich in deinem Körper-Sein erfährst, wenn du dich sicher mit dir fühlst und dir selbst vertraust …
- (30 Sek. Pause)
- Entspannt es dich innerlich und bringt dich in Verbindung mit der dir innewohnenden Kraft?
- In welcher Geistes- und Gemütsverfassung erfährst du dich, wenn du in dich und deine Fähigkeiten vertraust? Was macht es mit dir? Macht es dich ruhiger und gelassener? …
- (30 Sek. Pause)
- Kannst du dir vorstellen, weniger unsicher und ängstlich zu sein, wenn du mehr auf dich vertraust? …
- (20 Sek. Pause)
- Und wenn du merkst, dass diese innere Ausrichtung dir guttut, mach dir bewusst, was du tun – oder lassen – kannst, um dein Selbstvertrauen zu nähren und Sicherheit in dir, mit dir und bei dir zu finden.
- Nimm dir noch etwas Zeit, um auf die Antworten zu lauschen, die aus deinem Inneren aufsteigen …
- (40 Sek. Pause)
- Vertiefe dann allmählich wieder deinen Atem.
- Folge den Bewegungsimpulsen, die sich zeigen. Dehne dich wohlig und nimm dir dafür voller Vertrauen all den Platz, den du brauchst.

- Öffne nun langsam die Augen und danke dir dafür, dass du dir die Zeit genommen hast, dein Selbstvertrauen zu nähren und dich selbst als einen Ort der Sicherheit zu würdigen.

Wir treffen uns morgen wieder – zur neunten Lektion.

Basiskurs 4 – 9. Tag: Weite und Leichtigkeit

Willkommen zurück zu unserem Meditationskurs. Heute möchte ich dich einladen, dich mit der inneren Erfahrung von Weite und Leichtigkeit zu verbinden. Diese Qualität wird im *Yoga-Sutra Sukha* genannt, was wörtlich übersetzt »angenehmer Raum« heißt. *Sukha* ist der Gegenpol zu *Duhkha,* dem »dunklen, engen Raum«, in dem wir in uns Enge und Leid erfahren. *Duhkha* entsteht oft dadurch, dass unser Geist sich so in seine Probleme, Beschwerden und Sorgen verstrickt, dass als Reaktion auf diese Gedanken- und Gefühlsknoten in uns ein Gefühl von Enge entsteht. Wir fühlen uns dann beschwert und bedrückt – vielleicht sogar niedergedrückt.

In einem solchen Zustand ist es sehr hilfreich, wenn wir auf etwas zurückgreifen können, was uns Erleichterung verschafft und uns wieder Weite spüren lässt. Das wird oft schon dadurch möglich, dass wir innerlich bewusst auf Abstand zu dem gehen, was uns bedrückt, und damit die Perspektive wechseln. Wir können uns z. B. vorstellen, wie wir in fünf Jahren auf das aktuelle Problem schauen würden – und werden dann meistens feststellen, dass es sehr an Bedeutung verloren hat, ja sogar bedeutungslos geworden ist. Oder wir können uns überlegen, wie wir uns mit einer schwierigen Situation am besten arrangieren können, und unsere Aufmerksamkeit auf unsere Kreativität, unseren Einfallsreichtum und unsere Findigkeit lenken – also auf unsere Stärken, Fähigkeiten und Potenziale. Wenn wir uns mit Leichtigkeit und Weite verbinden, wird der Geist eingeladen, wieder weit und vor allem klar zu werden. Und das ist nun mal der beste innere Zustand, um Lösungen zu finden und in Ruhe festgezurrte Denk- oder Fühlknoten wieder zu lösen.

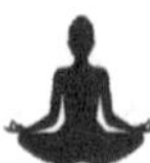

- Finde also wieder zu einer Sitzhaltung, in der du dich mühelos aufrichten kannst und in der du stabil und bequem sitzt.
- Schließe deine Augen und zieh dich in dich zurück.
- Wie immer spüre zunächst einmal die Auflageflächen deines Beckens, deiner Beine und Füße auf der Erde und lass dich ganz auf ihr nieder.
- Spüre, wie gut und sicher die Erde dich trägt und dir Halt gibt.
- Und lass dich wieder in dieser Situation, in diesem Moment und vor allem in *dir* ankommen.
- Spüre dich ein in deinen inneren Raum und schenke dir ein warmes inneres Lächeln …
- (30 Sek. Pause)
- Werde dir bewusst, wo du gerade jetzt in dir Weite und Leichtigkeit erfährst – vielleicht im Brustraum? Im Becken? Im Stirnraum? Oder eher oben im Bereich des Scheitels?
- Verweile dort, wo immer du jetzt Weite und Leichtigkeit in dir erfährst, und schicke dein inneres Lächeln dorthin …
- (30 Sek. Pause)
- Werde dir bewusst, wie das Lächeln bewirkt, dass dieser Bereich oder Raum in dir noch mehr entspannen kann, und stell dir vor, dass er sich in diesem Entspannen noch etwas mehr ausdehnt – dass er noch weiter und luftiger wird.
- Spüre in dir diese Weite und Leichtigkeit. Spüre *Sukha,* den angenehmen Raum …

- (40 Sek. Pause)
- Spüre, wie fein dadurch dein Atem wird …
- (20 Sek. Pause)
- Und wie erfährst du dich jetzt im Geist? Lädt die innere Ausrichtung auf Weite und Leichtigkeit deinen Geist und dein Gemüt ein, diese Enge und Schwere zu lösen, die uns so oft im Alltag beengen und belasten? …
- (30 Sek. Pause)
- Geh mit der Aufmerksamkeit zum Bereich des Scheitels und entspanne diesen Raum.
- Stell dir vor, dass nun auch dein Geist weit und unbeschwert wird und er sich über das Schädeldach hinaus in die Weite und Formlosigkeit des Himmelsraumes entspannen kann.
- Verweile so noch etwas und genieße diesen *Sukha,* den weiten, leichten Raum über dir …
- (40 Sek. Pause)
- Vertiefe dann allmählich wieder deinen Atem.
- Folge den Bewegungsimpulsen, die sich zeigen. Dehne dich wohlig in die Weite und nimm dir dafür all den Platz, den du brauchst.
- Öffne nun langsam die Augen und danke dir dafür, dass du dir die Zeit genommen hast, dich Weite und Leichtigkeit erfahren zu lassen. Nimm gerne etwas davon mit in deinen Alltag.

Wir treffen uns morgen wieder zur zehnten und letzten Lektion dieser Reihe.

Basiskurs 4 – 10. Tag: Fülle

Willkommen zurück zu unserem Meditationskurs. Heute – zum Abschluss unserer Erforschung innerer Zustände – möchte ich dich einladen, in dir die Fülle – *Purna* – zu erfahren. Das

Sanskritwort *Purna* bedeutet »erfüllt, voll und ganz, vollständig« – ohne etwas, das fehlt. In dem altindischen Weisheitstext *Isha-Upanishad* heißt es:

> OM – *purnam adaha purnamidam*
> *purnate purnam udacyate*
> *purnasya purnam adya*
> *purnam eva vashishyate* – OM
> OM – Fülle hier, Fülle dort.
> Nimm von der Fülle, nähre die Fülle.
> Die Fülle bleibt immer die Fülle.

Der Text beschreibt das, was das eigentliche Sein des Universums, der Welt, der Natur und jedes Wesens ausmacht: Alles ist ganz, heil und auf seine Weise in jeder Hinsicht vollkommen. Was vollkommen ist, ist ohne Makel – und ohne Mangel. Erfüllt sein und die Fülle des eigenen Seins erfahren heißt, dass wir uns selbst als ohne Makel und frei von Mangel erfahren. Solch eine Sichtweise widerspricht sehr stark unseren Prägungen, die wir durch Erziehung und durch die Erwartungen unserer Leistungsgesellschaft verinnerlicht haben – und vielleicht merkst du diesen Widerspruch auch gerade in dir.

Wenn du dich jedoch einlassen magst auf die Vorstellung, dass das Leben dich als etwas sieht, das – so wie du bist – vollständig, vollkommen und von Energie und Bewusstheit erfüllt ist, dann wirst du spüren, wie du friedvoller und zufriedener wirst. Auch werden dich dann die Gefühle von Mangel nicht mehr so oft oder so intensiv plagen. Trau dich also einfach, dich als erfüllt und vom Leben reich beschenkt zu erfahren.

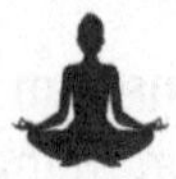

- Richte dich nun wieder ein in einer Sitzhaltung, in der du dich mühelos aufrichten kannst und in der du mühelos atmen kannst.
- Schließe deine Augen und zieh dich in dich zurück.
- Spüre wieder die Auflageflächen deines Beckens, deiner Beine und Füße auf der Erde und lass dich ganz auf ihr nieder.
- Spüre, wie gut und sicher die Erde dich jetzt gerade trägt und dir Halt gibt.
- Lass dich so wieder in dieser Situation, in diesem Moment und vor allem in *dir* ankommen.
- Spüre dich ein in deinen inneren Raum und schenke dir auch heute ein warmes inneres Lächeln …
- (30 Sek. Pause)
- Werde dir bewusst, wie die Fülle des Lebens dich ohne Unterlass durchflutet … Das kann gar nicht anders sein, denn das Leben und die Natur an sich sind immer durch Fülle, Vollständigkeit und Ganzheit gekennzeichnet – und weder das Leben noch die Natur an sich kennen Mangel. Sicher gibt es Situationen, in denen es uns oder anderen Lebewesen an etwas mangelt, aber wenn das Leben und die Natur ihren Gesetzen folgen können, tun sie alles, um diesen Mangel wieder und wieder auszugleichen, um zur Fülle und Ganzheit zurückzufinden.
- Uns Menschen, als Teil der Natur, geht es nicht anders. Die Fülle in uns zeigt sich alleine schon in der unfassbaren Anzahl unserer Zellen, in der Fülle an Luft und Blut, die uns an einem einzigen Tag durchströmen, am Reichtum unserer Gefühle und Gedanken …
- (20 Sek. Pause)
- Wir sind der Fülle verbunden, wenn wir großzügig, freigiebig und weitherzig sind, wenn wir aus der Fülle heraus geben und die Fülle zu uns zurückfluten lassen.
- Ausgerichtet auf die Fülle, erfahren wir das häufig zitierte Glas immer als ganz voll bzw. ist es immer wieder aufzufüllen, wenn es sich einmal leert.

- Wenn wir mit der Fülle verbunden sind, müssen wir nichts zurückhalten, sondern möchten alles teilen, denn die Fülle bleibt ja immer die Fülle …
- Lass dich ganz ein auf diese inneren Bilder und erspüre, wie es dir damit geht…
- (40 Sek. Pause)
- Wie reagierst du in deinem Körper-Sein? …
- (20 Sek. Pause)
- Wie erfährst du die Fülle deines Atems? …
- (20 Sek. Pause)
- Wie erfährst du dich im Geist?
- In welche Gemütsverfassung bringt dich die Vorstellung, Teil der Fülle zu sein?
- Lächle der Fülle zu und verweile so. Spüre und genieße alles, was es durch sie zu erfahren gibt …
- (30 Sek. Pause)
- Vertiefe dann allmählich wieder deinen Atem.
- Folge den Bewegungsimpulsen, die sich zeigen. Dehne dich wohlig durch und gib deiner inneren Fülle dadurch ganz viel Raum.
- Öffne dann langsam die Augen und danke dir dafür, dass du dich eingelassen hast auf *Purna* – die Fülle. Danke dir auch für die Zeit, die du dir in den letzten zehn Tagen geschenkt hast, um dich zu erforschen und dir nahezukommen. Und lobe dich für die Achtsamkeit, mit der du dabei warst.

Ich freue mich, wenn wir uns wieder treffen zum fünften Teil unserer Einführung in die Yoga-Meditation. Möge dein Leben erfüllt, reich und friedvoll sein!

Basiskurs 5: Entfaltung von Atem-Achtsamkeit

Um den Geist zu schulen, wurde schon vor gut 2500 Jahren im Buddhismus mit der Atem-Achtsamkeit ein Übungsprogramm entwickelt, das wir einerseits in Ruhe im Retreat oder zu Hause einüben und andererseits auch in jedem sich bietenden Zeitfenster im Alltag anwenden können. Atem-Achtsamkeit entwickeln heißt, zu lernen, unseren Atem zu beobachten, ohne ihn in irgendeiner Weise zu beeinflussen. Das ist jedoch leichter gesagt als getan, denn normalerweise reagiert unser Atem ganz schnell und subtil auf jede Beobachtung.

Es kann also durchaus einige Wochen oder Monate dauern, bis wir gelernt haben, unserem Beobachten die Qualität zu geben, die eher einem Begleiten des Atemstroms oder einem entspannten Mit-ihm-Sein gleicht. Wenn sich dieses Begleiten jedoch einstellt, entwickelt sich im Laufe der Zeit daraus ganz von alleine *ein meditatives Atem-Gewahrsein,* das uns immer wieder auf natürliche Weise ein Hinübergleiten in den Zustand der Meditation ermöglichen wird.

Übungen der Atem-Achtsamkeit sind geführte Meditationen, bei denen – wie durchgängig in diesem Kurs – das Spüren und Erfahren zunehmend das Denken und Umherschweifen des Geistes ersetzen soll bzw. auch wirklich ersetzt.

Der Kurs zur Einübung von meditativer Atem-Achtsamkeit ist methodisch-didaktisch so aufgebaut, dass er vom Gröberen zum Feineren führt und dabei immer die Inhalte der vorhergehenden Lektion wieder aufnimmt und weiterführt.

Die Themen des fünften Kurses zur Entfaltung von Atem-Achtsamkeit

1. Tag: Atem-Achtsamkeit etablieren
2. Tag: Atmen und lächeln
3. Tag: Den Atem als Gast begleiten
4. Tag: Den Einatem als Geschenk erfahren
5. Tag: Den Ausatem als Entlastung erfahren
6. Tag: Atmen als Geben und Nehmen erfahren
7. Tag: Den Atem entspannen
8. Tag: Atemräume erfahren
9. Tag: Der ganze Körper atmet
10. Tag: Der Atem atmet sich selbst

Basiskurs 5 – 1. Tag: Atem-Achtsamkeit etablieren

Willkommen zurück zum fünften Blocks unseres Meditationskurses. In den nächsten zehn Lektionen werde ich dich einladen, mit deinem Atem zu sein und allmählich Atem-Achtsamkeit zu entwickeln. Atem-Achtsamkeit ist erst einmal gar nicht so selbstverständlich, denn im Alltag machen wir vor allem die Erfahrung, dass uns unser Atem geschieht. Man könnte auch sagen: Wir werden geatmet, denn in aller Regel brauchen wir uns um unseren Atem nicht zu kümmern und müssen uns auch gar nicht um ihn bemühen.

Das Leben kümmert sich um uns! Indem es uns jeden Atemzug schenkt – den Einatem, der uns nährt, und den Ausatem, der uns entlastet –, kümmert sich das Leben um uns, und zwar unablässig. Das alles werden wir in den nächsten Tagen genauer erkunden. Damit unser Atem frei und mühelos zu strömen vermag, können wir jedoch auch einiges tun:

Wir können darauf achten, dass wir immer eine Sitzhaltung wählen, in der wir uns stabil und entspannt von innen heraus aufrichten können, denn nur so kann sich unser Hauptatemmuskel – das Zwerchfell – frei bewegen.

Wir können darauf achten, dass unsere Bauchdecke uns sowohl kraftvoll Halt gibt als auch elastisch ist. Das ist wichtig, weil wir uns dadurch einen stabilen Körper-Innenraum erschaffen, in dem die Atemwelle sich mühelos zwischen Brustkorb und Becken hin- und herbewegen kann.

Vor allem aber sollten wir immer darauf achten zu lächeln, um unser Zwerchfell und damit das Atmen zu entspannen. Denn Entspannung ist die Grundlage jeder Atem-Achtsamkeit. Umgekehrt behindert zu viel Anspannung in der Muskulatur (z. B., wenn wir uns anstrengen beim Aufrichten oder wir den Nacken zu intensiv dehnen) das Atmen spürbar.

Ebenso hinderlich ist ein Zuviel an Willenskraft, die z. B. entsteht, weil wir tief atmen wollen. Dieses Wollen erschafft eine geistige Anspannung, die unweigerlich z. B. als Engegefühl beim Atmen spürbar wird.

Denke daran: Jede Form von Anstrengung und Stress bewirkt, dass unser Atem angespannt und eng wird, denn der Atem spiegelt in jedem Moment unseren Geist wider. Sind wir dagegen offen, interessiert, neugierig und entspannt, dann ist auch unser Atem frei, weit und entspannt.

Wenn du Atem-Achtsamkeit übst, ist es gut zu wissen und dich immer wieder daran zu erinnern, dass unser Atem sehr sensibel ist, dass er also äußerst sensibel auf jeden Zwang, jeden Druck, auf Einengung und eigentlich auf jedes Wollen reagiert. Außerdem braucht der Atem Zeit, um sich zu entspannen, und es braucht Zeit, bis unser Atem – und wir selbst – verstehen, dass der Atem so sein darf, wie er jetzt gerade *ist*.

Das ist der Grund, warum wir den Basiskurs 5 unserer Einführung in die Yoga-Meditation mit einer Atemsequenz beginnen, bei der es um reines Gewahrsein des Atems geht. Diese Übungspraxis lädt uns ein, entspannt, neugierig, offen und fast spielerisch unseren Atem zu erkunden. Lass dich in der Praxis gleich von deinem Atem führen, damit er gemäß seinen aktuellen Bedürfnissen kommen und gehen kann und sich wohl in dir fühlt.

Wisse: Bei der Übung der Atem-Achtsamkeit geht es nicht darum, etwas richtig zu machen (oder zu fürchten, dass man etwas falsch machen könnte). Es geht nur darum, zu spüren, zu erkunden und Erfahrungen mit dem eigenen Atem zu machen. Das werden wir am besten gleich ausprobieren.

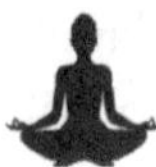

- Komm in einen dir angenehmen Sitz, in dem du dich gut aufrichten kannst und der dich frei atmen lässt.
- Schließe die Augen.
- Verbinde dich über dein Becken, die Beine und Füße mit der Stabilität und der Ruhe der Erde unter dir. Aus dieser Verwurzelung heraus richte dich von innen her auf.
- Schenke dir ein inneres Lächeln, das deinen Atem entspannt …
- Spüre das ruhige, regelmäßige Ein- und Ausströmen deines Atems …
- Tritt in Kommunikation mit dieser nährenden Kraft …
- (20 Sek. Pause)
- Sei mit deinem Atem, wenn er ein- und wenn er ausströmt. Sei mit ihm, ohne etwas von ihm zu wollen, ohne etwas von ihm zu erwarten. Lass ihn einfach so sein, wie er ist …
- (20 Sek. Pause)
- Du erfährst jetzt – weil du ruhig sitzt – deinen Ruheatem, und es ist natürlich, wenn du ihn als relativ flach wahrnimmst.
- Sei weiter mit deinem Atem, wenn er ein- und wenn er ausströmt.

- Fahre damit noch eine kleine Weile fort: Sei ganz entspannt und achtsam mit deinem Atem und erfahre ihn in seinem Kommen und Gehen …
- (40 Sek. Pause)
- Spüre den Atem, spüre sein Kommen und Gehen. Nur das: den Atem erfahren … den Atem spüren …
- (30 Sek. Pause)
- Um die Übung zu beenden, vertiefe bewusst deinen Atem.
- Folge den Bewegungsimpulsen, die sich fast immer automatisch einstellen. Wenn du magst, recke, strecke und rekele dich und öffne dann die Augen.

Wir treffen uns morgen wieder zur zweiten Lektion im Meditationskurs mit dem Thema Atem-Achtsamkeit.

Basiskurs 5 – 2. Tag: Atmen und lächeln

Willkommen zurück zum zweiten Tag unseres Meditationskurses. Ich hoffe, du mochtest gestern achtsam Zeit mit deinem Atem verbringen, mit diesem Atem, der uns einerseits so selbstverständlich scheint und uns andererseits mit dem Wunder und der Intelligenz des Lebens verbindet. Nicht umsonst sprechen wir bei einer Lebensspanne von einem Zeitraum, der zwischen dem ersten und dem letzten Atemzug stattfindet. Und wir wissen auch alle aus eigener Erfahrung, dass wir ziemlich lange ohne feste und flüssige Nahrung auskommen können, ohne Luft aber nur eine sehr kurze Zeit. Das bedeutet, dass Atmen das ist, was uns im eigentlichen Sinne leben lässt. Umso erstaunlicher ist es, dass wir das Atmen als so selbstverständlich betrachten, dass wir es so gut wie nie bewusst wahrnehmen.

Das wird sich jedoch in diesem Kurs über meditative Atem-Achtsamkeit sicher ändern!

Heute möchte ich dich einladen, zu spüren und zu beobachten, wie dein Atem auf Lächeln reagiert! Lächeln lernen wir schon sehr früh in unserem Leben. Bereits kurz nach der Geburt reagieren Babys, wenn sie angelächelt werden. Ohne zu wissen, was Lächeln und der damit verbundene freundliche Gesichtsausdruck für uns Menschen bedeuten, spürt das Baby doch genau, dass Lächeln ihm selber – aber auch seinem Gegenüber – Wohlbefinden verschafft. Lächeln tut immer gut, sofern es freundlich gemeint ist. Jede und jeder von uns hat sicher schon die Erfahrung gemacht, dass besonders dann, wenn es uns gerade nicht gut geht, wir verstört oder traurig sind, das Lächeln eines anderen Menschen bewirkte, dass für uns »die Sonne wieder aufgeht«! Noch stärker ist der Effekt, wenn wir selber lächeln, denn das Zusammenspiel verschiedener mimischer Muskeln beim Lächeln spricht direkt mit unserem vegetativen Nervensystem. Lächeln wirkt im wahrsten Sinne des Wortes ent-spannend, also Spannung abbauend. Besonders empfänglich für das Lächeln ist unsere Atmung, denn jedes Hochziehen der Mundwinkel, das sich in den Lachfältchen rund um unsere Augen widerspiegelt, entspannt den Hauptatemmuskel – das Zwerchfell. Und wenn diese kuppelförmige Muskelplatte zwischen Brustkorb und Oberbauch entspannt ist, können wir müheloser, leichter und fließender atmen. Lass es uns gleich ausprobieren!

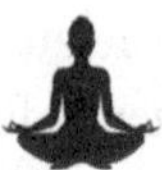

- Finde dich ein in einem aufrechten und stabilen Sitz, in dem du gut atmen kannst.
- Schließe die Augen.
- Verbinde dich über dein Becken, die Beine und Füße mit der Stabilität und der Ruhe der Erde unter dir. Aus dieser Verwurzelung heraus richte dich von innen her auf.

- Spüre das ruhige, regelmäßige Ein- und Ausströmen deines Atems …
- Lass den Atem so kommen und gehen, wie er will …
- (20 Sek. Pause)
- Werde dir bewusst, dass jeder Atemzug Ausdruck deiner Teilhabe am Leben ist, sowohl in seinem Kommen wie in seinem Gehen …
- (20 Sek. Pause)
- Schenke deinem Atem jetzt ein Lächeln und spüre, wie es dein Gesicht, deinen Mundraum und dein Atmen entspannt.
- Achte darauf, dass auch deine Lachfältchen mitlächeln.
- Schenke jedem Einatem, der zu dir kommt, ein Lächeln – denn der Atem kommt zu dir als ein Bote des Lebens.
- Spüre, wie der Atem kurz in dir verweilt. Schenke der Atemluft in dir dein Lächeln, sodass der Atem sich in dir wohlfühlt.
- Und wenn der Atem dich wieder verlässt, dann schicke ihm ein dankbares Lächeln hinterher.
- Fahre damit in deinem Rhythmus fort: Lächelnd empfange den Atem – lächelnd gib ihm Raum in dir – lächelnd entlasse den Atem …
- (40 Sek. Pause)
- Wiederhole das wieder und wieder und spüre, wie leicht und mühelos dein Atem dadurch fließt und strömt …
- (20 Sek. Pause)
- Probiere auch aus, was sich verändert, wenn du ernst, angestrengt oder angespannt schaust oder etwas die Zähne zusammenbeißt … Sicher wirst du merken können, dass dein Atem sofort reagiert, dass er enger wird und du mühsamer atmest.
- Dann kehre zurück zum Lächeln und spüre wieder, wie das Atmen wieder leichter wird …
- Verweile noch etwas in dieser entspannten, freundlichen Atem-Achtsamkeit.

- Wenn du magst, stell dir vor, dass jede Zelle in dir den Atem mit einem Lächeln empfängt und dein ganzer Körperinnenraum dadurch entspannt und durchlässig wird für das Strömen der Lebensenergie …
- (40 Sek. Pause)
- Um die Übung zu beenden, vertiefe bewusst dein Atmen.
- Dehne dich durch, seufze wohlig und öffne dann wieder die Augen.
- Probiere sehr gerne auch im Alltag die wohltuende und entspannende Wirkung des Lächelns aus! Das wird nicht nur deinen Atem freuen.

Danke dir für deine Aufmerksamkeit und die Zeit, die du dir für dich genommen hast.
Namasté!

Basiskurs 5 – 3. Tag: Den Atem als Gast begleiten

Willkommen zurück zum dritten Tag unseres Meditationskurses. Wir haben uns bisher der Erfahrung des reinen Atem-Gewahrseins gewidmet, was nichts anderes bedeutet, als sich überhaupt bewusst zu werden, dass man atmet. Im Alltag brauchen wir uns – wie gestern schon angedeutet – nie um unseren Atem zu kümmern. Diesen Job übernimmt unser Atemzentrum in der Tiefe des Hirnstamms in Zusammenarbeit mit mehreren Chemorezeptoren, die ständig überprüfen, ob das Gasgemisch in unserem Blut ausgeglichen ist. Vom ersten bis zum letzten Atemzug unseres Lebens ist dieses Überwachungs- und Regulationssystem immer präsent und reguliert das Atmen genauestens nach unseren Bedürfnissen. Wir können uns also immer zu 100 Prozent darauf verlassen, dass wir weiter ein- und ausatmen werden, auch wenn uns zwischendrin einmal der Atem wegbleibt oder stockt.

Heute möchte ich dich einladen, dieses *sich selbst erschaffende Ein- und Ausströmen der Atemluft* mit deiner Achtsamkeit zu begleiten. Achtsam sein heißt *spüren* und *zur Kenntnis nehmen,* ohne etwas zu beabsichtigen, ohne etwas zu wollen und folglich auch, ohne etwas zu bewerten.

Dieses Beobachter- oder Zeugesein können wir besonders gut einüben, wenn wir nichts anderes tun, als die Luft auf ihrem Weg in unserem Innenraum und wieder heraus zu begleiten – und zwar nicht irgendwie, sondern wie einen geehrten Gast. In dieses Bild kannst du sehr schön all die Erfahrungen einfließen lassen, die du gestern mit der Auswirkung des Lächelns auf dein Atmen gemacht hast. Einen geehrten Gast würden wir achtsam und aufmerksam an der Tür empfangen. Wir würden ihm unsere Wohnung oder unser Haus öffnen und ihn einladen, umherzugehen und sich wohlzufühlen. Wir kämen nicht auf die Idee, ihn irgendwohin zu zerren oder zu drängen, sondern würden einfach still und freundlich mit ihm gehen – an seiner Seite –, freudig und zugewandt. Wenn der »Atemgast« uns verlassen möchte, würden wir ihn nicht festhalten oder gar einsperren, sondern ihn zum Ausgang geleiten und ihn gehen lassen. Die Vorstellung, den Atem in aller Ruhe zu begleiten, wirkt sehr entspannend auf unser Nervensystem und damit auf den ganzen Organismus. Probiere es doch gleich einmal aus!

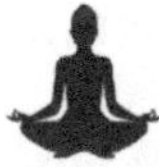

- Komm in einen Sitz deiner Wahl, in dem du dich gut aufrichten kannst und der dich mühelos und frei atmen lässt.
- Schließe die Augen.
- Richte dich – und damit dein »Körperhaus« – so in der Sitzhaltung ein, dass du dich richtig wohlfühlst, denn nur dann wird sich auch dein »Atemgast« bei dir wohlfühlen.

- Lass dich gut in dir nieder. Gründe dich in deiner Basis und lass dich in dir ankommen.
- Verbinde dich dann mit dem Atem, der unablässig kommt, etwas verweilt und dich wieder verlässt …
- (20 Sek. Pause)
- Stell dir dann vor, dass der Atem wie ein Gast zu dir kommt, und empfange ihn mit einem Lächeln. Lade ihn ein, in dich einzuströmen, und begleite ihn durch die Atemwege in die Räume deiner Lunge.
- Wenn er verweilen möchte, lass ihn verweilen. Sobald er ausströmen möchte, lass ihn gehen, begleite ihn zum Ausgang an den Nasenlöchern und schicke ihm ein Lächeln hinterher – so wie du das auch bei einem geehrten Gast tätest …
- (20 Sek. Pause)
- Fahre damit in deinem Rhythmus fort, geleitet von deinen inneren Bildern: Wie fühlt es sich für dich an, den Atem so zu begleiten? In welcher Gelöstheit bewegt sich dein »Atemgast« in dir? …
- (20 Sek. Pause)
- Kannst du spüren, wie diese Vorstellung, dem Atem ein zugewandter Gastgeber/eine freundliche Gastgeberin zu sein, dir selber guttut und dich – und deine Atmung – entspannt?
- Fahre noch etwas damit fort. Nimm dir Zeit und genieße die Begegnung mit deinem Gast …
- (30 bis 40 Sek. Pause)
- Um diese Übung zu beenden, beginne dich wieder zu bewegen – zunächst ganz sanft.
- Wenn es für dich stimmt, rekele und dehne dich wohlig.
- Nimm gerne das Bild des Atemgastes mit in deinen Alltag. Es wieder zum Einsatz zu bringen, wird dir vor allem dann guttun, wenn du merkst, dass du angespannt bist und dein Atem flach ist.

- Danke dir für die Zeit und Aufmerksamkeit, die du dir gewidmet hast.

Wir treffen uns morgen wieder zur vierten Lektion zum Thema Atem-Achtsamkeit.

Basiskurs 5 – 4. Tag: Den Einatem als Geschenk erfahren

Willkommen zurück zum vierten Tag unseres Meditationskurses. Gestern haben wir unseren Atem wie einen Gast betrachtet und haben ihn achtsam und aufmerksam begleitet. Wie haben ihn in unseren inneren Atemräumen willkommen geheißen, ihm Raum gegeben und alles versucht, damit er sich in uns wohlfühlen konnte. Heute möchte ich dich einladen zu spüren, dass jeder Einatem ein Gastgeschenk für dich mitbringt: Es ist die Luft, die du atmest!

Jeder Atemzug schenkt uns zunächst einmal Sauerstoff, aber dazu noch ein Gemisch anderer Gase (vor allem Stickstoff). Sauerstoff brauchen wir für alle Stoffwechselprozesse. Und Stickstoff brauchen wir, da es wichtig für den Transport und die Abgabe von Sauerstoff ist und weil es eine Entspannung von Muskelzellen und in der Folge eine Weitstellung der Blutgefäße bewirkt. Diese beiden Gase machen – chemisch betrachtet – zusammen den größten Teil unserer Atemluft aus.

Nach Ansicht der Yogis gibt es aber noch einen weiteren wesentlichen Bestandteil in der Luft, die wir einatmen: *Prana,* die Lebensenergie! Im Yoga wird *Prana* als das eigentliche Geschenk angesehen, das jeder »Atemgast« mit sich bringt. *Prana* lässt sich zwar nicht physikalisch oder chemisch nachweisen, aber dennoch hat jeder Mensch schon Erfahrungen damit gemacht. Wir spüren, ob die Luft, die wir einatmen, eine gute Qualität hat – oder nicht. Wir spüren, ob die Luft, die wir atmen, uns nährt, belebt und erfrischt – oder nicht. Zusätzlich zu diesem achtsamen Wahrnehmen können wir im Yoga lernen zu spüren, dass jeder Atemzug – in jeder Umgebung – *Prana* enthält. Manchmal ist mehr und manchmal ist weniger davon vorhanden, aber *Prana* ist immer da.

Gerade in der Meditation geschieht es oft, dass unser Atem ganz langsam, flach und fein wird. Interessanterweise erleben wir dabei aber keinen Energieabfall, sondern meist genau das Gegenteil. Wir fühlen uns genährt, auch wenn wir kaum noch spürbar atmen. Die Yoga-Meister sagen, dass gerade dieses sehr feine, subtile Atmen bewirkt, dass wir das Geschenk des *Prana* in jeder Zelle unseres Körpers empfangen können. Lass es uns gleich ausprobieren!

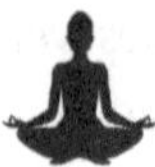

- Komm also wieder in einen Sitz deiner Wahl, in dem du dich gut aufrichten kannst und der dich mühelos und frei atmen lässt.
- Schließe die Augen.
- Richte dich so ein in deinem Sitz, dass du dich in dir richtig wohlfühlst, damit sich auch dein »Atemgast« bei dir wohlfühlen kann.
- Lass dich gut in dir nieder. Gründe dich in deiner Basis und lass dich ganz bei dir ankommen.
- Verbinde dich dann mit dem Atem, der unablässig kommt, etwas verweilt und dich wieder verlässt …
- (20 Sek. Pause)
- Stell dir wieder vor, dass der Atem wie ein Gast zu dir kommt, und empfange ihn mit einem Lächeln …
- (20 Sek. Pause)
- Werde dir bewusst und spüre, dass dieser Gast das Geschenk des Lebens – *Prana* – mit sich bringt.

- Öffne dich für dieses Geschenk. Lass dich ganz sanft von *Prana* durchdringen. Dann lass auch alles wieder gehen und spüre, wie der Atem ausströmt …
- (20 Sek. Pause)
- Atme so entspannt weiter: Begrüße jeden »Atemgast« und sein Geschenk mit einem Lächeln. Empfange ihn in dir – und lass ihn wieder ziehen …
- (30 Sek. Pause)
- Wahrscheinlich wirst du spüren können, dass, bedingt durch die freundliche und wohlwollende Art, mit der du dem Atem begegnest, dieser immer langsamer und feiner wird. Das bewirkt, dass dein Körper sich bis auf die Ebene der Zellen entspannen kann, sodass auch sie sich allmählich immer mehr für das Geschenk des *Prana* öffnen …
- (20 Sek. Pause)
- Halte ganz sanft das innere Bild in deiner Achtsamkeit, dass der Atem als geehrter Gast zu dir kommt und dich wieder und wieder mit der Kraft des Lebens beschenkt …
- (20 Sek. Pause)
- Immer wieder spüre das Wirken der Lebensenergie *Prana,* die mit jedem Einatem in dich einströmt …
- (20 Sek. Pause)
- Vertiefe nun bewusst dein Atmen und kehre dadurch langsam wieder zurück in dein Alltagsbewusstsein.
- Spüre in dich hinein und werde dir bewusst, als wie belebt und genährt du dich jetzt erfährst.
- Dann dehne dich und öffne die Augen.
- Danke dir dafür, dass du dir Zeit für dich genommen hast.

Namasté!

Basiskurs 5 – 5. Tag: Den Ausatem als Entlastung erfahren

Willkommen zurück zum fünften Tag unseres Meditationskurses mit dem Thema Atem-Achtsamkeit. Ich hoffe, dass du, seitdem du deinen Atem als einen Gast betrachtest, der dir unablässig sein Atemgeschenk überreicht, mehr Freude am Atmen hast! Auch heute werden wir wieder eine bildhafte Vorstellung nutzen, um die Funktionen unseres Atems besser erfahren zu können. Wie wir alle wissen, ist Geben genauso wichtig wie Nehmen. Ebenso ist Abgeben ein wichtiger Ausgleich zum Aufnehmen. Deshalb ist auch natürlicherweise das Ausatmen die unverzichtbare Ergänzung zum Einatmen und wird seit jeher im Yoga und heute in jeglicher Form medizinischer Atemtherapie sogar als wesentlicher angesehen. Tatsächlich geben wir mit jedem Ausatem nicht nur – wie man sagt, »verbrauchte« – Luft ab, sondern wir geben auch ganz viel von uns selbst ab. Der Biologe und Philosoph Andreas Weber beschreibt es so: »Das Kohlendioxid, das aus unseren Lungen in die Welt zurückströmt, das sind wir selbst. Es ist eben noch Bestandteil unseres Körpers gewesen, war Kohlenstoff in der Wand einer Zelle, im Gerüst eines Enzyms, in der Spirale eines DNA-Strangs, in der empfindlichen Antenne eines Sinnenhärchens, Baustein in einem Botenstoff.«[19]

Unser Organismus trennt sich davon, weil die Lebenszeit der Zelle, des Enzyms oder Botenstoffs vorbei ist. Kurz: Jeder Ausatem befördert alles nach draußen, was unseren Organismus belastet. Bildlich gesprochen könnte man sagen, dass jeder »Atemgast« dann, wenn er uns verlassen möchte, vorher noch ein kleines Mülltütchen füllt, das er mit sich nimmt. Und so wie uns jeder Einatem-Gast das Atemgeschenk des *Prana* überreicht, so möchte uns jeder Ausatem-Gast von Verbrauchtem entlasten, und außerdem schafft er damit Platz für den nächsten Einatem und die nächste Portion *Prana*.

Im Yoga heißt es, dass Ausatmen immer auch Loslassen ist, und deshalb unterstützt das Ausatmen das Entspannen und In-die-Ruhe-Finden. Lass es uns gleich ausprobieren.

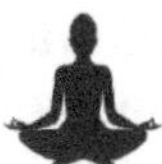

- Komm dafür auch heute wieder in einen Sitz deiner Wahl, in dem du dich gut aufrichten kannst und der dir eine mühelose und freie Atmung erlaubt.
- Schließe die Augen.
- Finde eine Sitzhaltung, in der du dich wohl und gleichermaßen stabil und entspannt fühlst.
- Lass dich wie immer gut in dir nieder. Gründe dich in deiner Basis und lass dich in dir ankommen.
- Verbinde dich dann mit deinem Atem, dem Atem, der unablässig kommt, etwas verweilt und dich wieder verlässt …
- (20 Sek. Pause)
- Spüre, wie der Atem immer etwas in dir verweilt … Und tatsächlich ist es nie dieselbe Luft, die wir gerade eben eingeatmet haben, die jetzt wieder aus uns herausströmt. Das liegt daran, dass jeder äußere Atemzug, der die Luft in unsere Lungen strömen lässt, dann durch die Membranen der Lungenbläschen in das arterielle Blut übertreten muss. Dort wird der Sauerstoff von den roten Blutkörperchen aufgenommen und zu den Zellen geleitet, wo nun die innere Atmung oder Zellatmung stattfindet.
- Die Zellen atmen ein und geben gleichzeitig dem vorherigen »Atemgast« ein kleines Mülltütchen mit, mit dem er sich vom venösen Blutstrom – via rechte Herzkammer – zurück zur Lunge bringen lässt. Man kann sich gut vorstellen, dass das Zurücklegen dieses Weges etwas dauert …
- (20 Sek. Pause)
- Spüre, dass dann, wenn du ausatmest, der Luftstrom dich ohne jede Eile verlässt. Er strömt aus dir heraus, entlastet

dich und schenkt dir eine kleine Pause, bis der nächste Einatem-Gast erscheint …

- (30 Sek. Pause)
- Atme ruhig weiter.
- Stell dir immer wieder vor, wie das Ausströmen des Atems dich immer weiter entlastet, reinigt und entspannt …
- (30 Sek. Pause)
- Erinnere dich immer wieder daran, jedem Ausatem ein Lächeln hinterherzuschicken.
- Vertiefe nun bewusst dein Atmen und kehre dadurch langsam wieder zurück in dein Alltagsbewusstsein.
- Spüre in dich hinein und werde dir bewusst, als wie erfrischt und entlastet du dich jetzt erfährst.
- Dann dehne dich und öffne die Augen.
- Danke dir dafür, dass du dir Zeit für dich genommen hast.

Wir treffen uns morgen wieder – zur sechsten Lektion.

Namasté!

Basiskurs 5 – 6. Tag: Atmen als Geben und Nehmen erfahren

Willkommen zurück zum sechsten Tag unseres Meditationskurses. Ich hoffe, du konntest dir in den letzten beiden Tagen die Qualitäten der Ein- und der Ausatmung bewusst machen und beides – das Beschenktwerden als auch das Entlastetwerden – deutlicher spüren. Tatsächlich ist jeder Atemzug ein unaufhörliches Nehmen und Geben. Im Yoga drehen wir jedoch die Reihenfolge um, indem wir das Geben an die erste Stelle setzen. Der Grund dafür ist, dass die Meister des Yoga schon vor Jahrtausenden erkannt haben, dass wir uns zunächst leeren müssen, damit wir Raum schaffen für den nächsten »Atemgast« mit seinem *Prana*-Geschenk.

Gestern haben wir erfahren können, dass uns jeder Ausatem zum einen entlastet, dass wir mit der Ausatemluft aber auch immer etwas von unserem Innersten hergeben. Zum Ausgleich schenkt uns der Einatem die Lebenskraft des *Prana*, den die innere Atmung bis in jede Zelle leitet. So betrachtet ist dieses unaufhörliche Geben und Nehmen für uns immer eine Win-win-Situation.

Das bedeutet für unsere Übungspraxis im Yoga, dass du weder versuchen musst, besonders viel einzuatmen, noch besonders viel auszuatmen. Denn erst, wenn du alles Wollen loslässt, entsteht ein ganz natürlicher Kreislauf des Gebens und Nehmens. Dieses natürliche Aus- und Einströmen entspannt unser Nervensystem, hilft uns, uns zu regenerieren. Das Strömenlassen schenkt uns wache Ruhe. Lass es uns doch gleich probieren.

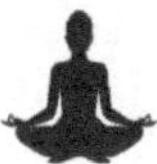

- Finde eine Sitzhaltung, in der du dich wohlfühlst und die dir eine mühelose und freie Atmung erlaubt.
- Schließe dann die Augen.
- Zieh dich auch heute in dich zurück. Lass dich in dir nieder, gründe dich in deiner Basis – und lass dich bei dir ankommen.
- Verbinde dich dann mit deinem Atem, dem Atem, der unablässig kommt, etwas verweilt und dich wieder verlässt …
- (20 Sek. Pause)
- Schenke ihm ein Lächeln, das deine Lachfältchen erreicht, und spüre, wie dein Atmen dadurch müheloser und vielleicht sogar auch etwas tiefer wird.
- Erinnere dich: Lächeln entspannt dein Zwerchfell!
- Spüre, mit welcher Selbstverständlichkeit die Luft ein- und ausströmt, wie natürlich sie kommt und geht …
- (30 Sek. Pause)

- Ein stetes Geben und Nehmen, ein ewiger Kreislauf des Loslassens und des Empfangens.
- Verweile in dieser Erfahrung …
- (20 Sek. Pause)
- Lächle, atme, spüre – aus … und ein, aus … und ein … wieder und wieder und wieder.
- Schwinge dich ein auf das stete Gehen und Kommen des Atems. Schwinge dich ein auf den Kreislauf des Lebens …
- (40 Sek. Pause)
- Vertiefe nun bewusst dein Atmen und kehre dadurch langsam wieder zurück in dein Alltagsbewusstsein.
- Werde dir bewusst, als wie durchströmt vom Leben du dich jetzt erfährst.
- Dann dehne dich und öffne die Augen.
- Danke dir dafür, dass du dir Zeit für dich genommen hast.

Namasté!

Basiskurs 5 – 7. Tag:
Den Atem entspannen

Willkommen zurück zum siebten Tag unseres Meditationskurses. Schön, dass du dir auch heute wieder Zeit nimmst für ein Vertiefen und Verfeinern deiner Atem-Achtsamkeit. Gestern, als ich dich einlud, das Kommen und Gehen deines Atems als ein Nehmen und Geben zu erfahren, hast du sicher schon gemerkt, dass der Atem dabei allmählich ganz von alleine sanfter, entspannter und feiner wurde. Genau dieses Entspannen des Atems wird heute unser Thema sein. Da Atem und Geist so intensiv miteinander vernetzt sind, wirken jede Anspannung, jeder Frust, jede Aufregung – kurz jeder Stress – über das vegetative Nervensystem direkt auf die Qualität des Atems. Das *Yoga-Sutra* bezeichnet deswegen unseren Alltagsatem als »rau und unregelmäßig«. Es heißt aber auch in diesem Quellentext, dass dann, wenn es uns gelingt, unseren Geist zu beruhigen und zu stabilisieren, unser Atem wieder ruhiger und feiner wird. Und es heißt, dass solch ein entspannter und subtiler Atem dem Geist Klarheit und Einsicht schenkt.

Atem-Entspannung kann man schlecht willkürlich herstellen, da »Wollen« eher das Gegenteil von Entspannung ist. Was hilft, ist »Nicht-Wollen«, also das Geschehenlassen. Und was auch sehr gut hilft, ist zu lächeln – so wie wir es hier immer wieder üben. Versuche es doch gleich einmal.

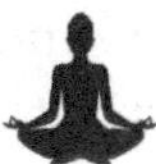

- Finde wieder die Sitzhaltung, in der du dich wohlfühlst und die dir erlaubt, mühelos und frei zu atmen.
- Schließe die Augen.
- Zieh dich ganz wohlig zurück in deinen inneren Raum.
- Lass dich in dir nieder. Gründe dich in deiner Basis und komme allmählich in dir an.
- Verbinde dich dann mit deinem Atem.
- Spüre zunächst einfach nur, wie der Atem unablässig kommt, etwas verweilt und dich wieder verlässt …
- (20 Sek. Pause)
- Schenke ihm ein warmes inneres Lächeln, das deine Lachfältchen erreicht, und spüre, wie dein Atem sich dadurch entspannen kann.
- Spüre, mit welcher Selbstverständlichkeit die Luft ein- und ausströmt. Wie natürlich sie kommt und geht …
- (20 Sek. Pause)
- Verweile ganz entspannt, ohne etwas zu wollen, in der Atem-Achtsamkeit.
- Erfahre in aller Ruhe und Gelassenheit das Ein- und Aus-

strömen der Luft, ohne etwas zu wollen, ohne etwas zu beabsichtigen, ohne zu werten …

- (30 Sek. Pause)
- Entspanne deinen Atem. Entspanne das Atmen ganz tief in dir, in den Atemwegen, den Lungen, in den Blutbahnen und in jeder Zelle.
- Einströmen – da sein – ausströmen, ganz sanft, wieder und wieder …
- (20 Sek. Pause)
- Spüre, wie dein Geist der Einladung folgt und ebenfalls entspannter und ruhiger wird …
- (20 Sek. Pause)
- Vertiefe nun bewusst dein Atmen und kehre dadurch langsam wieder zurück in dein Alltagsbewusstsein.
- Werde dir bewusst, als wie entspannt, präsent und erholt du dich jetzt erfährst.
- Dann dehne dich und öffne die Augen.
- Danke dir dafür, dass du dir Zeit für dich genommen hast.

Namasté!

Basiskurs 5 – 8. Tag: Atemräume erfahren

Willkommen zurück zum achten Tag unseres Meditationskurses. Als du gestern deinen Atem entspannst hast, konntest du sicher spüren, wie unglaublich fein der Atem werden kann. Meist wird er dann auch ganz flach, was völlig okay ist, da wir uns in diesen Übungen in einem körperlichen und emotionalen Ruhemodus befinden.

Heute möchte ich dich einladen, den Atem wieder in seiner ganzen Tiefe und Fülle zu erfahren – und das, ohne dass du bewusst tief atmen musst. Wie geht das? In den *Hatha-Yoga*-Texten des 16. Jahrhunderts wird es erklärt. In der Übungspraxis hatte sich gezeigt, dass der Atem immer dorthin geht, wohin sich die Aufmerksamkeit bewegt. Wenn wir also unsere Aufmerksamkeit nach hinten zum unteren Rand des Brustkorbs lenken, dann werden wir sehr bald dort die Atembewegung spüren können. Lenken wir die Aufmerksamkeit zu den Schlüsselbeinen, werden wir sehr bald eine Atembewegung oben an den Lungenspitzen spüren. Und so können wir bewusst zu jedem Bereich der Lungen hinspüren und die Atembewegung ganz gezielt lenken.

In der Übung mit dem »Atemgast« hatte ich dir das Bild gegeben, deine Lungen wie ein Haus zu betrachten. Die Lungen – Plural, weil wir ja zwei Lungenflügel haben – sind in sich noch einmal unterteilt, und zwar in insgesamt fünf sogenannte Lungenlappen. Sie sind gewissermaßen die großen Räume unseres Atemhauses. In jedem dieser Atemräume können wir dann noch die verschiedenen Bereiche – vorne und hinten/unten und oben – mit unserer Aufmerksamkeit ansteuern. Auf diese Weise können wir zum einen lernen, unsere Atemräume zu spüren, zum anderen aber auch einüben, unseren Atem gezielt zu lenken. Das ist gut, denn falls du merken solltest, dass dein Atem eher flach und angespannt ist, brauchst du ihn nicht mit Willen oder Kraft zu vertiefen, sondern es reicht, wenn du zur Lungenbasis an den unteren Rippenrändern hinspürst – und allein dadurch wird er auf ganz natürliche, unangestrengte Weise tiefer werden.

In dieser Atem-Achtsamkeit ist deine ganze Aufmerksamkeit gefordert, sodass du wahrscheinlich kaum noch an irgendetwas denken wirst. Damit ist diese Atem-Achtsamkeitsübung auch sehr gut geeignet, um den Geist in die Ruhe zu führen. Lass es uns gleich ausprobieren.

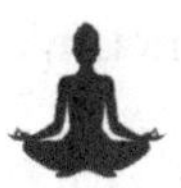

- Finde dich wieder ein in deiner Sitzhaltung, die dir erlaubt, mühelos und frei zu atmen.
- Schließe die Augen.
- Zieh dich zurück in deinen inneren Raum.
- Lass dich in dir nieder. Gründe dich in deiner Basis und komme allmählich in dir an.
- Verbinde dich dann mit deinem Atem …
- (20 Sek. Pause)
- Spüre zunächst einfach nur, wie der Atem unablässig kommt, etwas verweilt und dich wieder verlässt … und wie sich dabei dein Brustraum bewegt.
- Versuche, auch die Bewegung der Lungen zu spüren …
- (20 Sek. Pause)
- Um den Einatem zu empfangen, werden sie aufgedehnt und ziehen sich wieder elastisch zusammen, um die Ausatmung zu unterstützen.
- Werde dir bewusst, wo überall du jetzt die Atembewegung in dir spüren kannst. Welche Atemräume sind dir bewusst? …
- (20 Sek. Pause)
- Geh dann bewusst mit deiner Aufmerksamkeit hinunter zur Lungenbasis. Spüre dich dort ein – vorne, hinten, an den Seiten – und werde dir bewusst, wie die Atembewegung deiner Aufmerksamkeit folgt …
- (20 Sek. Pause)
- Bewege dann deine Aufmerksamkeit zu den Seiten des Brustkorbs, den Flanken. Spüre, wie die Atembewegung sich verändert und dein Atem jetzt in andere Räume strömt. Der Brustkorb dehnt sich jetzt eher seitlich auf …
- (20 Sek. Pause)
- Verweile mit der Aufmerksamkeit auch einmal nur links bzw. nur rechts und werde dir wieder bewusst, wie die Atembewegung deiner Aufmerksamkeit folgt …
- (20 Sek. Pause)
- Bewege dann deine Aufmerksamkeit zum oberen Bereich

des Brustkorbs, zum Dekolleté. Spüre, wie die Atembewegung sich verändert und dein Atem jetzt in die oberen Räume strömt, wie die oberen Rippen reagieren und wie die Atembewegung den Brustkorb ganz leicht hebt …

- (20 Sek. Pause)
- Versuche, auch nach hinten oben zu atmen, unter die Schulterblätter oder zwischen die Schulterblätter …
- (20 Sek. Pause)
- Sicher merkst du, dass dein Atem immer deiner Aufmerksamkeit folgt.
- Experimentiere jetzt noch etwas damit herum. Vielleicht magst du auch einmal diese oder jene Ecke deines Atemraumes erkunden oder ganz viele hintereinander …
- (30 Sek. Pause)
- Stell dir schließlich vor, dass jeder Einatem deine Lungen – von der Mitte ausgehend – von unten nach oben füllt, und spüre, wie die Ausatemluft danach wieder von den Außenbereichen der aufgespannten Lungen zur Mitte – und damit zur Luftröhre – zurückströmt … Wiederhole das einige Male …
- (20 Sek. Pause)
- Dann entspanne deine Atmung und lass den Atem wieder so strömen, wie er mag.
- Spüre die Auswirkungen dieser Atem-Achtsamkeitsübung auf deinen Geist. Vielleicht merkst du, dass er sich dadurch von seinem üblichen Denken abkoppeln konnte und jetzt eher gesammelt und ruhig ist.
- Vertiefe nun bewusst dein Atmen und kehre dadurch langsam wieder zurück in dein Alltagsbewusstsein.
- Werde dir bewusst, als wie präsent und erholt du dich jetzt erfährst.
- Dann dehne dich und öffne die Augen.
- Danke dir dafür, dass du dir Zeit für dich genommen hast.

Namasté!

Basiskurs 5 – 9. Tag: Der ganze Körper atmet

Schön, dass du dir auch heute wieder Zeit nimmst, um deinen Atem bewusst zu erfahren! Willkommen zurück! Als du gestern deine Atemräume erkundet hast, konntest du wahrscheinlich feststellen, dass der Atem im Brustkorb viele Räume hat, in denen er sich bewegen und strömen kann – denn bis auf die Mitte, in der das Herz und die Atemwege liegen, kann er überall sein: unten und oben, an den Seiten usw.

Wenn du weiter damit experimentieren magst, kannst du versuchen, deinen Atem in alle möglichen Diagonalen zu lenken oder ihn ganz gezielt nur zu bestimmten Punkten der Lunge zu führen. Wenn wir unseren Atem von der Aufmerksamkeit lenken lassen, können wir ihn genauso anstrengungslos vertiefen wie durch das Lächeln. Wir werden dann immer wieder beobachten können, wie dieses ungezwungene tiefe Atmen den Geist stabilisiert und beruhigt.

Heute lade ich dich ein, dein Atmen wirklich überall in deinem Körper zu spüren. Wie du in den zurückliegenden Lektionen schon erfahren konntest, atmet tatsächlich jede einzelne Zelle des Körpers – von den Zehen und Fingerkuppen bis in die Tiefe der Organe im inneren Raum. Hier – an den Zellen – geschieht die Zellatmung. Sie ist so fein, so sanft, dass wir sie im Alltag gar nicht mitbekommen. In der Atem-Achtsamkeit können wir aber lernen, dieses ganz subtile, feine Pulsieren der inneren Atmung zu spüren. Zuerst wird dich deine Vorstellung leiten. Aus ihr heraus entwickelt sich dann allmählich ein inneres Gewahrsein der Schwingung der Atemströme. Je stiller der Geist wird, desto deutlicher wirst du dann tatsächlich spüren, wie alle Zellen deines Körpers atmend pulsieren und wie der Atem dich durchströmt. Lass es uns gleich ausprobieren.

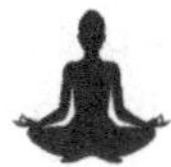

- Auch heute finde wieder eine Sitzhaltung, in der du deinen inneren Raum als offen und weit erfährst und die es dir erlaubt, mühelos und frei zu atmen.
- Schließe die Augen und zieh dich zurück in deinen inneren Raum …
- Lass dich in dir nieder. Gründe dich gut in deiner Basis und komme so allmählich in dir an.
- Verbinde dich dann mit deinem Atem und schenke ihm ein Lächeln.
- Spüre zunächst einfach nur, wie der Atem unablässig kommt, etwas verweilt und dich wieder verlässt … und wie er sich, vermittelt durch das Lächeln, entspannt …
- (20 Sek. Pause)
- Stell dir vor, wie die Luft in deine Lungen einströmt, wie die Sauerstoffmoleküle dann durch die feinen Wände der Lungenbläschen in den Blutstrom eintreten, wie sie mit den roten Blutkörperchen zu den Zellen transportiert werden und schließlich durch ihre feinen Membranwände von den Zellen aufgenommen werden. Das ist die Einatmung der Zellen …
- (10 Sek. Pause)
- Wenn die Zellen ausatmen, geben sie das Kohlendioxid ebenfalls über die feinen Membranen zurück ins Blut, von dem es zurück zu den Lungen befördert wird, damit wir es dann ausatmen können. Das ist die Ausatmung der Zellen …
- (10 Sek. Pause)
- Jede Einatmung flutet wie eine große Welle unseren ganzen Körper vollständig mit Sauerstoff – überall in den unvorstellbar vielen Zellen, aus denen unser Organismus besteht. Und jede Ausatmung führt diese Atemwelle wieder zurück zur Lunge und heraus.

- So atmet unser ganzer Körper ... Er atmet ein ... und er atmet aus ... überall, ganz innen bis in die Organe und ganz außen bis in die Haut ...
- (20 Sek. Pause)
- Spüre dieses Durchströmtwerden von den Wellen des Atems ... spüre es überall – alldurchdringend ...
- (20 Sek. Pause)
- Jede Zelle deines Körpers steht über diese tiefe, feine Zellatmung in einer unmittelbaren Verbindung mit der Kraft des Lebens.
- Spüre, wie dein ganzer Körper atmet, wie ihn der Atem überall durchströmt. Spüre, wie ihn mit dem Atem das Leben durchströmt ...
- (30 bis 40 Sek. Pause)
- Vertiefe nun bewusst dein Atmen und kehre dadurch langsam wieder zurück in die Wahrnehmung des äußeren Raums.
- Werde dir bewusst, als wie genährt und regeneriert du dich jetzt erfährst.
- Dann dehne dich und öffne die Augen.
- Danke dir wieder dafür, dass du dir auf diese Weise wieder etwas nähergekommen bist.

Namasté!

Basiskurs 5 – 10. Tag:
Der Atem atmet sich selbst

Schön, dass du auch heute – zur letzten Lektion dieses Kurses – wieder dabei bist, um deinen Atem bewusst zu erfahren! Ich hoffe, dass du gestern spüren konntest, wie dich der Atem überall – in allen Zellen – durchströmt. Ziemlich sicher bin ich jedoch, dass du in allen vorangegangenen Lektionen beobachtet und gespürt hast, dass sich das Leben an sich unablässig darum kümmert, dass du atmest. Du brauchst also eigentlich gar nichts zu tun, außer vielleicht – einfach weil es sich dann müheloser atmet – *zu lächeln, dich zu entspannen und dem Atem Raum zu geben.*

»Der Atem atmet sich selbst«, sagt der berühmte Meditationslehrer Jack Kornfield und lässt uns dadurch wissen, dass wir das Atmen getrost sich selbst überlassen können. Über die achtsame Beobachtung unseres Atemzentrums mit seinen überall im Körper verteilten Messstationen geschieht uns immer genau der Atem, den wir jetzt gerade brauchen – mal tiefer, mal flacher, mal langsamer, mal schneller. Manchmal etwas stockend, manchmal fließend wie Öl. Sei heute deshalb einfach noch einmal eine achtsame Beobachterin bzw. ein achtsamer Beobachter des Atmens, das dir geschieht – unaufhörlich und unglaublich verlässlich.

Heute brauchst du auch nichts auszuprobieren, denn du atmest ja schon – und zwar immer, auch wenn du überhaupt nicht an den Atem denkst! Es atmet – ganz natürlich – ganz selbstverständlich. Heute geht es nur darum, Zeugin oder Zeuge dieses Geschehens zu sein, das dich zutiefst am Leben teilhaben lässt. Das ist das meditative Atem-Gewahrsein, in das uns der Yoga führen möchte.

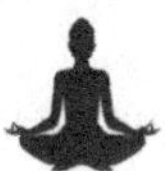

- Finde deine Sitzhaltung, die Sitzhaltung, in der du deinen inneren Raum offen und weit sein lassen kannst, sodass du mühelos und frei atmest.
- Schließe die Augen und zieh dich zurück in deinen inneren Raum. Lass dich in dir nieder.
- Auch heute gründe dich zunächst gut in deiner Basis und komme so ganz zu dir.

- Verbinde dich mit deinem Atem und schenke ihm ein Lächeln …
- (20 Sek. Pause)
- Spüre erst einfach nur, wie der Atem unablässig kommt, etwas verweilt und dich wieder verlässt … und wie er sich, vermittelt durch das Lächeln, entspannt.
- Und dann überlasse ihn sich selbst …
- (30 Sek. Pause)
- Lass den Atem sich selbst atmen, ohne etwas von ihm zu wollen.
- Lass ihn geschehen, lass ihn sein und sei einfach nur Zeugin bzw. Zeuge dieses wundervollen Vorgangs, dieses Atmens, das dich leben lässt …
- (30 Sek. Pause)
- Vielleicht merkst du, dass sich in den letzten Tagen das Verhältnis zu deinem Atem und zum Atmen sehr verändert hat. Vermutlich erfährst du dich gleichermaßen bewusster, aber auch entspannter.
- Bewahre dein Lächeln und überlass den Atem sich selbst …
- (40 Sek. Pause)
- Vertiefe nun bewusst dein Atmen und kehre dadurch langsam wieder zurück aus dem offenen, weiten Atem-Gewahrsein …
- Werde dir bewusst, als wie umsorgt und genährt vom Atem du dich jetzt erfährst.
- Dann dehne dich und öffne die Augen.
- Danke dir wieder dafür, dass du dir in den letzten Tagen immer wieder Zeit genommen hast, Atem-Achtsamkeit zu entwickeln.

Lobe dich und verneige dich vor diesem Atem, der immer für dich da ist!

Namasté!

Basiskurs 6: Den Geist entspannen

In der sechsten und letzten Folge der Einführung in die Yoga-Meditation geht es noch einmal um die Entspannung, Beruhigung und Stabilisierung des Geistes und damit um das Kernthema aller Meditationen. Die Ruhe des Geistes ist wesentlich, denn nur sie erlaubt uns, klar zu denken, zukünftiges Tun abzuwägen und dadurch zu planen und unsere Handlungsoptionen zu durchdenken. Um gut nachdenken zu können und zu klaren Entscheidungen zu finden, brauchen wir einen stabilen Geist, der sich entspannt über einen längeren Zeitraum (also mehr als die heute üblichen drei Sekunden Aufmerksamkeitsspanne) mit einem Thema zu befassen vermag.

Um die Aufmerksamkeit halten zu können, müssen wir zunächst erst einmal die Aufmerksamkeitsnetzwerke in unserem Gehirn schulen, die in der Regel brachliegen. Der Gründe dafür können unsere Konstitution sein (z. B. weil wir ein nervöser, luftiger Vata-Dosha-Typ sind) oder die Auswirkungen der »Kultur« der Zerstreuungen und Ablenkungen, die wir uns in den letzten Jahrzehnten erschaffen haben.

Die Macht der Sinne erkennen

Alle Yoga-Traditionen über die Jahrtausende hinweg betonen einmütig, dass wir uns bewusst werden sollen, in welchem Maße unsere Sinne uns ablenken dürfen. Unsere fünf Sinne werden in den Quellentexten oft mit fünf Pferden verglichen. Wenn wir sie nicht schulen und trainieren, werden sie niemals in der Lage sein, sich für eine Weile ausgerichtet in eine Richtung zu bewegen, sondern vielmehr ständig versuchen, in alle möglichen Richtungen auszubrechen. Wenn wir unsere »Sinnes-Pferde« schulen wollen, reicht es nicht, ihnen einfach zu befehlen, ausgerichtet zu bleiben, oder gar Gewalt anzuwenden, denn das führt erfahrungsgemäß nur zu Widerstand und Verweigerung. Bezogen auf unseren Geist bedeutet das, dass er sich anspannt und immer wieder versuchen wird, dem Zwang zu entweichen. Das kann man gut bei Kindern beobachten, wenn man ihnen befiehlt, sich »gefälligst« zu konzentrieren.

Viel besser können wir unseren Geist »bei der Stange halten«, wenn wir ihm etwas anbieten, womit er sich gerne beschäftigt, zum Beispiel innere Bilder, die eine förderliche innere Ausrichtung begünstigen. Es scheint so, als hätten die Yoga-Meister schon vor langer Zeit entdeckt, dass bestimmte Bilder in der Lage sind, unseren Geist so zu erfüllen, dass das normale Denken in den Hintergrund tritt. Solche Bilder werden Bhavanas genannt, wenn sie bewirken, dass wir mit einer bestimmten inneren Einstellung, die uns in einen Zustand von Frieden und Ruhe führt, verschmelzen.

In dieser Weise sind die Meditationen der letzten Folge der Einführung in die Yoga-Meditation aufgebaut. Jede dieser Meditationen nutzt ein Bhavana – ein inneres Bild, das uns einlädt, uns ganz auf eine förderliche innere Ausrichtung einzulassen. Du wirst beim Ausprobieren der zehn Meditationen in diesem Basiskurs feststellen, dass dir einige der hier vorgestellten Bhavanas mehr liegen als andere, und es wird sich für dich wahrscheinlich auch ein eindeutiger Favorit – oder zwei bis drei Favoriten – herauskristallisieren. Diese Meditation wird dir dann immer helfen, deinen Geist verlässlich zu entspannen. Wenn du eine solche Bhavana-Meditation regelmäßig nutzt, dann reicht nach einiger Zeit schon eine kurze Erinnerung an das innere Bild, um diese Wirkung zu erzielen.

Es empfiehlt sich zunächst, sich alle 10 Meditationen einmal anzuhören und dann bei der Meditation einige Wochen zu bleiben, die einem spürbar wohltut und es dem Geist leicht macht, bei ihren Inhalten und Vorstellungen zu verweilen.

Die Themen des sechsten Kurses mit Meditationen, um den Geist zu entspannen

1. Tag: Wolken am Himmel
Seit alter Zeit wird in vielen Yoga-Traditionen wie auch im Buddhismus unser Bewusstsein mit dem inneren Bild eines weiten, hohen Himmels verglichen. Auf unserer Erde gehören Wolken dazu. Sie werden in den Yoga-Texten oft mit unseren Gedanken verglichen, die wir wie die Wolken vorüberziehen lassen können. Ebenso können wir in unserer Vorstellung dichte Wolken sich auflösen und dunkle Wolken vorbeiziehen lassen oder uns an Schäfchenwolken erfreuen.

2. Tag: Wolkenloser Himmel
Das endlose, weite, tiefe Blau des wolkenlosen Himmels steht im Yoga wie im Buddhismus für die Reinheit des Geistes. Gemeint ist damit ein Geist, der sich mit keinem Sinneseindruck mehr verbindet, sondern in einem Zustand reiner Schau und unmittelbarer Erfahrung verweilt. In dieser Meditation wird die/der Übende eingeladen, sich in der Vorstellung in die Weite des Himmels aufzulösen. Ich beziehe mich hier auf eine Meditation des *Vijñana Bhairava Tantra*, in der es in Vers 85 heißt: »Man meditiere über den ganzen Himmelsraum, der vom Wesen *Bhairavas* ist, als im eigenen Schädel aufgelöst. Dann erfährt man alles von göttlicher Form, und man wird von der Natur des Lichtes absorbiert.« Diese Meditationsanleitung hilft, die Weite des Himmels im eigenen Kopf erfahrbar werden zu lassen, um den Geist zu entspannen und zu entlasten.

3. Tag: Über die Wipfel schauen
Wer schon mal ganz oben auf einem Berg gestanden hat,

hat erfahren dürfen, wie sehr die Höhe unsere Perspektive und das Bewusstsein erweitert. Versunken in die Aussicht, staunen wir sprachlos, sodass das Denken zur Ruhe kommen kann. Je mehr wir uns im Geiste eintauchen lassen in die Vorstellung der Endlosigkeit des Horizonts, desto stiller wird der Geist, und wir finden so zu einer reinen Schau ganz im Hier und Jetzt.

4. Tag: Blick in die Weite des Meeres

Viele Menschen gehen gerade deshalb so gerne an den Strand, weil sie den Blick in die Weite des Meeres suchen. Das ruhige Betrachten der Endlosigkeit des Meeres, besonders dann, wenn es kaum Wellen und Brandung hat, wirkt zutiefst entspannend auf unseren Geist. Je länger wir schauen, desto mehr verschwimmen die Meereslinie und die Horizontlinie. Meditationen über dieses innere Bild lassen unser Bewusstsein weit und still werden.

5. Tag: Unter der Meeresoberfläche sitzen

Dieses innere Bild hat Daniel Siegel, Psychologe und Professor für Psychiatrie an der University of California, für die Meditation gefunden. Es soll uns helfen, besser mit aufgewühlten Emotionen klarzukommen und uns von ihrer Dynamik abzukoppeln. Siegel fand heraus, dass die Vorstellung, unter der Meeresoberfläche zu sitzen, sehr hilfreich ist, um Emotionsregulation nachhaltig einzuüben und so Stress, Scham und Schuldgefühle zu reduzieren, die wir immer dann erfahren, wenn die Wellen unserer Emotionen »über uns zusammenschlagen«.

6. Tag: In der Nabe des Bewusstseins ruhen

Auch dieses Bild stammt von Daniel Siegel. Es ist die Vorstellung des Lebensrades, das sich an seiner Außenfläche immer in der ihm eigenen Dynamik dreht. Die Speichen stehen für unsere Sinne, mit denen wir einerseits in die Welt hineinfühlen können, die uns andererseits aber auch Sinneseindrücke liefern. Wenn wir uns in unserer Vorstellung zurückziehen in die Nabe des Rades, betreten wir damit einen Raum, der immer stabil und ruhig bleibt. Von dort aus können wir dann – innerlich ungerührt wie ein reiner Beobachter – alles betrachten, was kommt und geht. Alles darf da sein, nichts wird verdrängt. Nur die Beziehung zu dem, was uns unsere Sinne zuspielen, wird sich dadurch allmählich grundlegend verändern.

7. Tag: Das Ego verschwindet
Bei dieser Meditation wirst du dazu angeleitet zu beobachten, wie beim Schließen der Augen die eigene Person – mit allem, was wir damit verbinden – verschwindet. Sobald wir uns nicht mehr sehen, sind wir darauf angewiesen zu spüren, dass es uns gibt. Interessant dabei ist die Erfahrung, dass wir kein einziges unserer Persönlichkeitsmerkmale wie Alter, Größe, Hautfarbe, Augenfarbe, Haarfarbe, Körperstatur, Status, Titel, Besitz usw. *spüren* können. Das Einzige, was wir spüren können, ist, *dass wir da sind und leben.* Wir spüren also ausschließlich Bewusstheit (= Wahrnehmen) und Energie (= Lebendigkeit). So können wir lernen, uns als Person/Persönlichkeit/Ego nicht mehr so wichtig zu nehmen und uns auf das Wesentliche unserer Existenz, nämlich Bewusstsein und lebendige Präsenz, auszurichten.

8. Tag: Ganz mit sich sein
In dieser Meditation geht es darum, dass du einen Raum in deinem inneren Sein findest und dich dort »einrichtest«. An diesem Rückzugsort kannst du ganz zu dir kommen und in dir ruhen.

9. Tag: Die drei Ebenen des Herzens
Diese Meditation macht uns die unterschiedlichen energetischen Ebenen des Herzens bewusst. Wir werden eingeladen, zu spüren, wie wir uns im »vorderen Herzen« (mit dem wir der Welt zugewandt sind), dem »mittleren Herzen« (in dem wir unsere Emotionen erfahren und verarbeiten) und dem »hinteren Herzen« (unserem spirituellen Herzen) erfahren und wie sich diese drei Ebenen im Erleben unterscheiden.

10. Tag: Im Jetzt sein
Die letzte Meditation dieses Basisprogramms ist eine von Thich Nhat Hanh inspirierte reine Achtsamkeitsübung. Die Formulierungen bringen uns ins Jetzt, und unser Geist bekommt eine Ruhepause, um wieder zu sich zu kommen.

Basiskurs 6 – 1. Tag: Wolken am Himmel

Willkommen zurück zum sechsten Block unseres Meditationskurses. In den nächsten zehn Lektionen möchte ich dich also einladen, mit verschiedenen Meditationen, die uns durch die Quellentexte überliefert worden sind, deinen Geist mehr und mehr zu entspannen und in der Ruhe zu stabilisieren. Viele dieser Meditationen sind wie gesagt sehr bildhaft.

Die folgende Meditation lädt dich ein, für dich in Erfahrung zu bringen, in welchem Maße das Bild der Wolken dir hilft, dich mit deinen Gedanken weniger zu identifizieren und dich weniger von ihnen vereinnahmen zu lassen – und das selbst dann, wenn sie dich wolkengleich einhüllen. Diese Meditation schult das Beobachtende und Sehende in dir, denn es lässt dich verstehen, dass du keinen Gedanken ergreifen, halten oder verscheuchen kannst, ebenso wenig wie die Wolken am Himmel. Das werden wir am besten gleich ausprobieren.

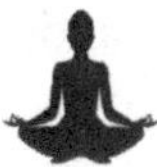

- Komm in einen dir angenehmen Sitz, in dem du dich gut aufrichten kannst und der dich frei atmen lässt.
- Schließe die Augen.
- Verbinde dich über dein Becken, die Beine und Füße mit der Stabilität und der Ruhe der Erde unter dir.
- Aus dieser Verwurzelung heraus richte dich von innen her auf.
- Schenke dir ein inneres Lächeln, das deinen Atem entspannt.
- Spüre das ruhige, regelmäßige Ein- und Ausströmen deines Atems …
- (20 Sek. Pause)
- Stell dir über dir die endlose Weite des Himmelsraumes vor …
- (20 Sek. Pause)
- Sieh mit deinem inneren Auge das Blau des Himmels, so wie du es jetzt erfährst: blass oder leuchtend, klar oder etwas dunstig …
- (20 Sek. Pause)
- Sieh die Wolken, die am Himmel vorbeiziehen …
- (20 Sek. Pause)
- Stell dir vor, dass jede Wolke für einen deiner Gedanken steht. Du brauchst ihn dir nicht konkret vorzustellen. Mach dir einfach nur bewusst, dass – genau wie eine Wolke – ein Gedanke entsteht, mehr oder weniger lange bleibt und wieder vergeht … Das geschieht unaufhörlich.
- Wie am Himmel sind auch in deinem Geist mal mehr, mal weniger »Gedankenwolken« unterwegs. Wie am Himmel sind einige »Gedankenwolken« dichter und dunkler, andere sind luftiger und heller …

- (20 Sek. Pause)
- Sieh mit deinem inneren Auge zu, wie sie sich – ganz aus sich heraus – verändern. Manche ziehen einfach vorbei, andere ändern ihre Form, wieder andere lösen sich auf, kaum dass du sie anschaust.
- Lerne so, deine Gedanken zu betrachten, ohne sie zu greifen, ohne sie zu halten …
- (30 Sek. Pause)
- Du brauchst sie noch nicht einmal bewusst loszulassen, denn jeder Gedanke löst sich irgendwann von alleine wieder auf oder zieht vorbei, sodass du ihn nicht mehr siehst.
- Mach dir bewusst, wie dieses innere Bild – dieses *Bhavana* – deine Beziehung zu den Gedanken verändert. Wenn du deine Gedanken wolkengleich siehst, dann können sie dich weder ergreifen noch besetzen. Vor allem aber entziehst du den Gedanken, indem du sie wie Wolken betrachtest, die Macht, dich mit ihnen beschäftigen zu müssen. Natürlich kannst du dich ihnen auch zuwenden, kannst eine einzelne »Gedankenwolke« genauer betrachten oder erforschen, aber das ist dann deine Wahl.
- Bleibe noch etwas mit diesem inneren Bild und lass es in dir wirken …
- (60 Sek. Pause)
- Um die Meditation zu beenden, vertiefe bewusst deinen Atem.
- Folge den Bewegungsimpulsen, die sich fast immer automatisch einstellen.
- Wenn du magst, recke, strecke und rekele dich.
- Öffne dann langsam die Augen und danke dir dafür, dass du dir wieder Zeit für dich genommen hast.

Wir treffen uns morgen wieder zur zweiten Lektion im Meditationskurs mit dem Thema »Den Geist entspannen«.

Basiskurs 6 – 2. Tag: Wolkenloser Himmel

In der folgenden Meditation – die das Thema der gestrigen Anleitung wieder aufnimmt – bist du nun eingeladen, dich in deiner Vorstellung in die Weite des Himmels aufzulösen. Das klingt erst einmal etwas eigenartig, aber viele Übende berichten, dass ihnen diese Meditationsanleitung hilft, die Weite des Himmels im eigenen Kopf zu erfahren, wodurch der Geist in der Empfindung regelrecht gelüftet wird, was ihn wundervoll reinigt und entspannt. Lass es uns also einfach ausprobieren!

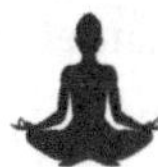

- Komm in einen dir angenehmen Sitz, in dem du dich gut aufrichten kannst und der dich frei atmen lässt.
- Schließe die Augen.
- Verbinde dich wie immer auch heute über dein Becken, die Beine und Füße mit der Stabilität und der Ruhe der Erde unter dir.
- Aus dieser Verwurzelung heraus richte dich von innen her auf.
- Schenke dir ein inneres Lächeln, das deinen Atem entspannt.
- Spüre das ruhige, regelmäßige Ein- und Ausströmen deines Atems …
- (20 Sek. Pause)
- Geh mit der Wahrnehmung zu deinem Scheitel und entspanne den Bereich rund um deinen Scheitel …
- (20 Sek. Pause)
- Stell dir nun wieder über dir die endlose Weite des Himmelsraumes vor.
- Sieh mit deinem inneren Auge das Blau des Himmels und

stell dir den Himmel leuchtend und vollkommen klar vor. Keine Wolken – nur Blau, endloses, klares, leuchtendes Blau …

- (20 Sek. Pause)
- Stell dir vor, dass dein Schädeldach ganz durchlässig wird – und dann lass dich vollkommen eintauchen in die leuchtende Klarheit des Himmels …
- (60 Sek. Pause)
- Entspanne deinen Geist mehr und mehr.
- Stell dir vor, dass alles, was dich im Geist beschwert und belastet, sich in die Weite des strahlend blauen Himmels über dir auflöst. Verweile in dieser Vorstellung …
- (60 bis 180 Sek. Pause)
- Um die Meditation zu beenden, vertiefe ganz bewusst, aber sehr behutsam deinen Atem.
- Folge den Bewegungsimpulsen, die sich einstellen. Wenn du magst, dehne dich wohlig.
- Öffne dann langsam die Augen und danke dir dafür, dass du dir die Zeit genommen hast, deinen Geist zu entspannen.

Wir treffen uns morgen wieder zur dritten Lektion im Meditationskurs mit dem Thema »Den Geist entspannen«.

Basiskurs 6 – 3. Tag: Über die Wipfel schauen

Der Blick von weit oben erweitert unsere Perspektive und unser Bewusstsein. Deshalb nutzt die folgende Meditation dieses innere Bild – das *Bhavana* –, weit über die Wipfel in den Horizont zu schauen. Probiere es doch gleich einmal aus!

- Finde dich ein in einem Sitz, der dir angenehm ist, in dem du dich gut aufrichten kannst und der dich frei atmen lässt.
- Dann schließe die Augen.
- Verbinde dich gerade heute – vor dem Aufstieg auf den Gipfel – noch einmal gut über dein Becken, die Beine und Füße mit der Stabilität und der Ruhe der Erde, die dich trägt.
- So geerdet richte dich von innen her auf.
- Schenke dir ein inneres Lächeln und spüre, wie es verlässlich deinen Atem entspannt.
- Spüre das ruhige, regelmäßige Ein- und Ausströmen deines Atems …
- (20 Sek. Pause)
- Dann stell dir vor, wie du nach einer schönen, entspannten Wanderung oben auf einem Berggipfel ankommst. Sieh das ganze weite Panorama, das sich bei klarem Himmel vor dir ausbreitet.
- Die ganze Weite des Horizonts spannt sich vor dir aus. Überlass dich ganz diesem inneren Bild …
- (ca. 2 Min. Stille)
- Lass zu, dass sich dein Geist mehr und mehr in die Weite entspannt. Lass ihn sich ausdehnen in die ganze Weite des Horizonts. Lass ihn weit werden, weit und frei …
- (ca. 3 Min. Stille)
- Um die Meditation zu beenden, vertiefe bewusst und behutsam deinen Atem.
- Folge allen Bewegungsimpulsen, die sich einstellen. Wenn du magst, dehne dich wohlig durch.
- Öffne nun langsam die Augen und danke dir dafür, dass du dir auch heute wieder Zeit genommen hast, deinen Geist zu entspannen.

Basiskurs 6 – 4. Tag: Blick in die Weite des Meeres

Das Betrachten der Endlosigkeit des Meeres wirkt zutiefst entspannend. Meditationen über dieses innere Bild lassen unser Bewusstsein weit und still werden – so wie nach einem Tag am Meer. Vielleicht ist das ja eine Meditation, die deinen Geist und dein Herz erfreut. Lass es uns gleich ausprobieren.

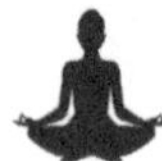

- Finde dich also wieder ein in einem Sitz, der dir angenehm ist, in dem du dich gut aufrichten kannst und der dich frei atmen lässt.
- Schließe nun deine Augen.
- Verbinde dich auch heute gut über dein Becken, die Beine und Füße mit der Stabilität und der Ruhe der Erde – bzw. dem Sand des Strandes –, die dich hält und trägt.
- So gut gegründet richte dich von innen her auf.
- Schenke dir ein inneres Lächeln und spüre, wie es verlässlich deinen Atem entspannt.
- Spüre das ruhige, regelmäßige Ein- und Ausströmen deines Atems …
- (20 Sek. Pause)
- Dann stell dir vor, dass du an einem weiten Strand sitzt. Vielleicht sind da andere Menschen, vielleicht aber auch nicht – ganz wie du magst.
- Es ist ein windstiller Tag, und das Meer liegt ganz ruhig, fast ohne Wellen und Brandung. Es erstreckt sich vor dir schier endlos und schwingt ganz sanft im feinen Atem der Wellen, die sich kaum sichtbar kräuseln.
- Lausche ihrem sanften Kommen und Gehen.

- Entspanne dein Sehen, dein Hören und deinen Geist …
- (ca. 2 Min. Stille)
- Sieh, wie das Meer und die Horizontlinie allmählich verschwimmen.
- Spüre, wie in der Betrachtung der Endlosigkeit des Meeres dein Geist immer stiller und klarer wird.
- Verweile so – im ruhigen Schauen auf die Weite des Meeres …
- (ca. 3 Min. Stille)
- Um die Meditation zu beenden, vertiefe sanft und achtsam deinen Atem.
- Folge allen Bewegungsimpulsen, die sich einstellen, und dehne dich, wenn du magst, wohlig durch.
- Öffne dann langsam wieder deine Augen und danke dir dafür, dass du dir auch heute wieder Zeit genommen hast, deinen Geist zu entspannen und zu klären.

Wir treffen uns morgen wieder zu einer weiteren entspannenden und heilsamen Meditation.

Basiskurs 6 – 5. Tag: Unter der Meeresoberfläche sitzen

Bei dieser Meditation stellen wir uns vor, am Grund des Meeres, auf sandigem Boden ca. 15 Meter unter der Wasseroberfläche zu sitzen. Über uns tobt die Brandung oder bewegen sich die Wellen unserer Emotionen. Dort, wo wir sitzen, ist dagegen nur ein sanftes Schaukeln wahrzunehmen. Daniel Siegel, von dem diese Meditation stammt, fand heraus, dass diese Vorstellung – wenn sie regelmäßig eingeübt wird – sehr viele Menschen darin unterstützen konnte, Gefühlsausbrüche, durch die sie sich immer wieder aufs Neue Leid verursachten, nachhaltig zu regulieren. Das innere Bild ist hilfreich, um sich von heftigen

Emotionen abzukoppeln, ohne sie zu verdrängen oder sonst wie auf sie einzuwirken.

Probiere diese Meditation also am besten dann aus, wenn du dich durch irgendein Ereignis aufgewühlt, verärgert oder wütend fühlst und du spürst, dass es nicht angebracht ist, diesen Gefühlen unter den gegebenen Umständen oder einfach auch nur in der Heftigkeit, in der sie sich zeigen, freien Lauf zu lassen.

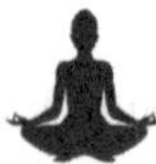

- Finde dich also wieder ein in einem Sitz, der dir angenehm ist, in dem du dich gut aufrichten kannst und der dich frei atmen lässt.
- Schließe nun deine Augen.
- Verbinde dich auch heute gut über dein Becken, die Beine und Füße mit der Stabilität und der Ruhe der Erde bzw. des Meeresbodens, der dich hält und trägt.
- Gründe dich gut – selbst wenn du bedingt durch den Wellengang über dir leicht schaukelst – und richte dich von innen her auf.
- Spüre das ruhige, regelmäßige Ein- und Ausströmen deines Atems. Auch hier, am Boden des Meeres sitzend, kannst du ganz ruhig und entspannt weiteratmen …
- (20 Sek. Pause)
- Schau nun in deiner Vorstellung nach oben und sieh dort die starken Wellen deiner Gefühle. Sie sind da, in voller Kraft, aber sie können dich nicht mehr mit sich reißen.
- Da oben bewegen sich deine Gedanken – vielleicht überschlagen sie sich wie die Wellen der Brandung –, du aber schaust nun von einem ruhigen Platz zu ihnen hin …
- (1 Min. Stille)
- Lass die Gedanken und Gefühle einfach da sein und versuche nicht, auf sie einzuwirken. Schließlich würdest du auch

nicht versuchen, den Wellengang oder die Brandung zu beeinflussen oder zu stoppen …

- (2 Min. Stille)
- Stell dir vor, dass dadurch, dass du unter deine Gefühle getaucht bist, du sie von einem ruhigen Ort aus und mit etwas Distanz erkennen kannst.
- Vielleicht wirst du auf sie eingehen, wenn du wieder auftauchst. Du kannst aber auch ganz von ihnen abgekoppelt bleiben und die Kraft deiner Gefühle und Emotionen sich im Meer auflösen lassen. Hauptsache, sie reißen dich nicht mehr so mit sich.
- Spüre, wie sich dein Geist dadurch entspannt und wieder ruhig und klar wird …
- (1 Min. Stille)
- Um die Meditation zu beenden, vertiefe sanft und achtsam deinen Atem.
- Folge allen Bewegungsimpulsen, die sich einstellen, und dehne dich, wenn du magst, wohlig durch – und tauche wieder auf.
- Öffne dann langsam wieder deine Augen und beobachte, wie du dich jetzt fühlst.
- Und danke dir wieder dafür, dass du dir Zeit genommen hast, deinem Geist zu helfen, sich zu entspannen und sich zu klären.

Wir treffen uns morgen wieder, um ein weiteres hilfreiches inneres Bild zu erforschen.

Basiskurs 6 – 6. Tag: In der Nabe des Bewusstseins ruhen

Die Nabe des Rades ist der Ort, um den sich alles dreht. Die Aufgabe der Nabe selbst ist aber, immer unbewegt und ruhig zu bleiben, gewissermaßen der Ruhepol in aller Dynamik zu sein und das auch unter allen Umständen zu bleiben, damit das Rad sich drehen kann. Wenn wir uns in unserer Vorstellung zurückziehen in die Nabe des Rades, betreten wir damit also einen Raum, der immer stabil und ruhig bleibt. Siegel beschreibt es in seinem Buch *Mindsight* folgendermaßen: »Die Nabe bezeichnet denjenigen Ort im Inneren des Geistes, von dem aus uns etwas bewusst wird. Die Speichen stellen dar, wie wir unsere Aufmerksamkeit auf einen bestimmten Teil des Rades richten. Unser Gewahrsein weilt in der Nabe und wir konzentrieren uns auf die verschiedenen Gegenstände unserer Aufmerksamkeit wie auf die Punkte am Rande des Rades.«[20]

Das Verweilen in der Nabe entspannt und beruhigt unseren Geist, denn er spürt mehr und mehr, dass die Nabe nicht nur als ein Ort des Rückzugs vor allen Emotionen und gedanklichen Aktivitäten dient, sondern auch als eine Zuflucht für unseren Geist, wenn er irritiert, verstört, aufgebracht oder bekümmert ist. Sie ist also ein guter und heilsamer Ort, den wir auch im Getriebe des Alltags immer wieder aufsuchen können. Probiere es doch gleich einmal aus!

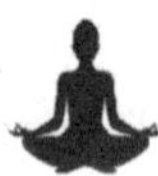

- Finde dich ein in einem Sitz, der dir angenehm ist, in dem du dich gut aufrichten kannst und der dich frei atmen lässt.
- Dann schließe die Augen.
- Verbinde dich auch heute gut über dein Becken, die Beine und Füße mit der Stabilität und der Ruhe der Erde, die dich trägt.
- So geerdet richte dich von innen her auf.
- Schenke dir ein inneres Lächeln und spüre, wie es verlässlich deinen Atem entspannt.
- Spüre das ruhige, regelmäßige Ein- und Ausströmen deines Atems …

- (20 Sek. Pause)
- Spüre, wie deine Sinne noch nach außen ausgerichtet sind, auf den Außenrand der Nabe.
- Spüre, wie die Welt um dich herum noch immer sehr präsent ist, obwohl du deine Augen geschlossen hast.
- Zieh dich deswegen nun ganz bewusst zurück in die Nabe des Rades …
- (20 Sek. Pause)
- Vielleicht magst du in deiner Vorstellung sogar die Speichen einziehen, um die Kraft der Sinne, die immer wieder in Kontakt mit der Welt gehen wollen, etwas zu schwächen.
- Stell dir vor, dass dein Gewahrsein nun in der Nabe weilt, an diesem ruhigen Ort. An einem Ort, der äußerst zentral und dadurch auch präsent ist, der aber trotzdem ganz bei sich bleibt …
- (ca. 1 Min. Stille)
- Stell dir vor, all dein Wahrnehmen, Spüren und Erfahren in diesem Ort der Nabe zu sammeln.
- Zieh dich auf diese Weise ganz in dich zurück und lass dich in dir ruhen. Spüre, wie sich dadurch dein Geist mehr und mehr entspannt …
- (ca. 3 Min. Stille)
- Um die Meditation zu beenden, vertiefe bewusst und behutsam deinen Atem.
- Folge allen Bewegungsimpulsen, die sich einstellen. Wenn du magst, dehne dich wohlig durch.
- Öffne nun langsam die Augen und danke dir dafür, dass du dir auch heute wieder Zeit genommen hast, deinen Geist zu entspannen.

Und bitte nimm dieses hilfreiche und heilsame Bild der »Nabe des Bewusstseins« mit in deinen Alltag und übe so oft wie möglich ein, dich in sie zurückzuziehen – und wenn es nur für eine Minute ist!

Basiskurs 6 – 7. Tag: Das Ego verschwindet

Bei dieser Meditation wirst du darin angeleitet, zu beobachten, wie beim Schließen der Augen deine eigene Person – mit allem, was du damit verbindest – verschwindet. In dieser Weise uns selbst nicht mehr ganz so wichtig zu nehmen, kann befreiend sein. Denn wenn unsere Person mit all ihren Zuschreibungen und Rollen verschwindet, dann kommen wir in Kontakt mit dem Wesentlichen unserer Existenz. Dazu gehört unsere Fähigkeit, uns unserer selbst bewusst zu sein und die Wirkkräfte des Lebens – die Lebensenergie – in uns zu erfahren. Lass uns gleich einmal ausprobieren, wie sich das für dich anfühlt.

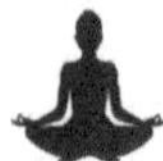

- Finde dich dafür ein in einem Sitz, der dir angenehm ist, in dem du dich gut aufrichten kannst und der dich frei atmen lässt.
- Lass die Augen bitte noch geöffnet.
- Verbinde dich über dein Becken, die Beine und Füße mit der Stabilität und der Ruhe der Erde, die dich trägt.
- Spüre und erfahre ganz deutlich, wie du dich dadurch erdest und verwurzelst.
- Richte dich aus deiner Basis von innen her auf.
- Nimm nun ganz bewusst dich selber und deine Umgebung wahr.
- Mach dir bewusst, dass du alles, was du siehst, auch benennst, einordnest und – weil du das, was du siehst entweder magst oder nicht magst – ganz automatisch auch bewertest …
- (20 Sek. Pause)

- Jetzt schließe die Augen. Werde dir bewusst, dass dadurch nicht nur die Außenwelt aus deiner Wahrnehmung verschwindet, sondern auch du selber.
- Spüre in dich hinein …
- (30 Sek. Pause)
- Was kannst du spüren über dein Sein? Was weißt du über dich, wenn du in dich hineinspürst?
- Weißt du, wie alt du bist? Kannst du dein Alter spüren?
- Weißt du, wie groß du bist? Kannst du deine Körpergröße spüren?
- Weißt du, ob du eher dick oder eher dünn bist? Kannst du deine Körperform spüren?
- Kannst du deine Hautfarbe spüren? Kannst du spüren, ob deine Haare kurz oder lang, glatt oder lockig sind? Ist irgendetwas davon von Bedeutung, wenn du so in dich hineinspürst?
- Kannst du spüren, ob du verheiratet, geschieden oder Single bist?
- Wie steht es mit deinem Status? Ist er spürbar? Hat er aktuell für dich eine Bedeutung?
- Werde dir bewusst, worüber du dich normalerweise in deinem Alltag definierst. Ist davon jetzt irgendetwas spürbar? Und hat es jetzt gerade eine Bedeutung? …
- (20 Sek. Pause)
- Werde dir bewusst, wie alles, was dich sonst ausmacht, worüber du dich als Person definierst und wie andere dich sehen, in diesem Mit-dir-Sein komplett verschwindet, weil es nicht spürbar und damit nicht mehr konkret erfahrbar ist …
- (20 Sek. Pause)
- Das Einzige, was spürbar da ist, bist *du selbst!* Du als ein bewusstes, lebendiges Wesen, du in deinem Da-Sein – atmend, spürend, empfindend …
- Verweile in dieser Erfahrung, einmal nichts sein zu müssen, sondern einfach nur – ganz lebendig und bewusst – da zu sein …

- (3 Min. Stille)
- Um die Meditation zu beenden, vertiefe bewusst und behutsam deinen Atem.
- Folge allen Bewegungsimpulsen, die sich einstellen. Wenn du magst, dehne dich wohlig durch.
- Öffne nun langsam die Augen und werde dir bewusst, wie du selbst als Person mit all dem, was dich definiert, sofort wieder auftauchst – ebenso wie die Welt, die dich umgibt.

Vielleicht konntest du spüren, dass das In-dich-Zurückziehen in dein eigentliches Sein dir einerseits eine Zuflucht sein kann vor all den Zuschreibungen und Rollenerwartungen, die du selbst und andere ständig auf dich projizieren. Vielleicht konntest du aber auch spüren, wie du dir dadurch wieder etwas Freiraum erschaffen kannst, in dem du als die- oder derjenige, die oder der du bist, endlich einmal durch- und aufatmen konntest – in der Freiheit des reinen Da-Seins. Bitte versuche, etwas von den Erfahrungen, die du gerade gemacht hast, in deinen Alltag zu integrieren, indem du immer wieder kurz die Augen schließt und dich in die Freiheit deines wahren Seins zurückziehst. Du wirst sehen, dass dadurch manches im Alltag leichter werden wird.

Namasté und bis morgen!

Basiskurs 6 – 8. Tag: Ganz mit sich sein

In dieser Meditation geht es darum, dass du einen Raum in deinem Inneren findest und dich dort »einrichtest«. Dieser Raum kann die Mitte des Kopfes sein, der Herzraum oder der Bauchraum. Hauptsache ist, dass du spürst, dass er für deinen Geist ein stimmiger und perfekter Rückzugsort ist.

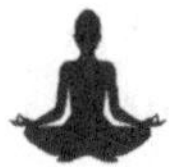

- Und so finde dich wieder ein in einem Sitz, der dir angenehm ist, in dem du dich gut aufrichten kannst und der dich frei atmen lässt.
- Wenn sich alles stimmig anfühlt, schließe die Augen.
- Verbinde dich auch heute gut über dein Becken, die Beine und Füße mit der Stabilität und der Ruhe der Erde, die dich trägt.
- So geerdet richte dich von innen her auf.
- Schenke dir ein inneres Lächeln und spüre, wie es verlässlich deinen Atem entspannt.
- Spüre das ruhige, regelmäßige Ein- und Ausströmen deines Atems …
- (20 Sek. Pause)
- Ziehe dich dann mit all deinen Sinnen ganz in dich zurück.
- Wandere spürend durch dein Körper-Sein, durch diesen inneren Raum, der dein Lebens- und Erfahrungsraum ist …
- (20 Sek. Pause)
- Werde dir bewusst, dass du die inneren Räume deines Seins durchaus unterschiedlich erfährst. Manche Räume in dir sind dir vertrauter als andere. In manchen fühlst du dich wohler und mehr bei dir als in anderen.
- Begib dich dann bewusst in deinen Bauchraum. Wie erfährst du dich dort? In welchen Maße kannst du im Bauchraum zu dir kommen? …
- (20 Sek. Pause)
- Begib dich dann bewusst in deinen Herzraum. Wie erfährst du dich dort? In welchem Maße kannst du im Herzraum zu dir kommen? …
- (20 Sek. Pause)
- Und begib dich schließlich bewusst in deinen Kopf. Dort kennst du schon den Stirnraum als Raum der Entspannung.

Wie erfährst du dich dort? In welchem Maße kannst du im Stirnraum zu dir kommen? …

- (20 Sek. Pause)
- Vielleicht findest du aber noch mehr zu dir, wenn du dich ausgehend vom Stirnraum noch mehr in dich zurückziehst – bis dorthin, wo du die Mitte deines Schädels erfährst? …
- (20 Sek. Pause)
- Zieht dich einer dieser Räume an? Fühlst du dich in einem dieser Räume besonders wohl und aufgehoben? …
- (2 Min. Pause)
- Verweile einige Zeit in dem Raum, in dem du dich am meisten bei dir fühlst. Lass dich dort ganz bewusst nieder und richte dich in dir ein. Öffne dich für alle Erfahrungen, die dieser Raum für dich bereithält …
- (3 Min. Pause)
- Um die Meditation zu beenden, vertiefe bewusst und behutsam deinen Atem.
- Folge allen Bewegungsimpulsen, die sich einstellen. Wenn du magst, dehne und strecke dich.
- Öffne dann langsam die Augen und danke dir dafür, dass du dir auch heute wieder Zeit genommen hast, deinen Geist zu entspannen.

Und bitte nimm dieses hilfreiche und heilsame Gefühl des Aufgehobenseins in dir mit in deinen Alltag und zieh dich so oft wie möglich – und sei es nur für eine Minute – in diesen Raum zurück! Und dann schau, was sich dadurch in dir verändert.

Basiskurs 6 – 9. Tag: Die drei Ebenen des Herzens

In dieser Meditation können wir uns der unterschiedlichen energetischen Ebenen des Herzens bewusst werden. Dabei kommen wir ganz tief zu uns und kommen uns vor allem auf der Ebene des Herzens ganz nah. Das tut unserem Herzen gut und führt den Geist auf eine sehr natürliche Weise in einen sanften und innigen Zustand der Entspannung. Probiere es doch gleich einmal aus!

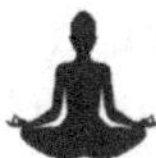

- Finde dich wieder ein in der Sitzhaltung, die dir angenehm ist, in der du dich gut aufrichten kannst und die dich frei atmen lässt.
- Dann schließe die Augen.
- Verbinde dich wieder einmal über dein Becken, die Beine und Füße mit der Stabilität und der Ruhe der Erde, die dich trägt. Spüre die tiefe Ruhe und Kraft der Erde …
- So geerdet richte dich von innen her auf.
- Spüre das ruhige, regelmäßige Ein- und Ausströmen deines Atems.
- Schenke dir ein inneres Lächeln und spüre, wie es verlässlich deinen Atem entspannt …
- (30 Sek. Pause)
- Schicke das Lächeln zu deinem Herzen und spüre, wie dadurch nun auch der ganze Raum rund um dein Herz eingeladen wird zu entspannen …
- (20 Sek. Pause)
- Spüre nun in den Bereich direkt hinter deinem Brustbein. Dort ist der Bereich deines Herzens, der sich der Welt zu-

wendet – den anderen Menschen, den Tieren und der Natur. Lass dich dort nieder und spüre dich ein in dein weltzugewandtes Herz …

- (90 Sek. Pause)
- Dann finde spürend die Mitte deines Herzens. Dort ist der Raum, in dem wir alle Gefühle erfahren – in ihrer nährenden oder auch ihrer irritierenden Schwingung. Lass dich dort nieder und spüre dich ein in dein emotionales Herz …
- (90 Sek. Pause)
- Und schließlich zieh dich zurück dorthin, wo du den Raum hinter deinem Herzen erfährst. Er liegt ganz tief in dir, ganz verborgen und ganz geschützt. Es ist der Raum deines spirituellen Herzens, der Raum, in dem du dich in deinem tiefsten und wahrsten Sein erfahren kannst. Lass dich dort nieder und spüre dich ein in dein spirituelles Herz …
- (90 Sek. Pause)
- Spüre, wie wunderbar sich die Schwingungen dieser drei Ebenen ergänzen und unterstützen.
- Verweile noch etwas in der Erfahrung deines gesamten Herzraumes und schenke ihm ein inniges, warmes, liebevolles Lächeln …
- (gut 2 Min. Stille)
- Um die Meditation zu beenden, vertiefe bewusst und behutsam deinen Atem.
- Folge allen Bewegungsimpulsen, die sich einstellen. Wenn du magst, dehne dich wohlig durch.
- Öffne nun langsam die Augen und danke dir dafür, dass du dir auch heute wieder Zeit genommen hast, deinen Geist zu entspannen. Und nimm die Erfahrung deines entspannten, starken und empfindsamen Herzens mit in dein Leben.

Ich freue mich, dich morgen zur letzten Lektion unseres Basisprogramms der Meditationspraxis wieder zu treffen.

Basiskurs 6 – 10. Tag: Im Jetzt sein

In dieser letzten Meditation des Basisprogramms wird es noch einmal ganz schlicht, denn wir machen nichts anderes mehr, als uns im ruhigen Sitz immer wieder innerlich zu sagen:

»So sitze ich jetzt« –
»so atme ich jetzt« –
»so erfahre ich mich jetzt« –
»so bin ich jetzt«.

Damit ist diese Meditation eine reine Achtsamkeitsübung, die wir jederzeit und überall üben können. Die Formulierungen – die wir übrigens auch immer einzeln verwenden können – bringen uns ins Hier und Jetzt. Unser Geist bekommt so eine Ruhepause, um wieder zu sich zu kommen. Lass uns gleich damit beginnen.

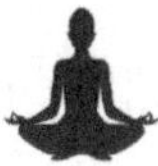

- Finde dich wieder ein in einem Sitz, der dir angenehm ist, in dem du dich gut aufrichten kannst und der dich frei atmen lässt.
- Schließe dann deine Augen.
- Verbinde dich auch heute gut über dein Becken, die Beine und Füße mit der Stabilität und der Ruhe der Erde, die dich hält und trägt.
- Verweile ganz entspannt – ohne etwas zu wollen oder zu erwarten – in diesem Sitz und sage dir einige Male innerlich: »So sitze ich jetzt!« Spüre, was das bewirkt …
- (90 Sek. Pause)
- Spüre das ruhige, regelmäßige Ein- und Ausströmen deines Atems …

- Schenke dir ein inneres Lächeln und spüre, wie es verlässlich deinen Atem entspannt.
- Sage dir dann innerlich: »So atme ich jetzt!« Und spüre wieder, was das bewirkt …
- (90 Sek. Pause)
- Spüre dich ein in deinen Körperraum und erfülle dich ganz mit deiner Bewusstheit.
- Sage dir innerlich: »So erfahre ich mich jetzt!« Und spüre wieder, was das für die Art, wie du dich erfährst, bewirkt …
- (90 Sek. Pause)
- Tauche noch etwas tiefer in die Erfahrung deines So-Seins ein. Werde dir bewusst, dass du spürst, dass du da bist und dass du lebst. Erfahre dich als ruhiges, klares Bewusstsein und rhythmisch pulsierende Energie.
- Sage dir innerlich: »So bin ich jetzt!«
- Erfahre dich als vollkommen durchströmt von Bewusstsein und Energie. Spüre, wie innig du dich mit dir selber erfüllst und wie dadurch alle anderen Bedürfnisse zum Erliegen kommen …
- Spüre, wie erfüllt, entspannt und zufrieden du jetzt bist – mit deinem reinen Dasein – »So bin ich jetzt!« …
- (2 Min. Stille)
- Um die Meditation zu beenden, vertiefe sanft und achtsam deinen Atem.
- Folge allen Bewegungsimpulsen, die sich einstellen, und dehne dich, wenn du magst, wohlig durch.
- Öffne dann langsam wieder deine Augen und danke dir dafür, dass du dir in den letzten Tagen immer wieder Zeit genommen hast, deinen Geist zu entspannen und zu klären.

Möge dein Bemühen reiche Früchte in deinem Alltag tragen!

Namasté und von Herzen alles Gute für dich!

Fachdidaktik der Meditation

Viele Yoga-Lehrende haben, bevor sie eine Yoga-Lehrausbildung machten, selber jahrelang Yoga geübt. Aus Nachfragen und den Fragebogen für die Motivation der angehenden Meditationslehrer*innen weiß ich, dass dagegen fast die Hälfte derer, die sich für eine Meditationsleiter*innen-Ausbildung interessieren, nur etwa ein Jahr Vorerfahrung durch eine eigene regelmäßige (!) Meditationspraxis hat! Von diesen ca. 50 Prozent hat noch einmal höchstens die Hälfte Erfahrung mit Yoga-Meditation, weil aktuell hauptsächlich buddhistisch inspirierte Angebote wie Achtsamkeitsmeditation, Metta-Meditation, Zazen oder Meditationen in der tibetischen Tradition zu finden sind. Das bedeutet, dass wir uns hinsichtlich der Yoga-Meditation noch ganz am Anfang befinden, denn es lassen sich bis heute nur eine rudimentäre Konzeptbildung und so gut wie keine Entwicklung von spezifischen Curricula für das Fach Yoga-Meditation beobachten.

Aus diesem Grund habe ich mich für einen Einstieg in eine Lehrpraxis der Yoga-Meditation entschlossen, der da ansetzt, was allen schon geläufiger ist: die Yoga-Körperpraxis. Ich habe mich auch deshalb dazu entschlossen, weil in meinen Ausbildungskursen gut 90 Prozent der Teilnehmenden äußern, dass sie die Yoga-Meditation zunächst in ihren laufenden Yoga-Unterricht einbauen wollen, um irgendwann später einmal spezielle Kurse/Retreats zum Thema »(Einführung in die) Yoga-Meditation« anzubieten. Dieses Vorgehen ist gleichermaßen günstig für die Lehrenden wie auch für die Übenden.

Niedrigschwelliger Einstieg

Viele Yoga-Übende entwickeln irgendwann das Interesse, sich auch mit Meditation zu beschäftigen. Für die meisten bleibt es aber bei diesem Interesse oder bei einem kurzen Reinschnuppern, da sie entweder keine Zeit für einen weiteren Kurstermin haben oder aber – wie bereits oben ausführlich erläutert – nach den ersten Versuchen meinen, dass sie zu unruhig, zu unkonzentriert sind oder einfach nicht die Fähigkeit besitzen, Meditation zu erlernen. Als Resultat beträgt die Abbrecherquote bei Meditationskursen mehr als 70 Prozent! Deswegen ist es sehr wichtig, den Einstieg in diese Übungspraxis so niedrigschwellig wie möglich zu gestalten.

Als besonders förderlich hat sich dafür herausgestellt, einen Übergang von der Körper-Übungspraxis in die Meditation anzubieten, der möglichst fließend und unmerklich ist, damit die Teilnehmer*innen bereits meditative Zustände erfahren, ohne dass diese explizit so genannt werden. Im Folgenden finden sich einige didaktische Vorschläge, die vor allem dazu dienen wollen, aus der eigenen Erfahrung zu schöpfen und selber kreativ zu werden.

Von der Yoga-Praxis in die Erfahrung der Meditation

Yoga ist definiert als bewusstes, achtsames Tun. Eine achtsame *Asana*-Praxis zeichnet sich entsprechend dadurch aus,

- dass das Erfahren des Übens und der Umgang mit sich selbst und nicht das Erreichen bestimmter Ziele im Mittelpunkt stehen. Dadurch kann vermieden werden, dass sich hier derselbe Leistungsdruck aufbaut, den wir alle aus unserem Alltag kennen.

- dass die *Asanas* und *Karanas* an die Bedürfnisse der Teilnehmer*innen angepasst werden.
- dass sie kontinuierlich die Selbst- und Innenwahrnehmung der Teilnehmer*innen schult.
- dass sie in den Übungen genügend Zeit zum Spüren lässt.
- dass ausreichend Zeit zum Nachspüren gegeben wird, um sich der Auswirkungen der eigenen Übungspraxis bewusst zu werden.
- dass sie kleinschrittig *(Krama)* aufgebaut ist, um so die Selbstkenntnis und Selbstkompetenz zu stärken, sodass die Teilnehmer*innen sich in sich und in ihrem Üben sicher fühlen.
- dass sie einerseits ein Vertrauensverhältnis zu ihrer Lehrperson und in den Yoga-Weg *(Shraddha)* aufbauen können, andererseits aber auch Selbstvertrauen entwickeln, um zu wissen, wo ihre aktuellen Grenzen sind *(Ishvara Pranidhana).*

Das Vermitteln dieser Qualitäten in der *Asana*-Praxis kann bewirken, dass die Teilnehmer*innen im spürsamen und achtsamen Üben ganz zu sich kommen und bei sich bleiben und ihr Geist dadurch eingeladen wird, sich zu entspannen, zu beruhigen und zu stabilisieren. So wird es möglich, dass die Ausführung eines jeden *Asanas* als eine meditative Praxis erfahren wird und sich besonders in den Nachspürphasen ganz natürlich die Bewusstseinsqualität des achtsamen Gewahrseins entfaltet. Das heißt: Der meditative Zustand wird unmerklich Teil der Yoga-Praxis. Wenn er dann als solcher auch benannt wird, wird er als schon bekannt, als machbar und angenehm bewertet, was bewirkt, dass mögliche Hemmschwellen unmerklich überschritten wurden.

Die Sitzhaltung

Eine wesentliche körperliche Voraussetzung dafür, dass sich ein meditativer Zustand einstellen kann, ist eine stabile und bequeme Sitzhaltung. Bereits der Quellentext *Hatha-Yoga-Pradipika* bietet von insgesamt 15 Asanas acht Haltungen im Sitzen an. Sie haben einerseits unterschiedliche Wirkungen, sind aber auch verschieden gut geeignet für die diversen körperlichen Voraussetzungen und Bedürfnisse der Menschen.

Das Projekt, eine angenehme Sitzhaltung zu finden, die eine gute Aufrichtung und freies Atmen erlaubt, sollte ohnehin ein grundlegender Bestandteil eines jeden Yoga-Unterrichts sein, denn die meisten westlichen Menschen haben Mühe, (länger) auf dem Boden zu sitzen. Hilfreich ist da auch ein umfangreiches Angebot an unterschiedlichen Sitzhilfen. Idealerweise widmet man entweder eine ganze Stunde diesem Thema oder baut kontinuierlich etwas längere Phasen in den Unterricht ein, um die Teilnehmenden mit verschiedenen Sitzhaltungen experimentieren zu lassen. Dabei kann man die Vor- und Nachteile einer jeden Sitzhaltung bzw. Sitzhilfe erklären.

Eine stabile, von innen heraus aufgerichtete und dennoch angenehme Sitzhaltung braucht viel Vorbereitung, denn

- versteifte Gelenke der Füße, Knie und Hüften müssen mobilisiert werden,
- der Beckenraum sollte so ausgerichtet sein, dass ein müheloser und tiefer Atem unterstützt wird,
- der untere Rücken (Kreuzbein-/Lendenwirbelbereich) braucht einen flexiblen Halt: Dieser wird möglich durch mobilisierende Übungen für die faszialen Strukturen des gesamten Beckenraums bis hoch zur Taille.
- die Brustwirbelsäule braucht mobilisierende Übungen, die

ihr die Streckung (und damit Aufrichtung) erleichtern und langfristig Rundrücken und Skoliose entgegenwirken,

- der Brustkorb sollte mobilisiert werden, sodass das Atmen mühelos und fein werden kann – und doch nährend ist –,
- die Schultern sollten in die Breite und Tiefe sinken dürfen,
- die Halswirbelsäule braucht (wie auch schon die LWS) einen flexiblen Halt, sodass der Kopf so gehalten werden kann, dass der Nacken entspannt bleibt und freies Atmen möglich wird.

Zu einer guten Sitzhaltung trägt gleichermaßen auch die Art bei, wie die Arme und Hände gehalten werden und ob – und wenn ja, welche – Finger-Mudras *(Hasta Mudras)* geübt werden.

Diese Aufzählung zeigt gut die Komplexität der Anforderungen von *Asana* als Sitzhaltung, und es ist durchaus sinnvoll, eine ganz Kurseinheit (von 10 bis 12 Wochen) diesem Thema zu widmen. Das gilt besonders dann, wenn man Meditationsübungen einplant, bzw. vor allem, wenn Meditation das eigentliche Kursthema ist. Ein Kurs, der sich ausschließlich der Einführung in die Meditation bzw. der Meditation widmet, verlangt eine etwas andere Planung, die im Folgenden genauer betrachtet werden soll.

Neurodidaktischer Aufbau für einen Meditationskurs

Damit das Erlernen von Meditation gelingen kann, ist es sinnvoll, dass der Aufbau eines solchen Kurses den Erkenntnissen der Neurobiologie der letzten Jahre und der darauf basierenden Ansätze für gehirngerechtes Lernen folgt.

Diese umfassen sowohl in Form wie auch Inhalt folgende Punkte:

1. Die Struktur der einzelnen Lektionen sollte zu Beginn immer gleich aufgebaut sein, während die Inhalte leicht variieren können. Diese Wiederholungen bestimmter Formulierungen helfen unserem Gehirn, neue Nervenverschaltungen – oder im Fachausdruck »neuronale Netzwerke« – anzulegen. Wenn wir einige Wochen unseren Geist auf diese Weise trainieren und schulen, stabilisieren sich diese Netzwerke allmählich.
2. Die Lernschritte sollten klein sein und die Übungsdauer zunächst sehr überschaubar (maximal ca. 15 Minuten).
3. Da über einen längeren Zeitraum dasselbe Thema, z. B. die Unruhe des Geistes, immer wieder aus unterschiedlichen Blickwinkeln angeschaut wird, gewöhnen sich die Übenden zunehmend an den Gedanken, dass all die Hindernisse, von denen sie möglicherweise genervt sind, völlig normal sind. So beginnen sie allmählich, dem Übungsweg und vor allem sich selbst zu vertrauen.
4. Die Meditationsübungen sollten immer mit einer körperlichen und geistigen Entspannung beginnen, denn nur dadurch ist das Gehirn in der Lage, sich all den neuen Informationen, Anleitungen und Erfahrungen zu öffnen.
5. Jede Meditation sollte so aufgebaut sein, dass sie die Übenden einlädt, sich auf ihre guten Empfindungen zu konzentrieren und überhaupt auf alles, was ihnen gut gelingt. Denn wir lernen vorrangig das, was uns Freude bereitet, und sind nur dann bereit, uns in irgendeiner Weise zu verändern, wenn sich das neue Denken, Fühlen, Handeln oder Verhalten besser anfühlt als das, was wir uns vorher angewöhnt hatten.
6. Dazu gehört die wiederholte Einladung, sich selbst zuzulächeln bzw. in sich hineinzulächeln. Ein Lächeln, das so ge-

meint ist und die Lachfältchen aktiviert, entspannt über das vegetative Nervensystem (den Vagus) viele Bereiche unseres Körpers. Es erleichtert das Atmen und signalisiert uns, dass wir uns gerade wohlfühlen. Damit ist Lächeln die Grundlage einer inneren körperlichen wie auch mentalen Gelöstheit, die uns jede Minute der Meditation zu einem angenehmen Erlebnis machen kann.

7. Das *Yoga-Sutra* empfiehlt uns, um uns dem Zustand von Yoga anzunähern, ihn zu erreichen und aufrechtzuerhalten, dass wir zum einen eine (gerade jetzt!) passende Anstrengung *(Abhyasa)* auf uns nehmen, gleichzeitig aber auch innerlich gelassen bleiben und vor allem frei von Erwartungen. Diese innere Einstellung wird *Vairagya* genannt (wörtl. »frei von Gier«) und ist hilfreich für jegliche Übungspraxis, aber insbesondere, wenn es darum geht, sich meditativen Zuständen zu öffnen.
8. Am Ende sollten wir uns immer selber loben. Damit ist nicht das oft verpönte »Eigenlob« gemeint, sondern eine direkte Botschaft an das Belohnungssystem des Gehirns. Indem wir uns selber danken für die Zeit und die Mühe, für unsere Beharrlichkeit und Geduld und wir uns dafür loben, regen wir unser Gehirn an, Dopamin abzusondern. Dieser Botenstoff ist eng verknüpft mit der Erfahrung guter Gefühle und Freude. Wenn wir uns auf diese Weise über einen längeren Zeitraum immer wieder so eine kleine »Dopaminspritze« verpassen, merkt sich unser Gehirn, dass Meditation etwas ist, das uns Freude macht und gute Gefühle schenkt. Wir entwickeln »ein Interesse, das aus unserem Inneren erwächst« (Desikachar) und damit die für jedes kontinuierliche Üben unverzichtbare intrinsische Motivation.
9. Und dann wird das Meditieren plötzlich zum Selbstläufer …

Die sprachliche Gestaltung meditativer Übungen

Mehr als in jedem anderen Bereich der Yoga-Praxis ist in der Anleitung von Meditationen die Sprache der wesentliche Träger aller Bewusstseinsprozesse. Zum einen sitzen die Teilnehmenden in der Regel mit geschlossenen Augen da, sodass das Hören der einzige Sinneskanal ist, über den wir als Lehrende mit unseren Teilnehmer*innen kommunizieren. Zum anderen erschaffen wir durch den Klang unserer Stimme, die Modulation und die Wortwahl den Resonanzraum, der im besten Fall die Teilnehmenden von ihrem alltäglichen Bewusstseinszustand in einen meditativen Zustand geleitet.

Wortwahl

Um das zu ermöglichen, brauchen wir als Lehrende größtmögliche Sprachbewusstheit, also die Fähigkeit, uns »gewählt« und differenziert auszudrücken und die verschiedenen Phasen auf dem Weg in die und aus der Meditation mit einer angemessenen Modulation der Stimme atmosphärisch zu gestalten. Dabei ist die Wortwahl äußerst wichtig, da jedes Wort für uns mit einer bestimmten Konnotation »besetzt« ist und wir deshalb mit bestimmten Worten ganz unterschiedliche Erfahrungsräume gestalten können: solche, die eher entspannen und denen die Übenden sich zu öffnen vermögen (z. B. indem wir Angebote machen, Möglichkeiten eröffnen), und andere, die unbewusst Fragen oder Widerstände erzeugen (z. B. durch eine suggestive Sprachgestaltung, durch das Benennen von Grenzen und Defiziten der Übenden).

Wichtig ist es außerdem, die Übenden immer dann, wenn es um ihr Spüren und um ihre persönlichen Erfahrungen geht, mit »du« anzusprechen, da es uns Menschen nun mal völlig unmöglich ist, z. B. »zu spüren, wie es uns geht«!

Wichtig ist für die Wortwahl auch der Zeitpunkt des Übens/der Meditation. Als Lehrende sollten wir immer bedenken, dass – je nachdem, ob der Kurs am Morgen oder am Abend stattfindet – im Tagesablauf etwas anderes vor oder hinter den Teilnehmenden liegt. Der Zeitpunkt bestimmt nicht zuletzt die Ausrichtung der Meditationen und in gewisser Weise auch die stimmige Wortwahl.

Rhythmus und Pausensetzung

In der Anleitung zu einer meditativen Übung oder Meditation führt der Sprachrhythmus des/der Lehrenden die Übenden. Damit die mentalen Prozesse sich entschleunigen können, ist es wichtig, dass der/die Lehrende langsam spricht (aber nicht zu langsam!) und vor allem Pausen macht, damit ein Spüren und Erfahren des Gesagten möglich wird.

Beispielhaft dafür ist die Pausensetzung in den Meditationstexten dieses Buches, die auf meinen jahrelangen Erfahrungen gründet, aber natürlich nur als Angebot zu verstehen ist. Um das richtige Maß für die Pausen zu finden, müssen wir als Lehrende einfühlsam und achtsam in die Schwingung der Gruppe hineinspüren. Sie verändert sich, sobald ein Teil der Teilnehmenden bis zu einem gewissen Maß entweder wieder geistig aktiv *(Chitta Vritti)* oder dösig (tamasisch) wird. In solchen Situationen empfiehlt es sich für uns als Lehrende, der Gruppe einen verbalen Input zu geben, indem entweder die Meditationsanleitung weitergeführt wird oder die letzten Ansagen (mit leicht veränderter Formulierung) wiederholt werden.

Damit die Übenden bei sich bleiben können, ist es außerdem hilfreich,

- in kurzen, in sich abgeschlossenen Sätzen zu sprechen und dazwischen
- Pausen zu machen,
- durch Betonungen »Überschriften« zu schaffen,
- durch bewusste Modulation Akzente zu setzen,
- Fragen bewusst zu gestalten und sprachlich deutlich zu machen, dass es darum geht, dass die Übenden sich selbst die Antworten geben,
- mit der Stimme bis zum Satzende deutlich und präsent zu bleiben und dann erst zu entspannen.

Die wesentliche Bedeutung des Stimmklangs

Es ist eine besondere Herausforderung für Lehrende, sich in einer meditativen Situation einerseits ganz in das Gesagte einzuspüren und ganz bei sich zu sein und andererseits sprachlich präsent und vor allem für die Übenden gut hörbar zu bleiben.

In der überwiegenden Zahl der Lehrproben mit Themen der Meditation hat sich dieser Anspruch, gleichermaßen innen wie außen sprachlich präsent zu sein, als das größte und bedeutendste Lernfeld herausgestellt! Die Rückmeldungen der Übenden zeigten übereinstimmend, dass immer dann, wenn Lehrende sich zu sehr mit ihrem Fühlen (und damit mit der Stimme) in sich zurückzogen und deswegen weniger oder kaum hörbar waren, sie entweder abschalteten oder so sehr »die Ohren spitzten«, dass sie nicht mehr bei sich bleiben konnten. Anstatt sich der Meditation zu öffnen, waren sie dann nur noch »ganz Ohr« und damit ganz bei dem/der Lehrenden!

Es zeigte sich außerdem, dass ein bloßes Hinweisen auf diesen Mechanismus des Leiserwerdens bei Meditationsansagen nicht ausreicht, um wirklich eine Veränderung einzuleiten, sondern dass diese Fähigkeit von den meisten Yoga-Lehrenden über einen längeren Zeitraum mit einem oder einer Sprach- und Stimmlehrer*in eingeübt werden muss!

Übungsfelder eines solchen Sprechtrainings sind:

- Atem und Sprechkoordination (auch durch die Einbeziehung der typenpolaren Atmung),
- Verankerung der Stimme im Körper (der als Resonanzraum dient und damit den Stimmklang und die Hörbarkeit deutlich beeinflusst),
- Schulung der Artikulation,
- Erweiterung der Resonanz, um hörbar zu bleiben, ohne die Stimme bewusst »zu erheben«,
- Umgang mit sprachlich anspruchsvollen Situationen, z. B. Nebengeräuschen, Raumgröße, Akustik des Raumes (dumpf, hallig), oder persönlichen Beeinträchtigungen, z. B. Frosch im Hals, Heiserkeit, trockene Kehle.

Das Bedingungsgefüge für einen Meditationskurs

In unserem westlichen Kontext ist es sinnvoll zu überlegen, unter welchen Bedingungen ein Meditationskurs stattfinden sollte, denn wir westlichen Menschen fühlen uns viel schneller gestört durch Geräusche, Lärm, Gerüche, extreme Temperatur usw. Um sich als Lehrende oder Lehrender das Unterrichten nicht unnötig schwer zu machen, sollte man bedenken, was man selber gebraucht hat bzw. sich gewünscht hätte, um in die Ruhe zu finden. Hilfreich ist es, sich selber eine Checkliste anzulegen – in Anlehnung an den folgenden Vorschlag.

Checkliste für den Meditationsunterricht

- Wo liegen die Räumlichkeiten? (In welchem Maße kann der Raum geräuschisoliert werden?)
- Wie groß ist der Raum? Und wie viele Teilnehmer*innen erwartest du?
- Ist genug Platz für die Übungen, falls du welche ansagen willst, bzw. für die Rückenlage?
- Kann man das Licht dimmen? (Brummt der Dimmer?)
- Ist der Raum ausreichend zu belüften?
- Wie ist die Raumtemperatur? Ein zu kalter Raum macht eine ruhige Praxis oder Meditation unmöglich.
- Ist der Boden sauber?
- Wo liegen die Umkleiden und Sanitärraume? Müssen verspätete Teilnehmer*innen durch den Unterrichtsraum laufen oder die Übenden den Toilettengeräuschen lauschen?
- Zur Ausstattung:
  - Gibt es Matten, Decken, Kissen, Klötze usw.? Sind bei Bedarf auch Stühle oder Meditationsbänkchen vorhanden?

Beziehung zwischen Lehrenden und Teilnehmenden

Zu Beginn eines Kurses ist es wichtig, die Teilnehmenden zunächst einmal kennenzulernen und eine Beziehung aufzubauen. Da gerade in der Stille der Meditation bei den Teilnehmenden viel geschieht, ist es sinnvoll, sich als Lehrende oder Lehrender zu informieren, wie es um die Menschen bestellt ist, die man in den nächsten Wochen und Monaten durch das Abenteuer der Selbsterforschung begleiten wird. Es empfehlen sich gleichermaßen persönliche Vorgespräche wie auch Fragebogen. Ein Vorschlag für einen solchen Fragebogen findet sich im Anhang.

Für Lehrende ist Folgendes wichtig zu wissen:

- Was sucht die/der Teilnehmende?
- Was ist ihre/seine Motivation, Meditation zu erlernen?
- Leidet die/der Teilnehmende unter gesundheitlichen Störungen, z. B. einer Herz-Kreislauf-Erkrankung, Hypotonie/Hypertonie, Tinnitus, (Dreh-)Schwindel? Ist sie/er sehr nervös bzw. sehr erschöpft?
- Leidet die/der Teilnehmende unter psychischen Störungen, z. B. Angststörungen, mittelschweren oder schweren depressiven Episoden, dem Auftreten von psychotischen Schüben, Wahnvorstellungen usw.?
- Verfügt die/der Übende über Vorerfahrungen?
- Beabsichtigt die/der Übende regelmäßig Meditation zu üben? Wenn ja, wie lange?

Prozessbegleitende Einzelgespräche führen

In allen Traditionen ist es üblich, dass die Meditationslehrer*innen bewusst und aktiv den Kontakt zu den Lernenden halten. Das gilt besonders während längerer Retreat-Phasen, während derer sich die Übenden einmal täglich zu einem kurzen Gespräch bei den Lehrenden einfinden. Sie können dann berichten, was sie erlebt und dabei gefühlt haben, und können Fragen dazu stellen. Auf diese Weise entsteht nach und nach eine persönliche Beziehung zwischen Übenden und Lehrenden, die im Prozess der Selbsterforschung als unverzichtbar angesehen wird. Gerade weil Meditation immer Selbsterforschung und damit ein psychischer Prozess ist, braucht sie die Begleitung durch eine erfahrenen Lehrerin oder einen erfahrenen Lehrer.

Wenn die Meditation im Yoga-Unterricht mitläuft, sollten

wir als Lehrende unsere Teilnehmer*innen zumindest wissen lassen, dass wir ihnen zur Verfügung stehen, wenn drängende oder sogar bedrängende Fragen auftauchen. Manchmal lassen sich solche Fragen aber auch in einer Feedbackrunde am Ende der Übungspraxis klären.

Die rechtliche Seite

Zu guter Letzt noch ein Hinweis auf die rechtliche Situation. Yoga-Lehrende und Meditationslehrende befinden sich in Deutschland in einer rechtlichen Grauzone. Beide bieten Methoden und Konzepte an, die nicht nur die Gesunderhaltung fördern, sondern noch viel öfter zur Gesundung oder sogar Genesung von bestimmten Leiden beitragen.

Obwohl sowohl Yoga als auch Meditation nicht nur in der Mind-Body-Medizin[1], sondern zunehmend auch allgemein in der Medizin als »begleitende (adjuvante) Therapie« anerkannt sind, müssen die Lehrenden sehr achtsam sein, wie sie die Wirkungen der Praxis beschreiben. Das gilt besonders für Kursausschreibungen, Werbung und Internettexte zum eigenen Angebot.

In Deutschland gibt es feste gesetzliche Standards, wer die Heilkunde ausüben darf. Laut § 1 des Heilpraktikergesetzes fällt unter die Ausübung der Heilkunde »jede berufs- oder gewerbsmäßig vorgenommene Tätigkeit zur Feststellung, Heilung oder Linderung von Krankheiten, Leiden oder Körperschäden bei Menschen, auch wenn sie im Dienste von anderen ausgeübt wird.«

Berechtigt zur Ausübung der Heilkunde sind Ärzt*innen, Physiotherapeut*innen, Heilpraktiker*innen und Psychologische Heilpraktiker*innen, also alles Menschen, die eine längere fachliche Ausbildung absolviert haben und einen staatlichen Abschluss vorweisen können.

Wer nicht dazu berechtigt ist, macht sich strafbar, wenn die Tätigkeit bzw. ein Teil davon als Therapie angeboten wird bzw. Heilversprechen gemacht werden. Das Heilpraktikergesetz ist hier ganz eindeutig, denn in § 5 heißt es: »Wenn jemand die Heilkunde ausübt, ohne Arzt oder Heilpraktiker zu sein, begeht derjenige eine Straftat. Sie wird mit einer Geldstrafe oder einer Verurteilung zu einem Gefängnisaufenthalt bis zu einem Jahr geahndet.«

Besonders Heilversprechen werden schnell und oft unbedacht gemacht, weil die Lehrenden oft genug an sich selbst bereits erfahren haben, dass eine regelmäßige Meditationspraxis heilsam und damit therapeutisch wirksam war! Also gilt es, in dieser Hinsicht immer besondere Achtsamkeit walten zu lassen.

Anhang

Anmerkungen

Einleitung

1 Midal, Fabrice: Die innere Ruhe kann mich mal! – Meditation radikal anders, München 2018, S. 16.

Die Grundlagen

1 Sedlmaier, Peter: Die Kraft der Meditation – Was die Wissenschaft darüber weiß, Reinbek 2016, S. 13.

2 Sedlmaier, Peter: a. a. O.

3 Ott, Ulrich: Spiritualität für Skeptiker, München 2021, S. 18.

4 Im Gegensatz zu den Quellentexten des Yoga, die die unterschiedlichen Bewusstseinszustände im Kontext ihrer jeweiligen Sichtweisen (den *Darshanas*) äußerst differenziert beschreiben.

5 Sedlmaier, Peter: Die Kraft der Meditation – Was die Wissenschaft darüber weiß, Reinbek 2016, S. 55 (im Originaltext paraphrasiert).

6 Bäumer, Bettina: Upanishaden – Die heiligen Schriften Indiens meditieren, München 1997, S. 24 f.

7 Bäumer, Bettina: a. a. O., S. 136.

8 Mitschrift der Autorin eines BDY-Ausbildungsseminars mit Ela Thole.

9 Sri Aurobindo: Bhagavadgita, Gladenbach 1995, S. 43 f.

10 Sri Aurobindo: a. a. O., S. 44.

11 Desikachar, T. K. V.: Über Freiheit und Meditation – Das Yoga Sūtra des Patañjali, Petersberg 2006, S. 48 (Kommentar zu Sutra 1.14).

12 Desikachar, T. K. V.: a. a. O.

13 https://de.wikipedia.org/wiki/Meditation (abgerufen am 11. Februar 2021).

14 Aus der persönlichen Mitschrift eines Vortrags.

15 Kabat-Zinn, Jon: 108 Momente der Achtsamkeit, Freiburg 2009, S. 26.

16 Wetzel, Sylvia: Meditieren – aber wie? Krisen in der Meditation überwinden, Stuttgart 2018, S. 15.

17 Chödrön, Pema: Meditieren – Freundschaft schließen mit sich selbst, München 2013, S. 16.
18 Ursula Lyon in einem Interview mit Anna Trökes.
19 Mitschrift der Autorin bei einem Seminar von Michael Kissener.
20 Midal, Fabrice: Die innere Ruhe kann mich mal – Meditation radikal anders, München 2018, S. 77.
21 Quelle unbekannt.
22 In den letzten Jahren gab es einen regelrechten Boom dieser Forschungsarbeiten. Wer sich weitergehend damit beschäftigen möchte, findet unter dem Suchbegriff »Meditation« in der frei zugänglichen Datenbank PubMed (http://pubmed.org) eine Vielzahl von Studien dazu.
23 Hanson, Dr. phil. Rick/Mendius, Dr. med. Richard: Meditationen um das Gehirn zu verändern, CD 1, Aitrang 2009, Track 5 (Mitschrift des Audio-Tracks durch die Autorin).
24 Transkription eines Gesprächs mit Richard Davidson in der Sendung »Sternstunden« des SRF vom 22.04.2018 (https://youtu.be/CcwrWPQdfuk; abgerufen am 11. Februar 2021).
25 Hanson, Dr. phil. Rick/Mendius, Dr. med. Richard: Meditationen um das Gehirn zu verändern, CD 1, Aitrang 2009, Track 5 (Mitschrift des Audio-Tracks durch die Autorin).
26 Hanson, Dr. phil. Rick/Mendius, Dr. med. Richard: a. a. O. (Mitschrift der Autorin).
27 Transkription der Autorin des Films »Die heilsame Kraft der Meditation« von Benoît Laborde, gesendet auf ARTE am 23.09.2017 (https://youtu.be/_5SOsXqpptI; abgerufen am 13. Februar 2021).
28 Ein internationales buddhistisches Forschungsprojekt zur Langzeituntersuchung der Auswirkungen von Meditation auf Körper und Psyche (shamatha.org; abgerufen am 13. Februar 2021).
29 Transkription der Autorin des Films »Die heilsame Kraft der Meditation« von Benoît Laborde, gesendet auf ARTE am 23.09.2017 (https://youtu.be/_5SOsXqpptI; abgerufen am 13. Februar 2021). Diese Äußerungen beziehen sich auf die Forschungen von Elissa Epel, Professorin an der University of California in San Francisco.
30 Ott, Ulrich: Spiritualität für Skeptiker, München 2021, S. 27 f.
31 Sedlmeier, Peter: Die Kraft der Meditation – Was die Wissenschaft darüber weiß, Reinbek 2016, S. 174.
32 Eine genaue Beschreibung dieses Zusammenhangs findet sich bei Davidson, Richard/Bagley, Sharon: Warum regst du dich so auf? Wie die Gehirnstruktur unsere Emotionen bestimmt, München 2016. Die Unterschiede zwischen einzelnen Menschen sind – so die Forschung – zwischen 20 und 60 Prozent genetisch bedingt.

33 Aufmerksamkeitsnetzwerke finden sich im Frontallappen, im posterioren Parietallappen, im cingulären Cortex, in den superioren Colliculi, im Thalamus und im RAS (retikuläres aktivierendes System).

34 Diese Einteilung geht zurück auf: Posner, MI/Petersen, SE: The attention system of the human brain, *Annu Rev Neurosci.* (1990) 13:25–42 (PubMed)

35 In Anlehnung an Siegel, Daniel: Gewahrsein – Was es heißt, präsent zu sein, Freiburg 2020, S. 71 ff.

36 Siegel, Daniel: a. a. O., S. 56.

37 Mitschrift der Autorin eines Vortrags von Sylvia Wetzel mit dem Titel »Grundlagen der Achtsamkeitspraxis« im Rahmen der 60. Lindauer Psychotherapiewochen »Identitäten«/»Erinnern und Vergessen«, April 2010 in Lindau (CD des Auditorium Verlags).

38 Bordt SJ, Michael: Die Kunst, sich selbst auszuhalten – Ein Weg zu innerer Freiheit, München 2013, S. 10.

39 Desikachar, T. K. V.: Über Freiheit und Meditation – Das Yoga-Sūtra des Patañjali, Petersberg 2006, S. 31.

40 Midal, Fabrice: Die innere Ruhe kann mich mal – Meditation radikal anders, München 2018, S. 132.

41 Midal, Fabrice: a. a. O., S. 140.

42 Mind kommt aus der indoeuropäischen Wortwurzel »*man*«; im Sanskrit wurde sie zu *manas* (der individuelle mentale Bereich), im Französischen zu *le mental* und eben im Englischen u. a. zu *mind.*

43 Siegel, Daniel: Gewahrsein – Was es heißt, präsent zu sein, Freiburg 2020, S. 60.

44 Mitschrift der Autorin aus der Präsentation von Ulrich Ott zu einem Vortrag in der Urania Berlin.

45 In dieser Form übernommen aus einem Vortrag von Ulrich Ott, der sich hier bezieht auf Piron, Harald: Meditation und ihre Bedeutung für die seelische Gesundheit, in: Transpersonale Studien, Oldenburg 2003.

46 Midal, Fabrice: Die innere Ruhe kann mich mal – Meditation radikal anders, München 2018, S. 49.

47 Midal, Fabrice: a. a. O., S. 89.

48 Siehe »Default Mode Network« im Online Lexikon für Psychologie und Pädagogik (https://lexikon.stangl.eu; abgerufen am 10. Februar 2021).

49 Siegel, Daniel: Gewahrsein – Was es heißt, präsent zu sein, Freiburg 2020, S. 169.

50 Im Gegensatz zu dem Bewusstseinszustand des offenen Gewahrseins bleibt der Geist im Zustand des Beobachters klarer ausgerichtet, also fokussierter. Im Gewahrsein schaut man wie auf eine weite Land-

schaft oder das Meer. Als Beobachter schaut man dagegen eher auf einen bestimmten Schauplatz.

51 In der Übertragung von Desikachar, T. K. V.: a. a. O., S. 70.

52 Siegel, Daniel J.: Das achtsame Gehirn, Freiburg 2010, S. 95.

53 Cluster = Bündelung, Ansammlung (hier in dem Sinn des bekannten neurologischen Grundsatzes von Donald Hebb: »Neurons that wire together fire together.«).

54 Trökes, Anna/Knothe, Bettina: Neuro-Yoga – Wie die alte Weisheitspraxis auf unser Gehirn wirkt, München 2014, S. 88.

55 Pema Chödrön: Meditieren – Freundschaft schließen mit sich selbst, München 2013, S. 78.

56 Pema Chödrön: a. a. O., S. 74.

57 Kabat-Zinn, Jon: Gesund durch Meditation – Das große Buch der Selbstheilung, Frankfurt a. M. 2006, S. 258.

58 Aus einem Interview mit Ursula Lyon für: Trökes, Anna: Die sieben Schätze des Yoga. München 2010, S. 98.

Die Praxis

1 van Quekelberghe: Meditative Psychotherapie im Kontext der Yoga-Vasiṣṭha und Vijñana-Bhairava, in: Piron, Harald/van Quekelberghe, Renaud van: Yoga und Meditation – Achtsamkeit, Heilung, Selbsterkenntnis, Eschborn 2010, S. 109.

2 van Quekelberghe: a. a. O., S. 109.

3 Siehe: Yogameditation – Ein Handbuch, Bielefeld 2004, und Die kleine Yoga-Philosophie – Grundlagen und Übungspraxis verstehen, München 2013.

4 In der Übertragung von Desikachar, T. K. V.: a. a. O., S. 49.

5 a. a. O., S. 49.

6 a. a. O., S. 52.

7 Zwar gilt der Weise Patañjali allgemeinhin als der Verfasser des *Yoga-Sutras,* doch geht man in der Forschung inzwischen davon aus, dass dieses Werk von mehreren Autoren schriftlich niedergelegt wurde.

8 In der Übertragung von Desikachar, T. K. V.: a. a. O., S. 98 (YS 3. 3).

9 a. a. O., S. 72.

10 a. a. O., S. 153.

11 a. a. O., S. 153.

12 Trökes, Anna/Glet, Beate: Hatha-Yoga-Pradipika – Eine Abhandlung über den Hatha-Yoga, Berlin 2014, S. 41.

13 a. a. O., S. 49.
14 Bedingt durch die Struktur dieses Kursprogramms, das so angelegt ist, dass einzelne Übende jederzeit zu Hause üben können, machte es allerdings keinen Sinn, *Mantra*-Meditationen hier mit aufzunehmen, da sie zum Einüben am besten in der Gruppen im sogenannten *Kirtan* (Wechselgesang zwischen Lehrer*in und Gruppe) funktionieren.
15 a. a. O., S. 53 f.
16 a. a. O., S. 54.
17 Zitiert nach R. Sriram, Patañjali – Das Yogasutra, Bielefeld 2013, S. 92.
18 Die genaue Webadresse ist im Anhang zu finden.
19 Weber, Andreas: Sein und Teilen – Eine Praxis schöpferischer Existenz, Bielefeld 2017, S. 28.
20 Siegel, Daniel: Mindsight – Die neue Wissenschaft der persönlichen Transformation, München 2012, S. 145.

Fachdidaktik der Meditation

1 Heilverfahren aus der Alternativmedizin, das von der intensiven Wechselwirkung zwischen Geist/Psyche (Mind) und Körper ausgeht und auf die Stärkung der Selbstheilungskräfte im Menschen abzielt; wird meist ergänzend zu schulmedizinischen Behandlungen eingesetzt.

Anleitung zur 3-Minuten-Meditation

Eine solch kurze Meditation ist ideal für alle Menschen, die das Gefühl haben, zu wenig Zeit zu haben, oder die tatsächlich ständig in einen engen Terminplan eingespannt sind. Gerade für diejenigen, die unter akutem oder chronischem Stress leiden, ist die 3-Minuten-Meditation unverzichtbar, denn sie erlaubt es, kleine Oasen der Ruhe und Selbstbesinnung im Alltag zu etablieren, ohne dass der Zeitplan durcheinandergerät.

Die jahrzehntelang erfahrene Meditationslehrerin Ursula Lyon verglich diese Meditationsübung deswegen mit der früher üblichen Zigarettenpause. Sie war gesellschaftlich nicht nur geduldet, sondern fest etabliert, und erlaubte den Menschen, sich immer wieder für einen kurzen Zeitraum von allem zurückzuziehen und zu sich zu kommen (leider mit all den bekannten schädlichen Nebenwirkungen des Rauchens). Heute, in einer Zeit, in der Meditation immer mehr gesellschaftliche Anerkennung gewinnt, ergibt es Sinn, sich dafür einzusetzen, solche Minioasen im Alltag zu etablieren, denn hier liegt der Nutzen für die körperliche, geistige und psychische Gesundheit auf der Hand.

Wenn sie erst einmal eingeübt ist, dann kann man diese Meditation auch mit offenen Augen oder im Liegen üben. Sonst ist ein aufrechter bequemer Sitz ideal.

Die 3-Minuten-Meditation umfasst drei Phasen von je einer Minute, die bereits auch die gesamte Übungsanleitung ausmachen:

1. Befindlichkeitscheck: Wie geht es mir jetzt?
2. Atem zählen: Wie oft atme ich pro Minute?
3. Den Atem entspannen und weit werden lassen.

Am Ende der 3-Minuten-Meditation ist es wichtig, sich zu loben, dass man die Meditation überhaupt gemacht hat, und anzuerkennen, dass man sich bemüht hat – selbst wenn die Gedanken ohne Unterlass abgeschweift sind!

Ursula Lyon weist immer wieder darauf hin, dass es wichtig ist, sich zuzugestehen, dass wir uns wenigstens bemüht haben. Mehr, als uns zu bemühen, geht nicht, denn darauf, ob Meditation so gelingt, wie wir es uns vorstellen, haben wir keinen Einfluss.

Um die drei Minuten zu takten, nutzt man sinnvollerweise eine der vielen Apps für Smartphones, die unter dem Stichwort »Meditationstimer« zu finden sind. Sie lassen sich so programmieren, dass man eine Gesamtdauer der Meditation von drei Minuten einstellen kann und am Ende jeder Minute einmal kurz ein Gong läutet.

Zu Beginn sollte diese Meditation möglichst oft am Tag geübt werden, damit sich im Gehirn ein neuronales Muster bildet, woraus sich eine Gewohnheit etablieren kann. Günstig ist es, zunächst einmal feste Tageszeiten zu wählen, z. B. gleich nach dem Wachwerden, in einer Arbeitspause, irgendwann im Verlauf des Abends. Die Meditation hilft auch, wenn man gestresst und aufgewühlt z. B. aus einem Meeting kommt oder man ein schwieriges Gespräch vor sich hat.

Anleitung zur *Maitri*-Meditation

Maitri-Meditation für dich selbst

Suche dir einen ruhigen Ort mit angenehmer Atmosphäre. Nimm eine bequeme Meditationshaltung ein. Schließe die Augen und atme mehrmals langsam und tief ein und aus. Beobachte deinen Atem eine Weile.

Lenke dann deine Aufmerksamkeit auf die Gegend deines Herzens. Stelle dir vor, wie die Sonne darauf strahlt und den Bereich deines Herzens mit Licht und Wärme erfüllt. Spürst du, wie diese Wärme dein Herz öffnet? Sprich dann zu dir selbst: »Möge ich glücklich sein.«

Lass die Worte mit jedem Atemzug tiefer in dein Herz. Bleibe einige Minuten bei diesem Wunsch für dich selbst und wiederhole ihn mehrfach. Gehe dann weiter zum nächsten Satz: »Möge ich mich sicher und geborgen fühlen.«

Auch bei diesem Satz bleibst du eine Weile, bis du deinen nächsten Wunsch formulierst: »Möge ich gesund sein.«

Nimm auch diesen Satz in dein Herz auf und geh dann zum letzten Satz über:

»Möge ich sorgenfrei leben.«

Wenn du diesen vier Sätzen dein Herz geöffnet hast, dann wiederhole sie noch mehrmals nacheinander, sooft du willst. Versuche wenigstens zehn Minuten bei der *Maitri*-Meditation zu bleiben. Mit der Zeit wirst du merken, dass dein Umgang mit dir selbst (noch) respekt- und liebevoller wird.

Maitri-Meditation für andere

Die *Maitri*-Meditation für andere funktioniert wie oben beschrieben, nur dass du dir bei deiner Meditation einen Menschen ins Gedächtnis rufst, den du gerne magst, dem du dankbar bist. Die Sätze lauten dann entsprechend: »Mögest du glücklich sein«, »Mögest du dich sicher und geborgen fühlen«, »Mögest du gesund sein«, »Mögest du sorgenfrei leben«.

Wenn du geübt bist in der *Maitri*-Meditation für dich selbst und für die, denen du Gutes wünschst, dann kannst du noch weitergehen. Schicke deine guten Wünsche Menschen, denen du neutral gegenüberstehst, oder jenen, von denen du glaubst, dass sie deiner guten Wünsche bedürfen, wie leidgeprüften oder einsamen Menschen.

Wenn du noch ein bisschen weitergehen möchtest, dann schließe einen Menschen in deine *Maitri*-Meditation ein, den du nicht besonders magst, mit dem du vielleicht nicht gut auskommst: ein unehrlicher Arbeitskollege, ein ungerechter Chef, eine zänkische Nachbarin o. Ä. Versuche, dich über die unangenehmen Gefühle, die du mit dieser Person verbindest, hinwegzusetzen, versuche, sie neutral zu sehen. Zugegebenermaßen ist dies eine ziemlich fortgeschrittene Übung. Aber wenn du auch diese dir unangenehmen Zeitgenoss*innen regelmäßig in deine *Maitri*-Meditation einschließt, wirst du bald merken, wie sich dein Verhältnis zu diesen Personen positiv verändert. Dein Wohlwollen wird die Situation entspannen, wird die Weichen stellen für ein besseres Miteinander.

Der letzte Schritt ist, ein Wohlwollen für die ganze Welt zu wünschen – im Sinne von »Mögen alle Wesen glücklich sein«.

Fragebogen

Fragebogen für Teilnehmende

Fragebogen zum Gesundheitszustand und zur Motivation für Teilnehmende an Meditationskursen

(Mehrfachnennungen möglich)

Warum meditiere ich? Ich suche vor allem:

- o Ruhe
- o Entspannung
- o abschalten können
- o Wohlgefühl
- o Verbesserung meiner Gesundheit
- o besser schlafen können
- o besserer Umgang mit Schmerzen
- o Selbsterforschung und Selbsterkenntnis
- o mir selbst nahekommen
- o mir Zeit für mich nehmen/Selbstfürsorge
- o mehr Bewusstheit
- o mehr Klarheit
- o die Erfahrung von Weite, Offenheit, Durchlässigkeit
- o inneren Frieden
- o spirituelle Erfahrungen wie *Samadhi*, Erleuchtung, Einswerden, Freiheit
- o
- o
- o

Wie lange meditierst du schon?

....

Wie regelmäßig meditierst du/beabsichtigst du zu meditieren?

....

Wann ist ein guter Zeitpunkt/sind gute Zeitpunkte für eine tägliche Meditationspraxis?

....

Welche Medikamente (außer Nahrungsergänzungsmittel) nimmst du regelmäßig?

....

....

Hast du Beschwerden/Krankheiten (körperlich und/oder seelisch), von denen ich wissen sollte?

....

....

Ort / Datum Unterschrift

____

Fragebogen für Lehrende

Fragebogen zur Motivation zur Selbstklärung für Unterrichtende

(Mehrfachnennungen möglich)

Warum meditiere ich? Ich suche vor allem:

- o Ruhe
- o Entspannung
- o abschalten können
- o Wohlgefühl
- o Verbesserung meiner Gesundheit
- o besser schlafen können
- o besserer Umgang mit Schmerzen
- o Selbsterforschung und Selbsterkenntnis
- o mir selbst nahekommen
- o mir Zeit für mich nehmen/Selbstfürsorge
- o mehr Bewusstheit
- o mehr Klarheit
- o die Erfahrung von Weite, Offenheit, Durchlässigkeit
- o inneren Frieden
- o spirituelle Erfahrungen wie *Samadhi*, Erleuchtung, Einswerden, Freiheit
- o
- o
- o

Wie lange meditierst du schon?

....

Wie regelmäßig meditierst du/beabsichtigst du zu meditieren?

....

Warum möchtest du Meditation unterrichten?

....

....

In welchem Rahmen möchtest du Meditation unterrichten?

o im Rahmen meines wöchentlichen Yoga-Unterrichts
o in Seminaren (Wochenendkurse/Ferienkurse)
o auf Retreats
o in einem therapeutischen Kontext

Vorschlag für ein Meditationstagebuch

Bei einem Meditationstagebuch geht es vorrangig darum, Erfahrungen zu notieren und zu erinnern. Jede Meditation kann kleine oder größere Aha-Erlebnisse mit sich bringen. Du lernst dich beim Meditieren selbst kennen und wirst viel über deine eigenen Stärken und Schwächen erfahren. Darüber hinaus wirst du im Laufe der Zeit einige Tricks herausfinden, die dir helfen, die Aufmerksamkeit zu halten. Du wirst z. B. Erfahrungen sammeln, wie sich Körperempfindungen auf die Meditationsqualität auswirken. Mit der Zeit wird dir bewusster werden, welche Gefühle dich behindern oder fördern. Und du wirst lernen, welche Themen/Probleme du loslassen kannst bzw. welche sich wie eine Zecke in deinen Gedanken festbeißen und nach Lösung verlangen.

Je nachdem, wie dein Tag vor der Meditation verlaufen ist, kann dies anfänglich noch großen Einfluss auf deine Konzentration und Entspannung haben. Je mehr Erfahrungen du dazu sammelst, wie du mit diesen Einflüssen geschickt umgehen kannst, desto leichter kannst du bei dir bleiben und in die Meditation finden. Diese Erfahrungen bilden einen Schatz an Wissen, den du hüten und bewahren kannst. Indem du deine Fortschritte, bestimmte Phänomene, außergewöhnliche Ereignisse etc. notierst, entsteht Selbst-Bewusstheit. Bestimmte Situationen und Probleme tauchen immer wieder auf und bilden ein Muster. Diese Muster zu erkennen (»Ah, da ist ja wieder dieser alte bekannte Gedanke!«) hilft uns, Gelassenheit zu entwickeln und den mentalen Phänomenen mit zunehmendem Gleichmut zu begegnen.

Unsere Fähigkeiten, die Aufmerksamkeit ausgerichtet zu halten und in die Meditation zu finden, entwickeln sich im Normalfall nur langsam. Deshalb solltest du sehr aufmerksam deine Meditationserfahrungen beobachten und verfolgen, damit du merkst, was sich in dir entwickelt. Erfolge und Veränderungen über ein Jahr lang zu verfolgen, wird ohne tägliche Notizen nur ein sehr vages Bild ergeben, an dem du dich nicht wirklich orientieren könntest. Eine andere wichtige Wirkung von Notizen ist, dass du dir bestimmte Schlüsselerlebnisse immer wieder vergegenwärtigen oder sie bewusst reflektieren kannst.

Als Beispiel habe ich einen kleinen Meditationsbericht zur Anschauung verfasst. Verstehe die folgende Fragen und Notizen bitte als Anregung. Suche dir diejenigen Dinge heraus, die dir zusagen, lass weg, was du für unnötig hältst, und ergänze, was du für notwendig erachtest.

Beispiel eines Meditationsberichts für Einsteiger*innen

Tag: 17.2.2017
Zeit: 17.00 bis 18.00 Uhr
Meditationsart: Meditation der fünf Verhüllungen

Ort/Einflüsse: Der Raum ist etwas überheizt (27° C).
Ziel der Meditation: Mich der Erfahrung öffnen und ausgerichtet bleiben.

Befindlichkeit vor der Meditation:

- Körper: leicht verspannte Schultern (bin etwas gestresst heute, habe mich gerade mit … gestritten)
- Gefühl: leicht erregt
- Thema: Ich denke viel über meine Wochenplanung nach …

Meditationsbeschreibung:

- Unterbrechungen: 2
- Konzentrationsstufe: 3 (eigene Einschätzung – ohne Bewertung!)

Phänomene:

- Nach ca. zehn Minuten ließ meine Konzentration deutlich nach.
- Die Ausrichtung auf Atem-Achtsamkeit half mir, meinen Geist wieder zu sammeln.
- Gegen Ende der Meditation bemerkte ich ein Gefühl des Erfülltseins und des »Vollständigseins«.

Was hat die Meditation bewirkt?

- Körper: Ich habe den Eindruck, energetisiert zu sein, meine Schultern sind locker.
- Gefühl: Ich habe gute Laune :)

Was kann besser werden?

Ich lasse mich noch zu leicht von Geräuschen ablenken und verliere dabei das Meditationsobjekt. Das ärgert mich in der Meditation sehr. Ich will künftig mehr darauf achten, gelassener zu reagieren und vor allem: *mich nicht ärgern zu lassen* (von mir selbst ;-().

Vorlage für eigene Meditationseintragungen

Meditationsformular

Tag:
Zeit:
Meditationsart:

Ort/Einflüsse:
Ziel der Meditation:

Befindlichkeit vor der Meditation:

....

Meditationsbeschreibung:
- Unterbrechungen:
- Konzentrationsstufe: (eigene Einschätzung – ohne Bewertung!)

Phänomene:

....

Was hat die Meditation bewirkt?

....
....

Was kann besser werden?

....
....

....
....

Danksagung

Wenn ich nicht das große Glück gehabt hätte, schon 1984 in unserem ersten Baustein-Lehrgang der BDY-Yogalehrer*innen-Ausbildung Ursula Lyon zu treffen, hätte ich mich wohl nie wirklich mit Meditation angefreundet. Ursula verstand es, mir zu helfen, meinen unruhigen, ewig hungrigen Geist mit Geduld und Verständnis so zu besänftigen, dass das Sitzen in der Stille für mich nicht nur eine Qual war.

Ursula unterstützte mich auch, als sich aus dieser Stille Schattenanteile meiner selbst in Form von kollektiven Schuldgefühlen und Ängsten erhoben. Sie war mein erster – und damit vielleicht mein wichtigster – Anker im Meer meiner Gefühle und Gedanken. Ihr Mitgefühl und ihre Zuwendung wurden zur Grundlage meines Vertrauens in den Weg. Ich danke ihr aus tiefem Herzen als Lehrerin und Freundin!

Ein zweiter großer Glücksfall in meinem Leben war die Begegnung mit dem »Yoga der Energie«, der als ein integraler Hatha-Yoga-Weg der Meditation immer einen bedeutenden und vor allem als unverzichtbar angesehenen Platz einräumte.

Ich danke von Herzen meinen Lehrern und Lehrerinnen, vor allem Roger Clerc und Boris Tatzky für ihren wunderbaren Unterricht, der mich bis heute zutiefst inspiriert.

Ich danke Michael Kissener, der mich ebenfalls jahrelang als Lehrer und kollegialer Freund begleitete und mich mit der Fachdidaktik der Yoga-Meditation bekannt machte.

Und ich danke meinem hochgeschätzten Verleger Werner Vogel, der es mir ermöglichte, Michaels Lehren bei Via Nova als Buch vorzustellen.

Auch Andreas Klaus, dem Verleger dieses Buches, danke ich von Herzen für sein Vertrauen und seine stete Ermutigung, die mir erlaubte, mich immer wieder auf Neuland vorzuwagen. Mit im »Team« war wieder unsere hochgeschätzte Lektorin Susanne Klein. Es war wieder eine große Freude, mit ihr zu arbeiten. Danke dafür!

Register

Literatur

Bäumer, Bettina: *Upanishaden – Die heiligen Schriften Indiens meditieren.* Kösel Verlag, München 1997.

Banzhaf, Harald/Schmidt, Stefan: *Meditieren heilt – Vorbeugen und gesund werden durch Achtsamkeit.* Herder Verlag, Freiburg 2018.

Bordt SJ, Michael, SJ: *Die Kunst sich selbst auszuhalten – Ein Weg zu innerer Freiheit.* ZS Verlag, München 2013.

Brandt, Steffen: *Vom Kopfkino zur inneren Stille – Die Praxis der Yogapsychotherapie.* Tredition, Hamburg 2020.

Chödrön, Pema: *Meditieren – Freundschaft schließen mit sich selbst.* Kösel Verlag, München 2013.

Davidson, Richard/Bagley, Sharon: *Warum regst du dich so auf? Wie die Gehirnstruktur unsere Emotionen bestimmt.* Goldmann Verlag, München 2016.

Desikachar, T. K. V.: Über Freiheit und Meditation – Das Yoga Sūtra des Patañjali, via nova Verlag, Petersberg 1997.

Hanson, Rick/Mendius, Richard: *Meditationen um das Gehirn zu verändern.* Windpferd Audio, Aitrang 2009.

Hölzel, Britta: *Die große Achtsamkeitsbox (1 DVD Achtsamkeitsyoga, 2 CDs Meditationen & Bodyscans).* 5W Verlag, Berlin 2012.

Hölzel, Britta: *Neurobiologische Mechanismen der Achtsamkeitsmeditation (DVD eines Vortrags auf der Jahrestagung der MEG).* Auditorium Verlag, Bad Kissingen 2012.

Kabat-Zinn, Jon: *108 Momente der Achtsamkeit.* Arbor Verlag, Freiburg 2009.

Kabat-Zinn, Jon: *Gesund durch Meditation – Das große Buch der Selbstheilung.* S. Fischer Verlag, Frankfurt a. M. 2006.

Knothe, Bettina/Trökes, Anna: *Neuro-Yoga – Wie die alte Weisheitspraxis auf unser Gehirn wirkt.* O. W. Barth Verlag, München 2014.

Kornfield, Jack: *Das weise Herz – Die universellen Prinzipien buddhistischer Psychologie.* Goldmann Arkana, München 2008.

Lyon, Ursula: *Sampada Yoga – Ein Arbeitsbuch.* Waldhaus Verlag, Nickenich 2015.

Lyon, Ursula/Schinagl, Gerald: *Licht auf dem Weg.* Books on demand 2016, zu beziehen (auch als Kindle) über Amazon.

Michie, David: *Täglich 1 x Erleuchtung – Shantidevas Weg zur Glückseligkeit.* Goldmann Verlag, München 2013.

Midal, Fabrice: *Die innere Ruhe kann mich mal – Meditation radikal anders,* dtv Verlag. München 2018.

Ott, Ulrich: *Meditation für Skeptiker – Ein Neurowissenschaftler erklärt den Weg zum Selbst.* O. W. Barth Verlag, München 2010.

Ott, Ulrich: *Spiritualität für Skeptiker – Wissenschaftlich fundierte Meditationen für mehr Bewusstheit im Alltag.* O. W. Barth Verlag, München 2021.

Ott, Ulrich: *Yoga für Skeptiker – Ein Neurowissenschaftler erklärt die uralte Weisheitslehre.* O. W. Barth Verlag, München 2013.

Piron, Harald/Quekelberghe, Renaud van (Hg): *Meditation und Yoga – Achtsamkeit, Heilung, Selbsterkenntnis.* Verlag Dietmar Klotz, Eschborn 2010.

Quekelberghe, Renaud van: *Psychologie der Stille.* Verlag Dietmar Klotz, Eschborn 2009.

Sedlmeier, Peter: *Die Kraft der Meditation – Was die Wissenschaft darüber weiß.* Rowohlt Verlag, Reinbek 2016.

Seyd, Margarete/Trökes, Anna: *Yoga und Atemtypen – Fachbuch für eine individuelle Yogapraxis für Lehrende und Lernende.* Aurum Verlag, Bielefeld 2017.

Siegel, Daniel J.: *Das achtsame Gehirn.* Arbor Verlag, Freiburg 2010.

Siegel, Daniel: *Gewahrsein: Was es heißt, präsent zu sein – Die Grundlagen einer wissenschaftlich fundierten Meditationspraxis.* Arbor Verlag, Freiburg 2020.

Siegel, Daniel: *Mindsight – Die neue Wissenschaft der persönlichen Transformation.* Goldmann Verlag, München 2012.

Singer, Wolf/Ricard, Matthieu: *Hirnforschung und Meditation – Ein Dialog.* Suhrkamp Verlag, Frankfurt a. M. 2008.

Sri Aurobindo: *Bhagavadgita.* Hinder + Deelmann, Gladenbach 1995.

Sriram, R.: *Patañjali. Das Yogasutra – Von der Erkenntnis zur Befreiung.* Theseus Verlag, Bielefeld 2013.

Swami Rama: *Die Praxis der Meditation – Ein Leitfaden für den Weg nach innen.* Verlag ganzheitlich leben, Ahrensburg 2008.

Trökes, Anna: *Die kleine Yoga-Philosophie – Grundlagen und Übungspraxis verstehen.* O. W. Barth Verlag, München 2013.

Trökes, Anna: *Yogameditation – Ein Handbuch.* Theseus Verlag, Bielefeld 2013.

Trökes, Anna: *Yoga-Meditation für Anfänger – Einfach meditieren lernen, Schritt für Schritt.* via nova Verlag, Petersberg 2011.

Trökes, Anna/Glet, Beate: *Hatha-Yoga-Pradipika – Eine Abhandlung über den Hatha-Yoga.* Eigenverlag, Berlin 2014 (zu beziehen über die Autorin).

Weber, Andreas: *Sein und Teilen – Eine Praxis schöpferischer Existenz.* Transcript Verlag, Bielefeld 2017.

Wetzel, Sylvia: *Meditieren – aber wie? Krisen in der Meditation überwinden. Klett-Cotta.* Stuttgart 2018.

Witthöft, Martin: *Integrative Yogapsychologie – Mitgefühl, Achtsamkeit & lebendige Pulsation* – MAP. Arbor Verlag, Freiburg 2021.

Quellenangaben

1. Pema Chödrön: Meditieren - Freundschaft schließen mit sich selbst (S. 16 und S. 78); Übersetzung: Stephan Schuhmacher
© 2013, Kösel-Verlag, München, in der Penguin Random House Verlagsgruppe GmbH

2. Kabat-Zinn, Jon: 108 Momente der Achtsamkeit (S. 26)
© Kabat-Zinn, Jon: 108 Momente der Achtsamkeit, Arbor Verlag Freiburg 2009, www.arbor-verlag.de

3. Siegel, Daniel: Gewahr sein – Was es heißt, präsent zu sein (S. 56, 60, 169)
© Siegel, Daniel: Gewahr sein, Arbor Verlag Freiburg 2020, www.arbor-verlag.de

4. Midal, Fabrice: Die innere Ruhe kann mich mal! – Meditation radikal anders; Übersetzung: Elisabeth Liebl (S. 16, 49, 77, 89, 132,140)
© Midal, Fabrice: Die innere Ruhe kann mich mal, dtv, München 2018
Mit freundlicher Genehmigung von dtv Verlagsgesellschaft mbH & Co. KG

5. Siegel, Daniel: Die Alchemie der Gefühle, Übersetzung: Franchita Mirella Cattani (S. 145)
© Kailash, in der Penguin Random House Verlagsgruppe GmbH, München 2010

6. Weber, Andreas: Sein und Teilen – Eine Praxis schöpferischer Existenz (S. 28)
© Andreas Weber: Sein und Teilen. Eine Praxis schöpferischer Existenz, Bielefeld, transcript, 2017 (S. 28)

7. Wetzel, Sylvia: Meditieren – aber wie? Krisen in der Meditation überwinden (S. 15)

8. Bordt SJ, Michael, SJ: Die Kunst sich selbst auszuhalten – Ein Weg zu innerer Freiheit (S. 10)

9. Hanson, Dr. phil. Rick/Mendius, Dr. med. Richard: Meditationen um das Gehirn zu verändern, CD 1,
ISBN 9-978-3-89385-633-6

Hilfreiche Adressen

Alle hier im Buch vorgestellten Meditationen sowie zahlreiche Übungsprogramme zur Vorbereitung der Meditation findest du eingesprochen bzw. angeleitet von Anna Trökes auf der Yoga-Plattform www.yogaeasy.de.

Du kannst dort entweder in der Suchfunktion »Trökes Meditation« eingeben oder auch diesen Link verwenden: **www.yogaeasy.de/programme/anna-troekes-basis-meditations-programm.**

Informationen zu Kursen und Ausbildungen – auch Ausbildungen zur Meditationsleiter*in – von Anna Trökes findest du unter

www.prana-yoga-berlin.de.

Material für Yoga und Meditation bietet seit Jahrzehnten in bewährter Qualität und fairem Handel die Firma Bausinger an. Zu finden auf www.bausinger.de.

Informationen über qualifizierte Yoga-Lehrende finden sich auf der Website des Berufsverbands der Yogalehrenden in Deutschland (BDY) auf www.yoga.de.

Für die Schweiz gehe auf www.swissyoga.ch/für Österreich auf www.yoga.at.